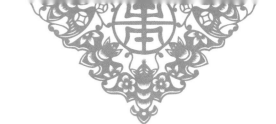

杨力农历养生法

杨力生命养护三部曲

杨力 著

中国中医药出版社
·北京·

图书在版编目（CIP）数据

杨力农历养生法 / 杨力著 .—北京：中国中医药
出版社，2018.4
（杨力生命养护三部曲）
ISBN 978-7-5132-4661-3

Ⅰ. ①杨… Ⅱ. ①杨… Ⅲ. ①养生（中医） Ⅳ.
① R212

中国版本图书馆 CIP 数据核字（2017）第 308216 号

中国中医药出版社出版

北京市朝阳区北三环东路 28 号易亨大厦 16 层
邮政编码　100013
传真　010-64405750
河北仁润印刷有限公司印刷
各地新华书店经销

开本 710×1000　1/16　印张 19　字数 281 千字
2018 年 4 月第 1 版　　2018 年 4 月第 1 次印刷
书号　ISBN 978 – 7 – 5132 –4661–3

定价　58.00 元
网址　www.cptcm.com

社 长 热 线　010-64405720
购 书 热 线　010-89535836
维 权 打 假　010-64405753

微信服务号　zgzyycbs
微商城网址　https://kdt.im/LIdUGr
官 方 微 博　http://e.weibo.com/cptcm
天猫旗舰店网址　https://zgzyycbs.tmall.com

如有印装质量问题请与本社出版部联系（010-64405510）

序言：神奇的农历养生

农历又称阴阳合历，是中国人的发明，农历为什么准？为什么神？原因在于农历在中国已经有几千年的历史了。中国人不信上帝信天地，自古就善于观天象，从而创造了农历。农历产生于对宇宙天体运动的观察，有很科学的天文背景。

农历原本是为农事服务的，但万物生长靠太阳，人也一样。天是一个大宇宙，人是一个小宇宙，宇宙运动产生的阴阳气化与人体生命活动息息相关，农历养生法的原理就是天人合一。《黄帝内经》早已指出"生气通天"，我在此原理上把农历对生命的神奇影响总结为天是气化的本源，天的气化与人的生命密切相关。其中，晦、朔、望月养气血，春、夏、秋、冬四季养五脏，二十四节气养阴阳，十二时辰养经络，十二生肖养心神，五运六气养五脏阴阳。

本书就是从这几大方面揭示了农历养生的科学原理及方法。全书深入浅出地讲述了农历养生的原理，精辟地介绍了农历养生的绝招，给广大人民带来了健康的福音。

祝全国十几亿同胞健康长寿100岁！

杨 力

2017 年 11 月 1 日于北京

目录
CONTENTS

第一章

农历天文学是养生之根本

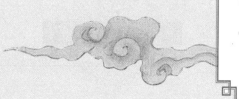

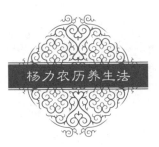

杨力农历养生法

一、神奇的日晷表

现在获取时间的途径非常多，除了随身携带的手表、手机、电子手环等，周围的很多高楼大厦上会安放电子屏、大笨钟，让我们随时随地都能够准确地知道时间。但是，在钟表被创造出来之前，古人又是怎么计时的呢？没有精确的工具，咱们的先人是怎么把一个昼夜准确地分为子、丑、寅、卯等十二个时辰的呢？

咱们一起来揭开这个奥秘，那就是神奇的日晷表。

日晷这个名称是由"日"和"晷"两字组成。"日"指"太阳"，"晷"表示"影子"，东汉许慎《说文解字》云："晷，日景也。"此处"日景"即"日影"，"日晷"的意思为"太阳的影子"。也就是说，日晷是靠太阳的影子来计算时间的一种工具。在古代，聪慧的先人将一根标准高度为八尺的竿子垂直竖立在水平的地面上，在一天里从早到晚观察竿子投影的变化，用来计量白天的时间。日晷的出现大概已经有了一两千年的历史，最早的可靠记载是《隋书·天文志》中提到的，袁充于隋开皇十四年发明的短影平仪（即地平日晷）。柳宗元在他的《问答·晋问》中也写道："当空发耀，英精互绕，晃荡洞射，天气尽白，日规（晷）为小，铄云破霄。"赤道日晷的明确记载则初见于南宋曾敏行的《独醒杂志》卷二中提到的晷影图。

日晷根据摆放角度不同分为水平式日晷、赤道式日晷、极地晷等类型，但赤道式日晷最为常用，现存于北京故宫内的日晷就属此种，也是中华古老文明的权力象征。这种赤道式日晷依照使用地的纬度，将指针朝向北极固定，观察轴投影在垂直于轴的圆盘上的刻度来判断时间。夏季投影到日晷的北面（也就是上面），冬季投影到南面（下面）。

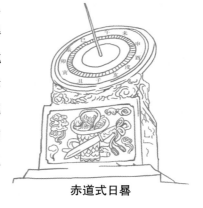

赤道式日晷

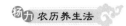
1.小小日晷上的巨量信息

日晷和我们今天的钟表在外观上相类似，主要是由刻度盘和一根指针组成。刻度盘分为两面，都有刻度，分子、丑、寅、卯、辰、巳、午、未、申、酉、戌、亥十二时辰，每个时辰又等分为"时初""时正"，这正是一日24小时。赤道式日晷刻度盘上的两个面，分别面向正北和正南，向北的一面与垂直面所呈的角度与该地所在纬度相同。指针在刻度盘的中心，与刻度盘相垂直，也就是指向南北两极，与地球自转轴平行。观察这根指针在指定区域内的投影，就能确定时间。

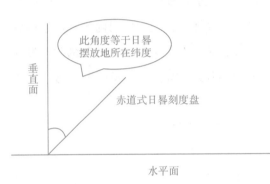

此角度等于日晷摆放地所在纬度

垂直面

赤道式日晷刻度盘

水平面

赤道式日晷摆放角度与纬度关系图

从春分到秋分期间，太阳总是在天赤道的北侧运行，晷针的影子投向晷盘的上面；从秋分到春分期间，太阳在天赤道的南侧运行，晷针的影子投向晷盘的下面。所以在春分以后看晷盘的上面；秋分以后看晷盘的下面。

现在大家获取准确时间的途径有很多，日晷更像是一种文化符号被人们探索，但是在野外探险，日晷还是一个非常好用的计时工具。据说现在一些国家的特种部队仍然喜欢在他们的刀片上刻上一个简易的日晷，以便在手表失效时仍能知道时间。

2.动手做个简易日晷，感受日晷的神奇

如果您有兴趣，也可以用下面的方法自己制作一个简易的日晷，来感受祖先们的聪明才智。

（1）在纸板上用圆规画出一个圆，画出日晷的面盘。在面上按顺时针分别注上0，1，2，……24作为时线，反面则按逆时针方向注上0，1，2……24作为时线（注意：正反面时线要重合）。

（2）用剪刀剪下日晷的面板。

（3）用一个细长的竹针做指针，把它插进面板的中心处，使竹针和面板

成一个直角，并使指针在面板两面的长度相等。

（4）用美工刀切割泡沫板作晷座。

（5）把面板粘在晷座上，一个简单的日晷就做成了。

最后，保证日晷的面盘向北的一面与垂直面的夹角与所在地纬度相同就可以了，根据太阳照射到竹针然后投影到刻度盘上的指示位置，就可以读出现在的时间了。

二、神奇的斗纲建月

斗纲建月是我国古代依据天体的运动来制定节气历法的活动。斗在这里指北斗七星与北极星，纲最初指渔网上的总绳，后来演化成总领、依据的意

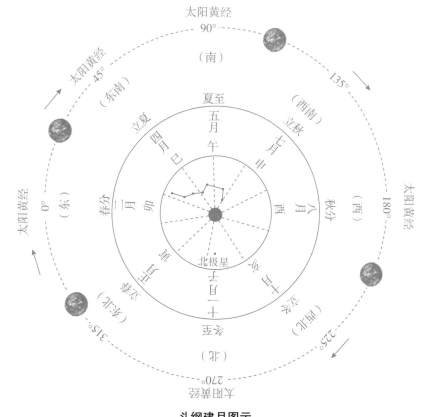

斗纲建月图示

思。所以斗纲建月就是指"太一"（北极星）居中不动，北斗七星围绕太一做顺时针方向运转于外，以北极星为标志，一年旋指十二辰（子、丑、寅、卯、辰、巳、午、未、申、酉、戌、亥），以建二十四时节。从冬至开始斗杓从正北坎位起，正月建寅、二月建卯、三月建辰、四月建巳、五月建午、六月建未、七月建申、八月建酉、九月建戌、十月建亥、十一月建子、十二月建丑。

1. 揭开北斗七星之谜

《黄老经》曰："北斗第一天枢星，则阳明星之魂神也。第二天璇星，则阴精星之魂神也。第三天玑星，则真人星之魄精也。第四天权星，则玄冥星之魄精也。第五玉衡星，则丹元星之魄灵也。第六闿阳星，则北极星之魄灵也。第七摇光星，则天关星之魂大明也。"中国北斗七星的星名由斗口至斗杓连线依次为天枢、天璇、天玑、天权、玉衡、开阳和摇光。前四颗称"斗魁"，又称"璇玑"；后三颗称"斗杓"。在中国文化中，对包括北斗七星在内的星辰的崇拜信仰由来已久，例如北斗七星君是道教崇奉的七位星神，分别由天枢星代表贪狼星君，天璇星代表巨门星君，天玑（机）星代表禄存星君，天权星代表文曲星君，玉衡星代表廉贞星君，开（闿）阳星代表武曲星君，摇光星代表破军星君。

北斗七星中，除了"天权"相比较暗，为三等星，其余均是二等星，较明亮。其中"玉衡"最亮，亮度几乎接近一等星。因为这七颗星较易被观星者辨认出来，所以在很早的时候，人们就注意到了这一个明显且重要的星群。宋代道教天书《云笈七签》第二十四卷"日月星辰部"曾提及，北斗七星还有辅星、弼星的存在，时称北斗九星。后来这两颗星渐渐隐失，成为"七现二隐"，故今称之为北斗七星。

北斗七星

将天璇、天枢两颗星相连成线段，并向天枢方向延伸约五倍的距离，就可以找到一颗较明亮的星，叫作北极星，中国古代称它为"勾陈一"或"北辰"。

关于北极星和北斗七星有个比较古老的传说，即紫光夫人感莲花化生北斗七星。传说斗姆元君原为周御王的妃子，名叫"紫光夫人"，明哲慈慧，"誓尘劫中已发至愿，愿生圣子，辅佐乾坤，以裨造化"。传说她在春天百花荣茂的时候，在后院游戏，到了金莲花温玉池边，进去洗澡，"忽有所感，莲花九包应时开发，化生九子。其两长子是为天皇大帝、紫微大帝；其七幼子是贪狼、巨门、禄存、文曲、廉贞、武曲、破军之星。或善或磊，化导群情"。

2. 中国文化，北斗七星为何举足轻重

在中国的传统文化中，北斗七星起到了举足轻重的作用。自然界天地的运转、四时的变化、五行的分布，以及人间世事的否泰皆由北斗七星所决定。且其在关于子、丑、寅、卯等十二月份的制定及二十四节气的划分中尤为重要。《史记·天官书》云："斗为帝车，运于中央，临制四乡。分阴阳，建四时，均五行，移节度，定诸纪，皆系于斗。"古人发现，北极星一直处于正北的方位，其实这是由于北极星在地球自转轴的北端附近，所以我们看它总是相对静止的。在北极星的附近有北斗七星组成的勺子，虽然这七颗星也为恒星，相对运动较少，但是我们所在的地球却一直在围绕着太阳做公转运动，所以从不同的角度看，就会看到仿佛是北斗七星在围绕着北极星做顺时针旋转。

古人通过大量的观察发现，北斗七星和北极星的位置发生改变的时候，自然界的春夏秋冬也在随之变化。所以中国有句老话：斗柄东指，天下皆春；斗柄南指，天下皆夏；斗柄西指，天下皆秋；斗柄北指，天下皆冬。也就是说，在春季夜幕黄昏时，你可以看见斗柄指向东方，后面往下依次类推。古人就将二者相联系起来，根据斗柄所指的方向不同，制定了十二月历与二十四节气。

三、阴阳合历的优势

我们所生活的地球总是围绕着太阳转动，同时月亮又围绕着地球转动，所以可以参照太阳或者月亮来制定历法。由于参照物的不同，就有了阴历和阳历之分。但是，两者有各自的优缺点，所以古人将两者结合起来，用阴阳合历来消除两者的不足。

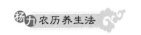

我国古代的经济形式是以小农经济为主，农业在国家的税收和经济状况、社会稳定中占据了重要的地位，需要有科学准确的历法来指导农事活动。所以，无论是奴隶制还是封建制王朝一直都特别重视对历法的制定。于是，历法在不断更新与完善的过程中，形成了今天的阴阳合历。

1.月亮圆缺，阴历始生

阴历是以月球的运动为参照的，月球绕行地球一周定为一个月，所以阴历主要是按照月亮的月相周期来安排的历法。月亮在绕地球的过程中，因为地球遮挡太阳光线的缘故，导致了月亮的圆缺会发生变化，也就是朔望月。月亮自身圆缺的一个周期，定为一个月。每月份到了初一，月亮为新月，显露的部分最小，到了十五的时候，月亮完全显露出来，为满月。实际上，月亮绕地球一次的时间约为29天半。所以，阴历就采用了大、小月交替的办法，大月30天，小月29天，如此循环往复。

由于朔望月比回归年更容易观测，也就是说，根据月亮的阴晴圆缺来确定时间要更容易，所以世界范围内出现较早的历法几乎都是阴历。月亮绕地球转动一周，如果以太阳为参照物，实际月球的运行是超过一周的。所以我们用肉眼通过观察朔望月而确定的阴历，十二个阴历月只有约354天。阴历不考虑地球绕太阳的运行，因此使得四季的变化在阴历上就没有固定的时间，它不能反映季节，这是一个很大的缺点。

2.原来阴历是这样确定年月日的

为了更好地确定一年的时间，北宋杰出的科学家、政治家沈括创造了"十二气历"，也就是今天世界通行的阳历的前身。当时，沈括见前朝的旧历法是以十二次的月亮圆缺作为一年的标准，虽有多次的小改动，但是仍然容易导致岁年错乱，而且算数过程繁琐。所以便废除先代遗留下来的以十二朔望月为一年的阴历年法，而改以二十四节气的定年法。此法不以月亮的朔望而直接以十二气历之天象，而把十二个气历中的二十四节气作为年制。不以月亮圆缺为标准而只管时令节气，后再按节气定月并以立春日为每年的元旦。此种新法不但简单，而且对于农事耕作极为有利。但当时司天监中，以世袭制又墨守成规的官员为主，大力反对十二气历，因此新历法实行不久便又被废掉。数百年后的 1855 年，太平天国将其颁布使用，改名称为"天历"。后又传至英国，而英国至今仍用此法作为提示气候和指导农事生产的依据。

3. 有阳历了，为什么还是少不了阴历

阳历以地球绕太阳转一圈的时间定作一年，也就是我们在地理学上的回归年，共 365 天 5 小时 48 分 46 秒。但是为了日历的计算方便，我们就按照整数来记，平年计为 365 天。一年分作 12 个月，其中一、三、五、七、八、十和十二月为大月，共 31 天；四、六、九、十一月为小月，共 30 天；二月只有 28 天。我们通过大概估算，四年大月会多出来一天的时间，所以我们采用每四年一闰的办法，也就是闰年，将多余的时间加在这一年的二月里，所以闰年的二月有 29 天，全年共有 366 天。为了使我们的时间分配更为精确，我们到每百年的时候，少闰一次，但是当 400 年的时候还闰。

虽然阳历在计算时间上，比传统的阴历更为精确，但指导二十四节气的农事活动又少不了阴历，且阴历每月初一为新月，十五为圆月，易于辨识，使用方便，于是就出现了阴阳合历。在原有的根据朔望月建立的阴历基础上，古人以增置闰月来解决这一问题，约每过二三年多一个闰月，使得历年的平均长度等于回归年，这样它就又具有了阳历的成分，比较好地协调了太阳、月亮的周期，实现了阴阳合一，是世界上科学的天文日历之一，一直沿用至今，这个折中的历，就是所谓的阴阳合历。这个历法对于指导农事生产活动有非常重要的作用，所以有人把它叫作"农历"。并且这个历法是在阴历的基础上改进的，现在大家还把它称作"阴历"。由于历法中有节气变化，跟农业种植活动密切相关，所以"阴历"在中华民族，尤其是农耕者的生活中起着举足轻重的作用。

四、十二消息卦蕴含十二月份的秘密

除了历法之外，古人还创制了十二消息卦与每年的十二个月份相搭配。十二消息卦又称十二辟卦，郑玄形象地说："辟卦为君，杂卦为臣，四正为方伯。"意思是说，十二消息卦的地位相当于"君主"，统领其他杂卦，是

六十四卦的主干部分，是纲领，是精华、脉络。

十二消息卦的产生应当追溯到周朝，距今已有三千多年的历史，相传周文王被商纣王囚在狱中，周文王将"乾、兑、离、震、巽、坎、艮、坤"这"八卦"上下重叠，演绎成六十四卦，后又补充完善，孔子及其学生又将其整理成书，这本书就是《周易》。后人将六十四卦中的"复、临、泰、大壮、夬、乾、姤、遁、否、观、剥、坤"十二卦，叫作"十二消息卦"。在一个卦体中，凡阳爻去而阴爻来称为"消"；阴爻去而阳爻来称"息"。"十二消息卦"即被视为由"乾""坤"二卦各爻的"消""息"变化而来的。用十二个卦配十二个月，每一卦为一月之主，分属农历一至十二月。复主十一（子）月，临主十二（丑）

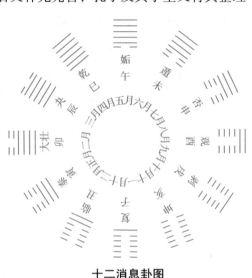

十二消息卦图

月，泰主正（寅）月，大壮主二（卯）月，夬主三（辰）月，乾主四（巳）月，姤主五（午）月，遁主六（未）月，否主七（申）月，观主八（酉）月，剥主九（戌）月，坤主十（亥）月。农历五至十月，谓之"消"，是阳气渐渐消散的意思，十一月至四月，谓之"息"，是阳气渐渐生息壮大的意思。这十二消息卦也富有哲学思想，它将一年四季十二个月的阴阳消长，春生、夏长、秋收、冬藏的规律性都形象而又巧妙地包藏其中。

五、阴阳与历法——八卦是最早的农历

所谓历法，简单说就是根据天象变化的自然规律，计量较长的时间间隔，判断气候的变化，预示季节来临的法则。

天地之间，日夜交替、四季轮回都有自己的规律。古人根据阴阳变化规律总结出了时间的概念，推算出一天、一月、一年的长度，进而指导人类的

生活作息，这便是历法的雏形。后来经过不断发展，又形成了天干、地支、二十四节气，日臻完善。

历法有公历和农历之分，公历是目前世界上通用的历法，但辛亥革命之前，我们中国通行的历法是老祖宗所创制的农历历法。即便是现在，中国传统的农历新年、端午节、中秋节、重阳节等都采用的农历计算方法。

纵观中国古代历法，所包含的内容十分丰富，大致说来包括推算朔望、二十四节气、安置闰月以及日、月食和行星位置的计算等。《书经·尧典》有"历象日月星辰"之语，并记载帝尧曾经组织了一批天文官员到东、南、西、北四方去观测星象，用来编制历法、预报季节。所以，学者普遍认为历法在尧舜时期就已经存在。

不过历法虽始起尧舜，但却完善于夏周时期，孔子在文章中多次提到"行夏之时"，说明夏朝的时候历法已经相当完善，人们都以此为指导规范自己的作息生活。比如周朝末期，也就是春秋战国阶段，古人已经测量出一年为365天，并发明了19年设置7个闰月的方法。

而夏周时期，还有一部伟大的著作诞生，那便是《周易》。《周易》是古人用于指导行为活动的思想理论，对历法的发展起到了积极的推动作用。《周易》思想体系中的河图、洛书、八卦、六十四卦、甲子系统，以及以北斗、极星为中心的二十八宿体系等，构成了古人开创的模拟日、月、五星天象运行规律的动态变量的原型。

在历法计算上，河图之学蕴藏着十进制、二进制、三进制、八进制、阴阳、五行等原理，这些都是历法演算的基础。正如北宋理学家程颐所说："三命是律，五星是历。"律历度数与《周易》中象数同为一源。

南北朝时期的祖冲之编著的《大明历》，其中"以子为辰首，位在正北，爻应初九升气之端，虚为北方列宿之中"，显然也是用易数来解释历数。

二十四节气、七十二物候是中国古代历法的重要内容，是卦象在历法中的具体应用。北魏的《正光历》中就描述："因冬至大小余，即坎卦用事日；春分，即震卦用事日；夏至，即离卦用事日；秋分，即兑卦用事日。"将六十四卦与二十四节气、七十二物候相匹配。

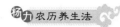

　　《周易》载："一阴一阳之谓道。"以易学观念描述天地，是世界上最自然、最简单、最质朴的方法论。宇宙天体运动不论多么复杂，只要运用太极、河图、洛书、易卦、干支体系等极其简单、质朴、明了的图像和算式，就能如实地、动态地表达出来。

第二章

农历的养生秘诀

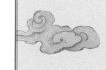
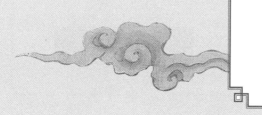

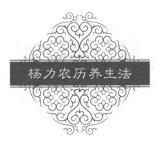

杨力农历养生法

一、阴阳合历的养生秘诀

我国在历史上的不同时期和不同地区，曾采用过各种不同的历法来计量时间。就其基本原理来讲，不外乎三种：即太阴历（阴历）、太阳历（阳历）和阴阳合历（我国现称农历）。

1. 观日生阳历，观月出阴历

太阳历是以地球绕太阳公转的周期作为计算时间长短的基础，要求历法年同回归年（地球绕太阳公转一周）基本符合。太阳历规定一年为365日，共12个月，每月30日、31日，或28、29日不等，但这种"月"同月亮运转周期（朔望月）毫不相干。但是回归年的长度并不是365整日，而是365.242199日，于是便有了阳历中的闰年。

太阴历是以月亮绕地球公转的周期为计算基础的，要求历法月与朔望月（月亮绕地球公转一周的时间）基本符合。朔望月的长度是29.530587日，两个朔望月大约相当于地球自转59周，所以阴历规定的月中一个大月30日，一个小月29日，12个月为一年，共354日。由于阴历的一年只有354日或355日，比回归年少11日或10多日，所以阴历的新年一直在变动，有时在夏季，有时在冬季。今天一些阿拉伯国家用的回历，也等同于这种阴历。

而我国古代运用的历法，以及今天仍在用的农历（即夏历，或部分地区所说的阴历，但此处的阴历与太阴历不同）则不同于以上两种，是阴阳合历。所谓的阴阳合历，就是调和太阳、地球、月亮的运转周期的历法。它综合了太阴历与太阳历优点，以回归（地球公转周期）计年，以朔望（月球盈亏周期）计月；用大月、小月以及闰月来调节阴、阳历的差异。

邵子曰："一岁之闰，六阴六阳。三年三十六日，故三年一闰，五年六十日，故五岁再闰。十九年二百二十八日，故七闰无余分，历法十九年为一章。"阴阳历的平年有6个30天的月，6个29天的月，加起来是354日，与一年的长度

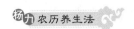

365 日差 11 天。如果总是这样安排的话，那么，每三年就会差出一个多月。如果在 19 年中加上 7 个闰月就能解决这个麻烦，这就有了"十九年七闰法"。

2. 阴阳合历，孕育完美节气

我国的阴阳合历（农历）还包括了干支、节气等内容，使之更符合天象实际。其纪年用天干地支搭配，六十年周而复始；月份名称的根据，则是由"中气"（古时人们称每月第一个节气为"节气"，每月的第二个节气为"中气"，"节气"和"中气"交替出现，各历时 15 天，现在人们已经将"节气"和"中气"统称"节气"）来决定的，即以含"雨水"的月份为一月；以含"春分"的月份为二月；以含"谷雨"的月份为三月；以含"小满"的月份为四月；以含"夏至"的月份为五月；以含"大暑"的月份为六月；以含"处暑"的月份为七月；以含"秋分"的月份为八月；以含"霜降"的月份为九月；以含"小雪"的月份为十月；以含"冬至"的月份为十一月；以含"大寒"的月份为十二月（没有包含中气的月份作为上月的闰月）。

3. 阴阳合历最科学

阴阳合历是最为精确实用的科学历，价值极高，与我们的生活与养生密切相关。它的一年必定为 365.2425 日；每月的初一必为新月，每月的十五必为满月；并且春、夏、秋、冬四季井然有序，能很好地和各种天象对应。它的节气严格地对应太阳高度，历日较严格地对应月相，闰月的不发生频率和发生频率对应地球近日点和远日点，就连历月也大致对应太阳高度，其他天象如日出日落、晨昏蒙影、五星方位、日月食、潮汐等，也能在阴阳合历中得到体现。阴阳合历能够准确地反映出四时阴阳之变化，对我们的养生极为重要，可以说是我们养生的时间表，它可以指导我们在什么时间做什么事，怎么样才能顺应天地阴阳之气，保养好我们的身体，远离病痛。

二、天体与生命之秘

古人认为，宇宙自然是大天地，人则是一个小天地。人和自然在本质上是相通的，故一切人事均应顺乎自然规律，达到人与自然相应的目的。老子说过："人法地，地法天，天法道，道法自然。"人生活在宇宙之中，天体运行在宇宙之中，人和天体共同遵从于宇宙的法则——"道"。宇宙当中，银河系与太阳系之间、太阳系与九大行星之间、地球与月亮之间、人与地球之间乃至万事万物之间都存在着相互的吸引力，这都是宇宙场力与生物场力相互感应的结果。而场的本质是阴阳之质，因为宇宙万物皆由阴阳二气组成，阴阳又以气的形式充斥于天地之间，人亦是由阴阳组成，故人气与天气相通，人与自然界阴阳相互感应。因此天地的变化，会对人的生理、病理产生直接的影响。

1. 月亮对生命的影响

古人将月亮的圆缺变化称为月相。人类首先发现的规律就是，海潮潮位的高低变化，与月相的变化节律一致。《灵枢·岁露》中记载到："月满则海水西盛……至其月郭空，则海水东盛。"中医认为，血液是人体内流动的液体，其运行依赖于气的统摄和推动。由于人生活在地球上，因而气血的运行，也

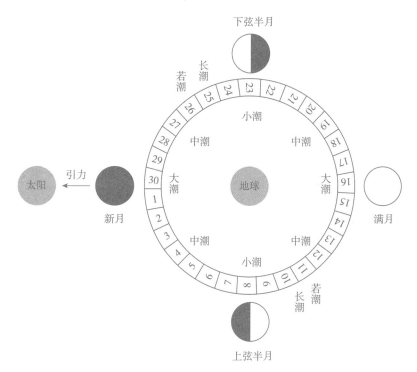

海洋潮汐走势图

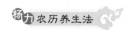

必然受月相盈亏变动的影响。

《素问·八正神明论》篇曰："月始生，则血气始精，卫气始行；月郭满，则血气实，肌肉坚；月郭空，则肌肉减，经络虚，卫气去，形独居。"意思是月相的盈亏对人体影响很大。当满月时，人体气血充盛，腠理闭合，肌肤致密，这时人的抵抗能力较强，即使受到虚邪贼风的侵袭，也能自我抵御，不患病，或患病表浅；月亏之时，人体气虚血弱，肌肤松弛，腠理开泄，若此时遇到贼风邪气的侵袭，多患病较重，发病急促。

（1）为什么女性的月经多在月圆前后出现

大家应该都知道，月相的变化与女性的月经息息相关。李时珍在《本草纲目》中是这样解释月经的："女子，阴类也，以血为主。其血上应太阴（月亮），下应海潮，月有盈亏，潮有朝夕，月事一月一行，与之相符，故谓之月水、月信、月经。"现代许多研究表明，女性月经的经潮日期也与月相变化密切相关，即月相从始生到郭满的时期内，是多数女性月经来潮的时间，特别是满月前后为行经的高峰。科学研究表明，当天体的位置发生重合（朔望）时，引力、斥力、场力都会发生变化，就会影响到人体内磁场的变化，进而引起人的生理变化。

（2）为什么月亮会影响到人的精神

还在中世纪的时候，欧洲著名医生、炼金术士帕拉塞尔苏斯就曾认为，满月之时，精神错乱的人数就会增加；德国《快捷》画刊一九九一年第四十一期刊登的文章——《人在满月时为什么那么容易晕头转向》中报道，德国科隆的交通安全专家克劳斯·恩格斯经过调查研究后说，每当满月之时，街道上的交通事故比平时多得多，结论与帕拉塞尔苏斯的完全相同。针对这些现象，神经病学家指出，大脑里的神经细胞是用改变电压的方法对磁场的波动做出反应的，这些细胞与被称为"第三只眼睛"的松果体相联系，就是这"第三只眼睛"在控制人的清醒阶段和睡眠阶段。而在新月和满月时，强大的引力会使脑部的电位升高，从而使人的精神状况发生变化。另外，生物学家通过研究表明，要是把人与磁场隔断，人的生物节律就会崩溃，其证实了地球的磁场会直接影响到人的生活、行动和情绪。由于月亮会对地球的磁场产生影响，而地球的磁场又控制着人的生物节律，因此月相的变化也会对人的精神状况产生影响。自然界每二十九天一次的满月，持续时间是十二个小时四十四分钟，这样长时间的引力与磁场变化，打乱了人的正常的生物钟，因此会使人容易晕头转向和精神失常。这个时候，很多人都容易情绪失控，暴躁的人会变得更加神经过敏，抑郁的人会变得更加消沉，爱寻欢作乐的人则会更加喜欢采取行动。

2. 太阳对生命的影响

不仅仅是月亮的活动与人们的活动关系密切，万事万物都与人类息息相关，这当然也包括太阳。

太阳处于太阳系的中心，九大行星都围绕着太阳万古不息地奔驰旋转。太阳的质量占整个太阳系质量的99.9%以上，你可以想象太阳对整个太阳系的影响有多大。太阳的中心区在不停地进行热核反应，所产生的能量以辐射方式向宇宙空间发射，

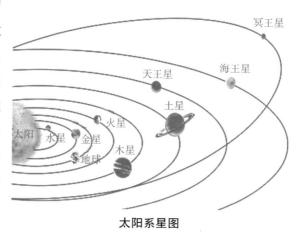

太阳系星图

其中二十二亿分之一的能量辐射到地球，成为地球上光和热的主要来源。太阳每时每刻都在向地球传送着光和热，有了太阳光，地球上的植物才能进行光合作用。据计算，整个地球上的绿色植物每天可以产生约4亿吨的蛋白质、碳水化合物和脂肪，与此同时，还能向空气中释放出近5亿吨的氧，为人和动物提供了充足的食物和氧气。

太阳对地球上的人类健康的影响，近年也为科学家所研究证实。有研究报告说，当太阳活动激烈时，会放出大量的紫外线和带电粒子，这些东西会改变地球的磁场，加剧大气的电离程度，造成气候异常。比如太阳黑子和耀斑就对地球和人类健康有一定的影响。太阳黑子和和耀斑分别是在太阳的光

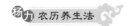

球层和色球层上发生的太阳活动，活动周期为11年左右。太阳黑子及耀斑出现时，大量带电粒子流袭击地球，可引起地磁干扰，这些干扰对体内平衡失调、恢复能力差的老弱病残者来说，是较为危险的刺激因素。它可以使血液、淋巴细胞和细胞原生质的不稳定胶体系统电性改变，引起胶体凝聚，促使血栓形成；可能诱发心绞痛、脑血栓、心肌梗死、动脉粥样硬化等病症；还会削弱人体某些防御系统，使免疫力降低，在人群中出现流感的大暴发。太阳活动激烈还能使人的神经系统对信号反应迟钝，因而使交通事故增加等。除此之外，当发生日全食时，人交感神经的兴奋性会比平时增高，因而就使高血压病人的血压升高、心脏病人的病情加重。此外，宇宙的射线也会加重某些疾病，如刺激癌细胞生长，以致严重危害人体的健康。

3."五星"对生命的影响

太阳系的其他几大行星对地球上的生命体也有着较大的影响，其中影响力最大的要数"五星"了。五星，古指水星、金星、火星、木星、土星五星。这五颗星最初分别被称为辰星、太白、荧惑、岁星、镇星，这也是古代对这五颗星的通常称法。

《史记·天官书》中记载道："天有五星，地有五行。"五星与五行一一对应。《淮南子·天文训》中记载："何谓五星？东方木也，其帝太皞，其佐句芒，执规而治春，其神为岁星，其兽苍龙，其音角，其日甲乙。南方火也，其帝炎帝，其佐朱明，执衡而治夏，其神为荧惑，其兽朱鸟，其音徵，其日丙丁。中央土也，其帝黄帝，其佐后土，执绳而制四方，其神为镇星，其兽黄龙，其音宫，其日戊己。西方金也，其帝少昊，其佐蓐收，执矩而治秋，其神为太白，其兽白虎，其音商，其日庚辛。北方水也，其帝颛顼，其佐玄冥，执权而治冬，其神为辰星，其兽玄武，其音羽，其日壬癸。"意思是说，木星、火星、土星、金星、水星分别对应着木、火、土、金、水五行，此五行又分别对应着人体内的肝、心、脾、肺、肾五脏，所以说，五星与人类的生命健康关系密切。

五星对人体疾病的产生也具有极大的影响，《素问·气交变大论》中言："岁木太过，风气流行，脾土受邪。民病飧泄、食减、体重、烦冤、肠鸣、腹支满，上应岁星。……岁火太过，炎暑流行，金肺受邪。民病疟，少气咳喘，血溢血泄注下，嗌燥耳聋，中热肩背热，上应荧惑星。……岁土太过，雨湿流行，肾水受邪。民病腹痛，清厥意不乐，体重烦冤，上应镇星。……岁金太过，燥气流行，肝木受邪。民病两胁下少腹痛，目赤痛眦疡，耳无所闻。肃杀而甚，则体重烦冤，胸痛引背，两胁满且痛引少腹，上应太白星。……岁水太过，寒气流行，邪害心火。民病身热烦心，躁悸，阴厥上下中寒，谵妄心痛，寒气早至，上应辰星。"古人认为五星是为五行的应天之气，若是五星岁运太过或是不及，则会引起天地气交的非正常变化，节律时序颠倒，进而影响到世间万物的生、长、收、藏，以及导致人类疾病的产生、传化。

天体运动对地球上气候及生命体影响最大的就是行星的会合，就是说太阳、行星处于地球的同一侧。据《中国气象学》介绍，我国近五百年来的两大干旱高峰，以及十二世纪至十九世纪之间我国发生过的五个低温时期（1126年、1308年、1483年、1655年、1844年），均发生在九大行星会合时间附近。

从现代科学方面解释，万物都存在相互吸引的引力，太阳及其他天体对地球都存在着引力，当行星发生交会时，这个引力会改变，进而影响地球的引力场，使海水潮起潮落异常，使地球气候发生改变，进而改变了人类生活的环境，也就会对我们的生命健康产生影响。

三、天是一个大宇宙，人是一个小宇宙

天人合一有一个重要的论据支撑点，就是认为天是一个大宇宙，人是一个小宇宙。这里所说的天，即是自然，是我们人身体所处的整个外部的自然与社会环境，还包括了外太空的所有事物。人就是指自己，这里重点在突出人是一个复杂的有机整体，可谓玄冥幽微，变化难及。人体与外界的环境相互照应，宇宙中所发生的东西也能够在人体上体现出来。

乍一听感觉很神秘，但是我给大家举几个例子就很清楚了。

1. 盘古开天辟地

盘古开天辟地的故事想必大家都不会陌生，《广博物志》这样记载："盘

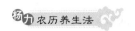

古之君，龙首蛇身，嘘为风雨，吹为雷电，开目为昼，闭目为夜。死后骨节为山林，体为江海，血为淮渎，毛发为草木"。盘古最早见于三国时徐整著的《三五历纪》。其后，梁任昉撰的《述异记》称盘古身体化为天地各物。《五运历年纪》（撰成年代不详，或云亦徐整著）及《古小说钩沉》辑的《玄中记》亦有类似记载。

传说在天地还没有开辟以前，盘古在这个混沌宇宙的"大口袋"中酣睡了约一万八千年后，醒来发现周围一团黑暗，当他睁开惺忪的睡眼时，眼前除了黑暗还是黑暗。他想伸展一下筋骨，但"鸡蛋"紧紧包裹着身子，他感到浑身燥热不堪，盘古不能忍受在这种环境中屈辱地生存下去，他火冒三丈，勃然大怒，于是拔下自己一颗牙齿，把它变成威力巨大的神斧，抡起来用力向周围劈砍，逐渐出现了高远的天空，辽阔的大地。他为了不使天地重新合并，继续施展法术。每当盘古的身体长高一尺，天空就随之增高一尺，经过一万八千多年的努力，盘古变成一位顶天立地的巨人，而天空也升得高不可及，大地也变得厚实无比。盘古临死之前，天地又发生了奇特的变化，他发出的声音变成了隆隆的雷霆，他呼出的气变成了风云，他的左眼变成了太阳，右眼变成了月亮，他的身躯和四肢变成了大地的四极和五岳，他的血液变成了江河湖海，筋脉变成了道路，肌肉变成了田土，头发和胡须变成了天上的星星，皮肤和汗毛变成了花草树木，他的牙齿、骨头变成闪光的金属、坚硬的石头和圆亮的珍珠、玉石，他流出的汗水变成了雨露。长在他身上的各类寄生物，由于受到阳光、雨露的滋养，变成了大地上的黎民百姓。这样，盘古开天辟地以后，又用他整个身体幻化了天地万物。

盘古是中国古代传说中开天辟地的神、祖先，他殚精竭虑，以自己的生命演化出生机勃勃的大千世界，为千秋万代的后人所景仰。正因如此，他用自己的躯体化成的外界环境也一定是和人的躯体一一相照应的，想必这就是关于天是一个大宇宙，人是一个小宇宙的最早记载。

2. 为什么古人那么重视人的生辰八字

放眼中国的传统文化，不难发现到处都隐藏着"天是一个大宇宙，人是一个小宇宙"的身影。很多人喜欢算生辰八字，生辰八字简称八字，是指一个人出生时的干支历日期。天干地支，简称为干支，源自中国远古时期对天象的观测。"甲、乙、丙、丁、戊、己、庚、辛、壬、癸"称为十天干，"子、丑、寅、卯、辰、巳、午、未、申、酉、戌、亥"称为十二地支。中国古代将干支搭配起来表示年、月、日、时。年的计算即甲子年、乙丑年、丙寅年等，每过六十年是一个循环。再通过年来定月，如果年干为甲或己，当年正月的干支为丙寅；如果年干为乙或庚，当年正月的干支为戊寅；如果年干为丙或辛，当年正月的干支为庚寅；如果年干为丁或壬，当年正月的干支为壬寅；如果年干为戊或癸，当年正月的干支为甲寅。日和时的记法不在这里详细论述。年、月、日、时共四柱干支，每柱两字，合共八个字，故称"生辰八字"。

生辰八字在汉族民俗信仰中占有重要地位，古代汉族星相家据此推算人的一生运气的好坏。人的出生时间与一个人的运气息息相关，这也深刻地体现了人体是一个小宇宙。

3. 堪舆学是迷信吗？错

人体的小宇宙与周围环境的大宇宙相应，不仅仅体现在时间上的相互呼应，也表现在空间上的密切关联。中国古人对于空间的把控，莫过于堪舆学，传统五术之一——相术中的相地之术，即临场校察地理的方法，是用来选择宫殿、村落选址、墓地建设等方法及原则。《淮南子》中有："堪，天道也；舆，地道也。"堪即天，舆即地，堪舆学即天地之学。它是以河图、洛书为基础，结合八卦、九星、阴阳、五行的生克制化，把天道运行和地气流转以及人在其中的位置完整地结合在一起，形成一套特殊的理论体系，从而推断或改变人的吉凶祸福、寿夭穷通。

风和水在整个堪舆学术理论中占有重要地位。其实，研究风和水的根本目的，是为了研究"气"。古书有记载，"气者，人之根本；宅者，阴阳之枢纽，人伦之轨模，顺之则亨，逆之则否""星宿带动天气，山川带动地气，天气为阳，地气为阴，阴阳交泰，天地氤氲，万物滋生"。因此，可以看出气与堪舆有着千丝万缕的密切联系。古书载："气乘风则散，界水则止。古人聚之使不散，行之使有止……"又说："无水则风到而气散，有水则气止而风无……而

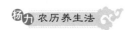

其中以得水之地为上等，以藏风之地为次等。"还有"水飞走则生气散，水融注则内气聚""未看山时先看水，有山无水休寻地"等说法，都说明了风和水的重要性。在现实生活中，从宏观上讲，靠水的地方就比不靠水的地方要发展得快。比如中国香港、中国台湾、韩国、新加坡，在二十世纪中叶亚洲经济普遍不景气的情况下，得风气之先，于六七十年代经济飞速增长，一跃成为亚洲经济的排头兵，给整个亚洲经济带来新的活力，为世界所瞩目，被称作亚洲四小龙。当你去研究他们时发现，虽然他们所处位置不同，语言文化不同，经济体制也不同，但是却有一个惊人的共同点，那就是他们都是环海地区。这种现实情况与堪舆理论不谋而合。而今，经济发展日新月异的我国大陆，也是沿海地区较内陆发展更为迅猛。当然像这样的例子还有很多，这些都充分说明了堪舆理论的真实性和有效性。

4. 天是大宇宙、人是小宇宙，中外皆有记载

"天是一个大宇宙，人是一个小宇宙"的观点并不仅仅是以中国为代表的东方传统文化的专利，早在公元前五世纪，古希腊哲学家阿尔克迈翁就认为人是一个"小宇宙"，是大宇宙的缩影，人体是世界构造的反映。之后，公元前三世纪的斯多葛学派哲学家也坚信这一点，认为是由于上帝的激活，才使宇宙成为一个活生生的实体，并控制着人类的命运；他们相信整个世界都由一个绝对力量统治着，这力量就是太阳，因为太阳是大宇宙的器官，有如心脏是人这个小宇宙的器官和统治力量一样。古希腊哲学中的最后一个学派新柏拉图主义深信天界和月下世界处处存在着对应性，天空里的星球会影响地球上的人类。相传为新柏拉图主义者之一、对后世影响巨大的赫米斯·特里斯梅季塔斯在其著作中提到，人是上帝和天使与地面世界中间的一个环节，因此，人会成为星球作用的受体，而受到超自然的影响……"大宇宙和小宇宙"的理论影响之大，在古代自不必说，甚至到了文艺复兴时期，不少人还仍然赞同星球的力量确实会对地球和人产生影响，著名医学史家拉尔夫·梅杰甚至认为这一学说是整个"中世纪的基本理论之一"。大宇宙和小宇宙理论是这样解释世界和人的对应的：组成世界和人体的成分是相同的，人的肌肉是土，人的血液是水，人的体温是火，人的气息是

空气；至于具体的各个部分，头就是天，足就是地，胃是海，胸是空气，骨是石头，血脉是树枝，头发是草，感情是动物。这理论还认为，人的生理也与地球的物理一样，人体包含有血液、骨髓、黏液、唾液、眼泪和其他润滑液，与地球包含各种各样的流体相似。地球上的水从深深的大海到高高的山巅，然后又跌落山下重新归于大海，它的运行也像人血液的流动，始于心脏之海，从大静脉到小静脉，又从小静脉到大静脉，上行至大脑的顶端；甚至地震，也像人的放屁，是干燥而浓厚的蒸气，在长期被禁闭之后从地下冲击而出的结果……

5. 天是大宇宙、人是小宇宙理论不断被验证

随着近现代科学的兴起和发展，人们一般都把这种所谓大宇宙和小宇宙的理论看作是无稽之谈。并且近年来，我们对人体的了解和认识是更加深刻、更加精细了，生理学家们可以说几乎已经"读遍"了人的整个躯体。但是据此是否更有理由肯定大宇宙和小宇宙的理论非常"荒唐"呢？不！相反，科学家倒是找到了两者之间联系的某些科学依据。例如地球的旋转、潮汐的涨落、季节的变换、日月的升降，通常都会影响人类体内正常的"生物钟"，这是很多人都曾经体验到的。像自古以来，妇女们都知道，新月时会来月经，满月时要准备受孕。科学家还证实，光线和温度是人体生物节律最重要的指挥者，如夏季之时，因为人获得了更多的光线，就变得爱活动而睡眠需要减少；到了冬季，好像充电似的，人体接受的光线减少了，于是活动量也少了，而睡眠需要增加。

四、顺应天时养生的重大意义

1. 抛开日月谈养生？免谈

所以，我们今天谈养生、防治疾病，当然不能够抛开外在事物的影响，仅仅把疾病归结为致病因素或病人本身。不得不承认，近几十年来现代医学凭借着融合了物理学、化学等研究成果，使诊疗技术得到了飞速的发展。但这一切发展都局限于疾病的本身，而缺乏对外在因素的考虑。在这一点上，

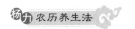

我们注重整体观念的传统医学就显得更加具有借鉴意义。

比如说，人为什么要日出而作、日落而息？自然界有白天与黑夜的交替，相对应的人也应当有劳逸结合。如果一直让人劳作下去，身体是要出问题的。中医讲："阳气者，烦劳则张。"人在劳动的时候，阳气从体内出来，布于人体的体表。体内的阳气亏虚，但为什么人不生病呢？因为这个人懂得休息。在休息的时候，阳气重新回到人体内部，达到平和的状态。如果只知道一味地劳动，那么就会让阳气耗散于外，阴精失于固护，从而导致疾病的发生。

2. 任何时候人都要去适应自然，否则就会生病

人生活在宇宙中，就应当遵守宇宙自然的规律，这样才能够预防疾病的发生。自然界有黑夜与白天的交替，人就应该懂得劳逸结合，并且十二个时辰在一天之中，根据十二个时辰的特点来养生，也有重大的意义。自然界有春、夏、秋、冬四时更替，人就要懂得生、长、收、藏，顺应自然之气，做到"虚邪贼风，避之有时"。另外还有二十四节气蕴藏在一年四季中，因此我们也要根据气候变化的规律，调整人体节律，这样可起到事半功倍的养生效果。

在临床上，有许多疾病容易呈现季节高发的态势，例如春秋天的流行性感冒，冬天心脑血管疾病高发，冬春两季的咳嗽、哮喘患者明显增多等。现代医学仅仅从病原学等角度来解释，例如春秋天的流感增多，是因为这两个季节的温度适合病菌的生长与传播。但我们还不能够忽视另一个重要因素，就是随着季节的更替，人的身体机能也在不断地调整。人体的气机有生、长、化、收、藏的变化，五脏六腑也可以根据季节的不同出现不同的功能变化。正是由于这多重因素相加，才导致了疾病的发生。所以要想健康长寿，必须让自己的小宇宙与大宇宙相顺应，达到天人合一。

《黄帝内经》有云："智者之养生也，必顺四时而适寒暑。"中医养生注重调整天人关系，强调人体必须顺应自然四时、节序、运气的变化，以调整起居饮食，调养情志。生活在自然界的人类，应该遵守大自然的法则，顺应自然的规律，力争与自然保持步调一致。自然界的规律是不以人的意志而转移的，我们立身处世必须顺应天道、循序渐进。养生也要顺应天时才能调养得当，长命百岁。

第三章

十二时辰养经络

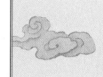

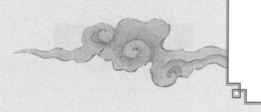

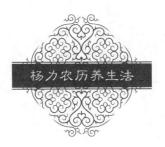

杨力农历养生法

❦ 一、干支与历法 ❧

天干、地支是传统历法的重要内容。"甲、乙、丙、丁、戊、己、庚、辛、壬、癸"称为十天干，"子、丑、寅、卯、辰、巳、午、未、申、酉、戌、亥"称为十二地支，天干和地支共同构成了中国特有的计时方法。

天干和地支的理论首先来源于《易经》体系。天为阳，地为阴，天干和地支容纳着阴阳之道，也包含着宇宙运行的规律。天干相当于"中央机关"，地支就是"地方机关"，天干和地支相互搭配，国家秩序才能井井有条。

1. 揭开"天干""地支"最原始的意义

干者犹树之干也，在天干之中，甲像草木破土而萌，寓意种子在孕育中正要破土而出，阳在内而被阴包裹；乙为草木初生，枝叶柔软屈曲，寓意事物在不断生长；丙为炳，如赫赫太阳；丁为草木成长壮实，好比人的成丁；戊，茂也，寓意草木已经长得十分茂盛了；己，起也，纪也，万物抑屈而起，有形可纪；庚，更也，寓意阴阳变更，自然界秋收而待春来；辛，新也，万物肃然更改，秀实新成；壬者妊也，阳气潜伏地中，万物怀妊；癸者揆也，万物重新归于闭藏，怀妊地下，揆然萌芽。

支者犹树之枝也，地支中的子、丑、寅、卯、辰、巳、午、未、申、酉、戌、亥，也是这样一种规律，在此不做赘述。

如果我们仔细理解，天干、地支不就代表了自然界的变化过程吗，从春天起始到冬天岁末，自然界花草的生长状态，蕴含着时间的流逝和阴阳的更替。所以，天干地支被广泛应用于传统历法中。

2. 天干地支相搭配，年、月、日、时生生不息

中国农历采取天干地支作为计算年、月、日、时的方法，就是把每一个天干和地支按照一定的顺序而不重复地搭配起来，用来作为纪年、纪月、纪

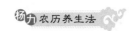

日、纪时的代号。把"天干"中的一个字摆在前面，后面配上"地支"中的一个字，这样就构成一对干支组合。

以天干中"甲"字开始，地支中"子"字开始为例，可以得出甲子、乙丑、丙寅、丁卯、戊辰、己巳、庚午、辛未、壬申、癸酉、甲戌、乙亥……如此以此排列组合就可以得到60个干支组合。

所以，我们中国人有"六十年一甲子"之说，每一个干支组合为一年，走完一遍是六十年，六十年之后重新开始，便是又一个轮回，如1984年是甲子年，到2044年就又是甲子年。这种纪年方法就叫作"干支纪年法"。

据考古研究发现，干支起码从殷商开始就被用来纪日，春秋战国时期又采用十二辰（地支）纪月，而十二辰纪时制度迟至西汉时已被采用，西汉末又始用干支来纪年，唐以后，五代历书月名开始注以干支，北宋时又将十天干、十二辰配合以纪时，至此年、月、日、时分别全以干支注记，这就是干支历（甲子历），且一直被沿用至今。

3. 其实干支纪年就这么简单

公历纪年和天干地支法如何换算呢？比如说2017年套用干支纪年法是什么年？下面简单讲一下换算方法。

首先，将天干、地支编号如下：

天干：甲、乙、丙、丁、戊、己、庚、辛、壬、癸

　　　4、5、6、7、8、9、10、1、2、3

地支：子、丑、寅、卯、辰、巳、午、未、申、酉、戌、亥

　　　4、5、6、7、8、9、10、11、12、1、2、3

以公元年的尾数在天干中找出相对应的数字，然后将公元纪年除以12，用余数在地支中找出所对应的数字。这样，公元纪年就换算成了干支纪年。

比如2017年的尾数是7，对应的天干是丁，然后用2017除以12，得余数是1，在地支中对应的是酉，所以2017年就是农历的丁酉年。

花开一甲子，六十一轮回。古代人以六十甲子循环来纪年、纪月、纪日、纪时，正是蕴含了太极圆运动的智慧，天干、地支共二十二个符号错综有序，充满圆融性，显示了大自然运行的规律，即时（时间）空（方位）互动，以

及阴与阳的作用结果，与《易经》思想是互通互融的。

❧ 二、十二时辰养经络之秘 ❧

十二时辰养生是指我们在不同的时间段，做什么样的事情，能够有益于我们的身体健康，使身体的机能恢复到一种平和的状态，达到养生的目的。

我们现在是把一天按照 24 小时来计算的，古人也有自己的计时方法，把一天分为十二个时辰。一个时辰刚好对应现在的两个小时，具体对应关系如下：

子时 23：00 ~ 1：00

丑时 1：00 ~ 3：00

寅时 3：00 ~ 5：00

卯时 5：00 ~ 7：00

辰时 7：00 ~ 9：00

巳时 9：00 ~ 11：00

午时 11：00 ~ 13：00

未时 13：00 ~ 15：00

申时 15：00 ~ 17：00

酉时 17：00 ~ 19：00

戌时 19：00 ~ 21：00

亥时 21：00 ~ 23：00

咱们之所以说十二时辰养生，源于中医一个特别重要的哲学观点，那就是"天人合一"。我们所处的自然环境就是一个"大宇宙"，而我们每个人自身是一个"小宇宙"，我们平时的活动必须与自然环境规律相协调一致，这样才能够保持身体的健康。举个例子：大家都知道大棚蔬菜的营养价值没有时令蔬菜高，这是为什么呢？塑料大棚保证了温度，能够让本来是夏季的蔬菜在冬天生长。但是还有很多要素是不能够模拟的，例如夏天的强日照、空气湿度、一天的温度变化等等。所以，大棚种植的蔬菜无论从口感还是营养价

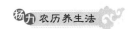

值方面均比不上时令蔬菜。我们的人体也是一样，如果我们的活动违背了自然节律，那么身体就像营养价值不高的大棚蔬菜，正气不足、气血匮乏，从而影响健康，易于生病。

古人在长期的社会生活和医疗实践中发现了一天的变化规律，并以此来指导我们的实践活动，例如半夜天最黑，就归纳为阴气最盛；而从半夜过后，天逐渐会变亮，也就是阳气逐渐增加，阴气逐渐减少；到了正午，阳气达到最盛，这就是一天中的阴阳消长规律。而人们的生活也要适应、符合这种规律，白天阳气盛的时候适合工作，夜间阴气盛的时候就要休息。

随着观察的进一步发展，古人发现了时间和我们的人体经络之间的对应关系。每个时辰对应身体的一个脏腑，最好能够根据脏腑的性质和功能，安排起居活动。时辰和脏腑的对应关系如下：

子时：胆经当令
丑时：肝经当令
寅时：肺经当令
卯时：大肠经当令
辰时：胃经当令
巳时：脾经当令
午时：心经当令
未时：小肠经当令
申时：膀胱经当令
酉时：肾经当令
戌时：心包经当令
亥时：三焦经当令

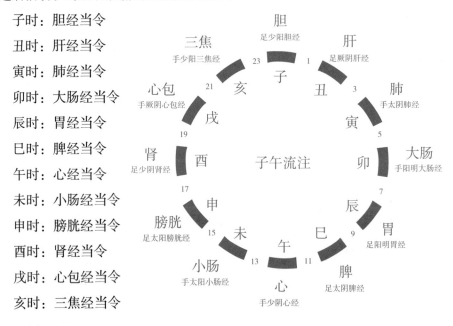

三、十二时辰养生法

前文对各个时辰与脏腑的对应关系做了简要的阐述，下面我们就来具体了解一下各个时辰的养生方法。

（一）子时——养出一身胆量

子时是指夜里 11 点到次日凌晨 1 点，这个时候是胆经当令。"当令"就是当班的意思，也就是在这个时间段是胆经当班。

1. 胆经当令，要有好身体，夜里 11 点前一定要睡觉

《黄帝内经》里有一句话叫作"凡十一藏取决于胆"。十一脏指的是肺、大肠、脾、胃、心、小肠、肾、膀胱、心包、三焦和肝。也就是说，人体的其他脏腑正常功能，都取决于胆气的生发。胆气生发起来，全身气血才能随之而起。《灵枢·营卫生会》指出："夜半为阴陇，夜半后而为阴衰。"夜半即子时，阴陇指阴气极盛。子时阴气最盛，一天中最黑暗的时候，过了子时阴气转衰，这个时候恰恰是阳气开始生发了。所以，子时把睡眠养住了，对一天至关重要。也就是说，我们要想有个好身体，一定要在夜里 11 点前睡觉，这样才能慢慢地把这点生机给养起来，人的阳气与寿命有很大关系，所以睡觉就是在养阳气。

凡在子时前入睡者，晨醒后头脑清晰，面色红润，无黑眼圈。反之，经常在子时内不能入睡者，则气色青白，眼眶昏黑。子时不易入睡者，多半是因为胆虚。

2. 胆经越通畅，决定越果断，事业越顺利

《素问·灵兰秘典论》中说："胆者，中正之官，决断出焉。""中正之官"是汉朝的一种官职，负责评定当地士人的品级。朝廷依照士人品级授官录用，因此中正之官是一个非常重要的职位，官员自身的"中正"直接关系到国家的兴衰。因此，中正之官一般由能够维持公正的人来担任。人们对事物的判断和对行动的决心，都是从胆发出来的。所以，胆在人体中也起到了公正决断的作用。

我们平时在做决定的过程中，有时候会不停地挠头。我们挠头的地方，一般是我们头的两侧，而此处正为足少阳胆经循行之处。足少阳之脉，起于目锐眦，上抵头角，下耳后，循颈，行手少阳之前，至肩上，却交出手少阳之后，入缺盆。我们在久久做不出决断的时候，往往会有短暂的胆火上炎，使头皮发痒。所以，我们往往会不由自主地挠头皮。而挠头可以刺激胆经活络，

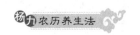

帮助我们决断。如果胆气不足，可能就会办事犹犹豫豫，决断能力不足。

3. 胆经不通的人，下面的症状要警惕

足少阳胆经大多走行于人体的侧面，因此当胆经出现疾病时，常常表现为身体侧面的疾病。《灵枢·经脉》指出："是动则病口苦，善太息，心胁痛，不能转侧，甚则面微有尘，体无膏泽，足外反热……"即如果胆经出现问题，则会出现口苦、时常叹气、胸胁部作痛以致身体不能转动等症状；病情严重时，面部像有灰尘一样毫无光泽，全身皮肤干燥而失去润泽，以及足外侧感觉发热等症状。

在平时的养生保健过程中一定要注意对于胆经的保养，坚持晚上 11 点钟之前入睡。充足的睡眠，使得阳气可以生发，能够大大地减少上述症状的发生。例如，胆经有病可以使皮肤暗淡无光泽，而我们倡导平时有充足的睡眠，多睡觉能够美容也就是这个道理。

4. 敲胆经，把好身体敲出来

给大家介绍一个有关胆经的养生保健常用方法——敲胆经。这个方法非常简便，不需要别人配合，只需要借助自己的双手就可以，不用借助其他工具。敲胆经的时候，取坐姿，双腿微微张开，双手呈空拳，从大腿的根部到膝部，敲打大腿的外侧。由于大腿部位的肌肉比较肥厚，所以敲打的时候，力度一定要稍重，不然达不到刺激的效果。每次敲打 50 次左右，以大腿两侧有酸麻的感觉为佳，每天两次，长期坚持。

敲胆经可使胆经的活动加速，将大腿外侧堆积在胆经上的垃圾排出，因此会使臀部和大腿外侧的脂肪减少，大约一至二个月就会感觉裤管变大了，具有减肥瘦大腿的效果。另外，由于大腿外侧是胆经的巡行路线，所以敲击大腿两侧时，可以疏通胆经、刺激气血的生发、促进胆汁的排泄。胆汁是从肝脏中分泌出来的，胆囊则是储存及控制胆汁分泌的器官。吃进去的食物，有一部分是通过胆汁的化学作用，分解成身体所需要的各种物质。如果胆汁分泌不足，则分解成可供吸收的物质就不够，当然也就不能提供人体所需的足够材料了。所以敲击胆经可以让人体的气血生化有源，增强人体的阳气。

5. 呵护胆经，这样推拿效果好

第一推荐叩击头部两侧

在人体的头部两侧，分布了许多胆经上的穴位，经常叩击头部两侧，可以达到提神醒脑、益智的功效。具体方法就是用拇指和中指弹头部的两侧，每次30下，每天两次。也可以用木梳或者是手指腹每天从前发际向头顶轻轻梳理，这样能同时对头部穴位按摩，有助于全身放松。对于男士而言更应常梳头，因为额部有前列腺的全息穴区，同时头部的许多穴位有调神疏肝的功效。

第二推荐揉风池

后脑部位的风池穴是胆经常用的穴位，风池穴位于项部，在枕骨之下，与风府穴相平，胸锁乳突肌与斜方肌上端之间的凹陷处。晚上，没有休息好，第二天感觉头昏脑涨，经常按压这个穴位，能够放松颈部肌肉、缓解头痛和紧张。晚上睡觉前，以两手拇指螺纹面，紧按风池穴部位，用力旋转按揉几下，随后按揉脑后，做30次左右，以有酸胀感为宜，此法能对安神催眠较为有效。体虚、易于感冒的人群，坚持按揉这个穴位，可以疏通经络，增强体质，减少患感冒的概率。

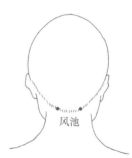

风池

第三推荐揉阳陵泉

胆经的合穴阳陵泉，也是筋的精气聚会之所，具有除痛祛风、疏肝理气的作用。阳陵泉的位置在哪儿呢？就在小腿外侧腓骨小头稍前凹陷中。经常用大拇指按揉阳陵泉穴，对膝关节酸痛、胁肋痛、下肢痿痹、腿脚麻木有很好的防治效果。此外，用两手大拇指分别按压此穴或此穴下方的胆囊穴，并持续按揉2分钟，可缓解胆囊炎疼痛。胆囊穴的具体位置在小腿外侧上部，当腓骨小头下方2寸。

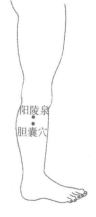

阳陵泉
胆囊穴

6. 失眠很痛苦，试试竹叶莲子肉桂粥

有的人长期熬夜失眠，夜间该睡觉的时候不睡，到了子时阳气升发不出来，第二天当然会精神萎靡不振，身体困倦，没有活力。

白天一直打哈欠，到了晚上还是睡不着觉。长期这样，还会导致胆经火旺，心中烦闷、郁郁不舒。

临床上，我常常让失眠病人用竹叶莲子肉桂粥食疗，取得了很好的效果。具体制作方法如下：

材料：新鲜苦竹叶 50 克，莲子 20 克，肉桂 2 克，大米 100 克。

做法：先将竹叶熬水，煮 20 分钟，弃竹叶，取竹叶水。再将莲子、大米放入竹叶水中，煮熟熬粥。将肉桂细研成粉，待粥成时，即入肉桂粉，搅拌均匀，根据喜好加入适量白糖调味。

功效：方中的竹叶、莲子清心胆火的同时，还具有安神的功效；肉桂可以温肾阳，长期食用，对于失眠具有非常好的疗效。

另外，失眠患者应该培养起较好的生活习惯，如晚饭后多散步，平常多运动等等，这些对于睡眠的恢复均有很好的帮助。

7. 胆经食疗，吃这些食物最有效

（1）山楂

山楂中含有多种有机酸和解脂酶，入胃后，能促进肉食消化，有助于胆固醇转化。山楂还可利胆汁，促进胆汁分泌，增强胃肠道对于营养物质的吸收。

（2）玉米须

经常用玉米须煮水当茶喝，有清肝利胆、消除水肿、降低血糖、清热祛湿的功效。夏季胆经容易产生湿热，用玉米须泡水当茶喝可以去除胆经湿热。把玉米须与绿茶同泡，还是一款十分简便而又天然无害的减肥茶。所以，我们煮玉米时，可以不用把玉米剥得特别光，带上玉米须一同煮效果最好。

（3）南瓜

新鲜的南瓜汁有益新陈代谢、空腹喝可以预防冠心病和肾病水肿。南瓜种子是一种非常好的利胆药，有助于清理肝脏代谢产生的废物。

（4）牡蛎

牡蛎肉味咸、涩，性微寒。具有滋阴养血、补五脏、活血之功效。牡蛎中所含丰富的牛磺酸有明显的保肝利胆作用，同时牡蛎也具有非常好的补锌作用。

（5）苣荬菜

苣荬菜有清肝利胆和养胃的功效。其茎叶中味道微苦的莴苣素，有镇痛催眠、降低胆固醇、辅助治疗神经衰弱、清燥润肺、化痰止咳等功效。苣荬菜还含有甘露醇等有效成分，有利尿和促进血液循环的作用。

（6）黄瓜

黄瓜可以促进食欲、调节消化系统、利尿、利胆。黄瓜能量很低，还是一种很好的减肥品，它可以阻止糖类变成脂肪。

（7）乌梅

乌梅有促进胆囊收缩的作用，利于引流胆道的胆汁、减少和防止胆道感染，亦有利于减少蛔虫卵留在胆道内而形成胆石核心，从而减少胆石症的发生。

8. 生活习惯需注意，时刻注意胆结石

胆结石是大家经常见到的一种疾病，发作时经常伴有腹痛、发热，中上腹或右上腹闷胀不适，嗳气和厌食油腻食物等消化不良症状。其发病多与不良生活习惯、肥胖和遗传因素等有关。日常饮食过于油腻，容易使胆经过于湿热，发生胆结石。此外，饭后缺乏运动、不吃早餐、爱吃零食，也与此病有很大的联系。

对胆结石的药物治疗效果不甚理想，多数采用手术方法取出。但是，通过改变自身的饮食习惯，可以很好地防治胆结石。除了平时注意多食用上面的食物外，还可以服用鸡内金，具有很好的效果。可以去药房直接买焙干打成粉的鸡内金，每次3克口服，每日一次，具有很好的防治效果。

（二）丑时养生法——一日之计在于肝

1. 要想肝好，一定要睡好

丑时又称鸡鸣，荒鸡，十二时辰的第二个时辰。（凌晨1～3时）。熟悉中医的朋友都知道，中医讲左升右降、左肝右肺，这与西医的解剖学上的认识大相径庭。因为，西医认为肝的大部分在身体的右侧，而不应该是"左肝"。其实，这与我们的传统文化有着密切的联系。古人坐北面南而居，右手边为

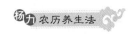

西边，对应中医上的肺脏，左手边为东方，与肝脏相应。东方为日出之地，暗含着生发、生化的意思。也就是说，我们的肝脏主司我们身体气机的生发，而非指肝长在身体的左侧。身体活力的保持，一身气血的正常运行、废物的代谢无一不与肝脏有着密切的关系。元代医家朱震亨在《格致余论·阳有余阴不足论》明确提出："司疏泄者肝也。"也就是说，肝主疏泄，全身气机调畅，胆汁才能够正常的分泌与排泄。现代医学表明，肝脏为解毒、排毒、造血器官。

所以说，要想保持一天的精神与活力，必须要确保肝得到了正确的保养。我们推荐，大家从子时就开始睡觉，到了丑时，正是熟睡的时候。这个时候一定要有好的睡眠，否则你的肝就养不起来。因为在这个时候阳气生发起来，而这个时候叫丑时，丑时是什么样子呢？丑字就像是手被勒住了，就好比这个时候阳气虽然生发起来，但你一定要有所控制，就是说升中要有降。所以要想养好肝血，凌晨1点到3点要睡好。这样机体才能更好地进行代谢，同时也能排毒养颜。若丑时醒后难以再睡，多半是肝火旺盛引起的睡眠障碍，这类人大多还兼有烦躁易怒的症状。保持心情舒畅，静心养气是最好的护肝方法。

2. 丑时不睡晚，脸上不长斑

我有几个作家朋友，为了写出好的文章，经常夜里起来写作，常常是熬到天亮。据他们说，夜里没有人打扰，创作更加有灵感，写作的时候也不会被人打断思路，能够让作品一气呵成。但是，仔细观察就会发现，这些朋友的鼻梁上多多少少都会长出一些斑。这是因为，在我们的鼻梁上刚好有我们的肝部反射区。长期熬夜导致肝的功能不好，就反映到了脸上。

由于他们自身工作的限制，我经常劝告他们晚上早些睡觉都没有用，只好让他们白天注意睡眠的同时，经常食用一些具有保肝作用的食物，有一定的效果，后文中我们也将有详细的介绍。

3. 要想视力好，保肝不可少

无论是日夜奋战在电脑前的上班族，还是那些贪于游戏的青少年，我们的双眼整天盯着各种电子显示屏，会严重损害我们的视力。为什么这样说呢？

因为肝经上连目系，《灵枢·经脉》说："肝足厥阴之脉……连目系。"且肝开窍于目，目之所以具有视物功能，全依赖肝精、肝血的濡养和肝气的疏泄。肝的精血循肝经上注于目，使其发挥视觉作用。《灵枢·脉度》也说："肝气通于目，肝和则目能辨五色矣。"肝的精血充足，肝气调和，眼睛才能发挥视物辨色的功能。

《素问·五脏生成论》："故人卧血归于肝，肝受血而能视……"意思是说，人躺下休息时血归于肝脏，眼睛得到血的滋养就能看到东西。当人休息或情绪稳定时，机体的需血量减少，大量血液储藏于肝；当劳动或情绪激动时，机体的需血量增加，肝排出其储藏的血液，供应机体活动需要。"人动血运于诸经，人静血归于肝"，说的就是这个道理。所以经常和电脑打交道的人群，一定要注意经常闭上眼睛休息，养一养肝血。

4. 女子以肝为先天

女子生理上具有经、孕、产、乳的特点，这些都与血密切相关。而肝主藏血，亦主疏泄，即肝藏血，并且能够很好地调控血为身体所用，是女子生理特点正常进行的基础。同时，肝气的舒畅调达，对于女子身体的气机正常运行具有十分重要的作用。肝脏如果藏血少了，或者疏泄不够，那么女子月经表现上就会有月经量过少，或者月经周期延长。肝气如果疏泄太过，就容易产生崩漏。

此外，肝对于情志影响很大。女性由于性格的原因，生了气之后，经常会憋在心里，导致肝气不疏。临床上主要表现为月经病、乳房小叶增生等疾病。所以爱生气的女性平时一定要注意情志的调摄，让生的气发泄出来。

肝对于女性非常的重要，并不意味着对于男性不重要。男性平时抽烟、喝酒，遇到事情发脾气太过，容易出现肝火上炎或者肝阳上亢，引发头痛、眩晕，甚至中风等疾病。

5. 肝经不畅的人，下面的症状要注意

女子平时遇到事情生气，很容易让肝气郁滞到两侧胁下，导致双侧胁下部疼痛。有句俗话叫作："气得我肝疼。"说的就是生气导致了肝区及胁下疼痛。

如果长久生气，情志郁郁不舒，就会导致吃不下饭，这也是我们日常生

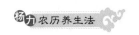

活中经常见到的情况。有的人生气到一连几天都不想吃饭，这是为什么呢？因为肝在五行中属木，脾属土，木可以克土，所以生气的时候，肝气郁滞在中焦，没地方跑，就跑到了脾胃周围，影响人的食欲。中医上讲的肝气横逆犯胃，也就是这个道理。

有的人，特别是男性生了气，气不是郁滞在中焦，而是往上走，跑到头上去了，肝阳上亢，气血上冲。主要临床表现为眩晕耳鸣、头胀头痛、头重脚轻、面红目赤、急躁易怒、失眠或多梦。另外，如果再有阴虚，就容易阴虚生内热而五心烦热、面部潮热。如果肝阳上亢得不到控制则阳亢无制，引动肝风而成肝阳化风证，临床表现为中风。

6. 容易生气，试试下面的小验方

对于经常生闷气的人来说，重点在于疏肝行气。我在临床上常常嘱咐该类人群用玫瑰柴胡饮，具体是玫瑰花、柴胡各3克，开水沏，代茶饮。有疏肝解郁、行气活血之效，适用于肝气郁结证及气滞血瘀证。

对于容易气冲上头的肝阳上亢人群，我经常推荐他们用枸杞桑菊饮。具体是：

材料：枸杞子9克，决明子6克，桑叶9克，菊花9克，白糖30克。

步骤：将枸杞子、桑叶、菊花、决明子去杂质、洗净，放入砂锅内，加水300毫升。把小火预热好的砂锅置中火中烧沸，用文火煎煮15分钟，滗出汁液；另加水200毫升，再煮10分钟。合并两次煎液，加入白糖拌匀，再烧沸即成。

功效：经常饮用，具有疏风清热、平肝明目、降血压的作用。

7. 肝经养护，饮食宜忌要注意

要想护好我们的肝脏，除了避免长期过度紧张的工作和劳累、保证充足的睡眠、不可熬夜以外，在饮食上也需要格外注意。我们平时要注意少食用羊肉、狗肉、肥猪肉、鸡肉、辣椒、肉桂、洋葱、韭菜、茴香、白酒等过于温热的食物，还要注意多食用下面这些食物：

（1）土豆

土豆有很强的降低血中胆固醇、维持血液酸碱平衡、延缓衰老及防癌抗

癌作用，含有丰富的膳食纤维和胶质类等容积性排便物质。

（2）红枣

多食红枣能提高机体抗氧化力和免疫力。红枣对降低血液中胆固醇、甘油三酯也很有效。

（3）芹菜

芹菜含有较多膳食纤维，特别含有降血压成分，也有降血脂，降血糖作用。

（4）菊花

菊花有降低血脂的功能，具有平稳的降压作用。

（5）山楂

山楂可加强和调节心肌、心房运动振幅及冠状动脉血流量，还能降低胆固醇、促进脂肪代谢。

（6）玉米

玉米含丰富的钙和胡萝卜素等，还富含纤维素。常食玉米油，可降低胆固醇并软化血管。

（7）洋葱

洋葱含有环蒜氨酸和硫氨酸等化合物，有助于血栓的溶解。洋葱几乎不含脂肪，能抑制高脂肪饮食引起的胆固醇升高。

（8）苹果

苹果的果胶具有降低血液中胆固醇的作用。苹果还含丰富的钾，可排除体内多余的钠盐，对维持血压，血脂均有好处。

8. 常按这些穴位，保肝防病身体好

（1）太冲穴

太冲穴在人脚趾缝往脚背上4厘米处，堪称人体第一大要穴。有人把"太冲穴"比作人体的出气筒，因为它是肝经的原穴和输穴，能够把肝气肝火消散掉。所以通过按揉"太冲穴"，可以把人体郁结的气最大限度地冲出去。"太冲穴"很好找，从脚背上大脚趾与二脚趾结合的地方向脚脖子方向推，推到两个骨头连接的尽头就是太冲穴，按揉方法就是仔细找到最痛的点，向脚趾的方向推揉，基本上就可以把肝火发出去了。

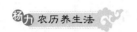

（2）足三里穴

足三里位于小腿前外侧，犊鼻穴下 3 寸，距胫骨前缘一横指（中指）。此穴作用非常广泛，长期按摩可降血脂、降低血液黏度、预防血管硬化等。所以经常按摩此穴对脂肪肝的防治有很大的益处，方法是每天每侧按揉 30 ~ 50 次，以酸胀为度。

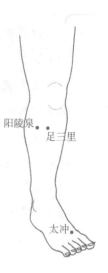

（3）阳陵泉穴

在小腿的外侧，腓骨头前下方凹陷处，在足三里的外上方。此穴治疗胆腑病症，在临床上治疗脂肪肝也经常选用这个穴位。

（三）寅时养生——养出一身好魄力

寅时是指凌晨 3 点到 5 点，此时为肺经当令。寅时，别名"平旦"，意味着此时阴阳开始平衡。

1.寅时全身气血流注

肺为相傅之官，治节出焉，且肺朝百脉。"肺朝百脉"是指肺承接肝脏储藏的血液，并通过呼吸，进行体内外清浊之气的交换，然后再通过肺气宣降作用，将富有清气的血液通过百脉输送到全身。肺在寅时承接肝所收藏的血液，进行统一分配，就像一个国家的国务院拿到了财政部门收上来的税务后，再根据国家的发展需要，统一分配资金。肺在此时根据全身各部位的需要，通过血脉将气血输送到全身各处，为身体苏醒后的生命活动做准备。这个时间是人从静变为动的开始，是转化的过程，这就需要有一个深度的睡眠。

《素问·宣明五气篇》中指出："五脏所藏……肺藏魄。""魄"是什么？就是人的魄力、气魄、体魄。人的"魄"属于精神活动的一部分，代表一种势不可挡的力量。我们经常讲的某人很有领导人的魄力，这里的魄力，指的就是一个人的精气神很足。如果肺经保养得非常好，夜间在这个时刻获得了充足的睡眠，肺经就会及时地把身体各部分所需要的气血分配到位，人体生理机能的正常发挥不受限制，人看起来就会面色红润、神采奕奕，也会非常有魄力。

所以，人睡得最死的时候应该是3点到5点，连小偷都知道在这个时间段去别人家偷东西最难惊醒主人，这个时候恰恰是人体气血由静转动的过程，它是通过深度睡眠来完成的。若是有的老人常常在此时早醒，实际上是因为气血不足。如果这个时候起来小便的话，常常代表这个老人身体比较虚弱。

2. 你的鼻子代表你的魄力

肺开窍于鼻。鼻为呼吸之气出入的主要通道，与肺直接相连，鼻子功能的正常与否可以反映一个人肺脏的情况。《灵枢·五阅五使》指出："鼻者，肺之官也。"如果肺气宣畅，则鼻窍通利，呼吸平稳，嗅觉也灵敏；如果肺失宣发，则鼻塞不通，呼吸不利，嗅觉也差。此外，鼻子的外观也可以反映肺气足不足。据说国外还有这样一句谚语："大人物必有一个大鼻子。"中国在相面时也很讲究：女看眉毛，男看鼻。如果一个男人的鼻子位居中央，周正、挺拔、个大，表明这个人的肺气就很足，这也是魄力十足的表现。

3. 寅时宜卧而安，忌多动

这个时辰肺系病、心肌梗死、脑血管栓塞、婴幼儿猝死症等疾病都易发病，特别是秋冬季，经常有意外发生。因此，有这些病人的家庭，一定要在寅时多照顾病人，以防意外。

心脑血管病患者喜好晨练的人需要注意的是，寅时最好不要起床，这时调动气血容易猝死。因为现代医学研究，人体在清晨寅时血压低，脉搏、呼吸次数也少，尤其是凌晨4时左右，血压最低，脑部供血量最少，生命力最弱。所以有心脑血管疾病的人一定要晚一点起床，而且要慢慢地起，不要猛然坐起。

4. 寅时醒来宜静练

人体进入深度睡眠一般是三点到五点，那么老人为什么到这个时候恰恰容易早醒？实际上就是老人的气血能量已经不够了，身体各部位对血的需求量增加，大脑得到的血相应减少了，就容易刺激大脑使人苏醒。就像一个嗷嗷待哺的婴儿，本来睡得好好的，到了该吃奶的时候就突然苏醒，哇哇地哭。人到了一定的年纪，肺部敛降的功能受到影响，只有"宣发"没有"肃降"了，

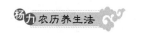

这时就容易患上支气管哮喘、阻塞性肺疾病、肺炎等疾患。所以，平时应该多食用一些补肺气的食物，恢复肺部的敛降功能，提高抵御病邪的能力。具体的食物会在后面详细给大家阐述。

那么这个时辰醒来怎么办呢？最好让自己缓缓地坐起来，半躺在床上，注意盖好被子。存神内守，不要胡思乱想，让自己的精神达到百分之百的放松，可以练习"赤龙搅海"功法。具体做法是，用舌头在口腔中上下搅动并舔揉牙齿牙床内外。在人体的舌下系带两边有"金津""玉液"两穴，可以分泌唾液。当舌头活动的时候，会加速分泌量。当津液满口时，叩齿鼓漱1分钟，然后分数次咽下，让自己的意志随吞咽动作转移至小腹。通过这种方法可以很好地补充身体的肾精，在五行上肾属水，肺属金，金水相生，所以"赤龙搅海"可也以补养肺脏，保护肺经。

5. 寅时醒来寻太渊

对于寅时容易醒来的患者，我在临床上常常为其针刺太渊穴，往往能够一针见效。在平时，我们可以采用按揉太渊穴的方法，也具有一定的作用。太渊穴在我们的手掌腕横纹之桡侧凹陷处，就在我们平时看中医大夫，大夫号脉的地方，我们把手指放在脉搏处，找到动脉搏动最厉害的地方就是了。中医大夫为什么摸这里的脉呢？因为这里是十二经脉的气血聚集的地方，寅时气血由此到达全身各处，所以经常按揉这个穴位能够培补肺气，增强身体的气血。这也是为什么寅时是中医号脉的最佳时机。当然，现在很少有人挑在这时期去找大夫号脉。不过，寅时号脉得出的脉象确实最准。

6. 常年寅时老咳嗽，太渊、太白急来凑

咳嗽是一种常见的疾病，根据咳嗽的发作时间和发作特点，可以分为以下几个方面：①晨咳：一般多见于支气管扩张、慢性肺气肿。②夜咳：多见于慢性支气管炎、肺结核、慢性左心功能不全。③无痰咳嗽：多见于慢性咽炎或喉炎、胸膜炎。④多痰咳嗽：常见于慢性支气管炎、支气管扩张、肺脓肿、肺结核等。⑤青壮年咯血：可能患有肺结核、支气管扩张等病。⑥中老年咯血：如果常反复发作，可能患有慢性支气管炎或肺癌。

患有慢性支气管炎、过敏性咳嗽等这些慢性疾病的患者，多数会在凌晨

3 点到 5 点病情加重而咳醒。这是因为，由于长期的咳嗽，肺气已经相当亏虚，再加上肺开始承接肝所藏的血气，如果肺中有邪气则容易被引动，引发咳嗽。

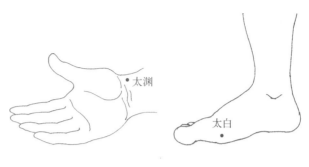

有肺病的患者大多肺气不足，肺气虚除了呼吸道症状外，还可见少气乏力，动则气喘，体虚易感等症。临床根据"虚则补其母"的原则，补肺气常采用"培土生金"的方法，即健脾益肺法。补肺气的穴位有：肺经的原穴、输穴——太渊，或肺经的母经——脾经的原穴——太白。太渊穴在上文中已经论述过了，经常按揉，可以培补肺气、化痰止咳。脾经的太白穴，太，大也；白，肺之色也、气也。太白穴名意指脾经的水湿云气在此吸热蒸升，化为肺金之气。所以经常按揉这个穴位，也能够补肺气。这个穴位的具体位置在足内侧缘，当足大趾本节（第一跖趾关节）后下方赤白肉际凹陷处。也就是在我们的脚的内侧面，大脚趾和脚掌的关节侧面的后方。

7. 要养肺气多收敛

肺脏有一个重要功能体现在制约和收敛上。所以我们要顺应肺的这一特性，收敛自己的精神和外在活动，保持平静。如果不收，肺脏很容易受到干燥气候的伤害而患上肺热病，此时病人右脸颊会显得通红，肺气过盛，胸背和四肢都会感到疼痛，还容易引发上呼吸道感染，出现鼻塞和打喷嚏等症状，严重的会导致慢性哮喘和肺气肿。如果肺脏阴气重而阳气弱，人的身体就会变得苍白、虚弱、怕冷，很容易感到劳累，在情绪上表现为忧伤、悲愁，容易扰乱精神，人体会有一种说不出的不适感。

怎样才能做到安定平静呢？这就要求人们收敛思绪，控制心情，遇事不急躁，平静自然，保持肺气的通利调畅。

8. 多吃这些食物收敛肺气

根据中医五行理论，五行中的木、火、土、金、水，分别与五脏中的肝、心、脾、肺、肾和五色中的青、赤、黄、白、黑相对应。肺脏与白色都属金，白色应肺。因此，经常吃白色食物可收到养肺效果。所以养肺最好是多吃白梨、白萝卜、甘蔗、百合、银耳等白色食物。

（1）白梨

梨有清热解毒、润肺生津、止咳化痰等功效，生食、榨汁、炖煮或熬膏，对肺热咳嗽、麻疹及老年咳嗽、支气管炎等症有较好的治疗效果。

（2）白萝卜

白萝卜能清热化痰、生津止咳、益胃消食，生食可治疗热病口渴、肺热咳嗽、痰稠等症。

（3）甘蔗

甘蔗性平味甘，为解热、生津、润燥、滋养之佳品，能助脾和中、消痰镇咳、治噎止咳，有"天生复脉汤"之美称。可用于治疗口干舌燥、津液不足、大便燥结、高烧烦渴等症。

（4）百合

百合可以润肺止咳、清心安神，对肺结核、支气管炎、支气管扩张及各种秋燥病症有较好疗效。熟食或煎汤，可治久咳、干咳、咽痛等症。

（5）银耳

银耳味甘、淡，性平，无毒，具有益气清肠、滋阴润肺的作用，还可以增强人体免疫力。

此外，对于经常咳嗽、肺气亏虚的患者，我还经常推荐用莲子百合鸡蛋饮进行食疗，具体做法是：

材料：莲子15克，百合15克，带壳鸡蛋1个，冰糖适量。

步骤：先将莲子、百合洗净，加入两碗清水，大火烧开后转小火煮30分钟。加入洗净的带壳鸡蛋，再煮10分钟。取出鸡蛋放凉后剥去外壳，再入锅煮5分钟。根据个人口味，加入冰糖适量。

功效：莲子能清心安神，百合能清痰火、润肺健脾，鸡蛋则能补肺养血、滋阴润燥。此糖水具有滋阴润燥、补益肺气、清心安神的作用。但需要注意的是蛋黄胆固醇较高，患有心脑血管疾病的人可选择只饮糖水而不吃鸡蛋。

（四）卯时养生法——肠道一通百病不生

卯时又称为"日出""日始""破晓"，指的是早晨 5 点到 7 点的这段时间。此时又多了一份阳气，从子时阳气开始生发，到此时阳气已经超过了阴气，达到了"四阳二阴"的状态。卯者，卯与冒同，万物冒地而出。这个时候太阳刚刚露脸，冉冉升起。人的身体过程也是一样，从生长开始到青年，这个时候已经进入了一个青年的状态。

《灵枢·大惑论》曰："阴气尽则寤。"通过一晚上的睡眠，阳气得到生发与补充，身体随着白昼的到来，阴气渐渐退入内，阳气渐盛始出，故阴气尽则寤。这个时候，阴气将要尽了，人开始苏醒。阳气出于目，眼睛一张，目气上行于头，这个时候就是脑子在思考事情了。《灵枢·卫气行》中的"故平旦阴尽，阳气出于目，目张则气上行于头"说的也就是这个道理。

1. 一日之计在于晨

卯时是沟通天与地的时候，所以古代道家、方术修炼者及现代一些健身气功锻炼者，特别注意在卯时练功。同时，早晨不睡懒觉，能很好地养身体内的生发之气。有的人问我说，早晨不应该好好地补充睡眠吗？其实这个时候天也基本上亮了，天门开了，五点醒是正常的。如果晚上十点半睡的话，五点醒也是不早的。有的人早起会感觉一天有点困，实际上这是刚刚开始早起，短时间体内阳气没有跟着生发出来导致的。只有长期坚持早起，使阳气能够及时地生发出来，才会使人感觉一整天的工作效率都特别的高。

卯时是人体由静到动的第一时间，也是最关键的时间，如果这时还在睡觉的话就不利于养生了。中医也说："见晨光即披衣起床，活动筋骨。"起来之后，可以先将自己的两手搓热，用双手掌的大鱼际（也就是双手手掌大拇指后面肉最厚的地方）擦鼻两旁，在两只眼睛的眼皮上擦六七遍；再用双手揉两侧耳朵五六遍；然后以两手抱后脑，手心掩耳，用食指弹中指，击脑后 24 次，然后去室外打太极拳或练其他导引术。

2. 卯时养生一杯水，杯酒莫沾要记牢

经过一夜的代谢，身体通过呼吸和皮肤蒸发丧失了大量的水分。平时我们知道，如果连着几个小时不进食、不喝水，一定口渴得难受。此时身体正

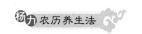

是处于非常缺水的状态，及时补充一杯温水就非常必要。同时，早晨喝水可以稀释血液，有防止血栓形成的作用。胃肠道在一个晚上的运作中产生了许多废物，喝下去的水液具有一定的冲洗作用。

唐代著名诗人白居易常喝卯时酒，他在《卯时酒》中这样写道："佛法赞醍醐，仙方夸沆瀣。未如卯时酒，神速功力倍。一杯置掌上，三咽入腹内。煦若春灌肠，暄如日炙背。"白居易卯时饮酒，是因为更容易喝醉。这是因为，人体产生的有毒物质是依靠肝脏来清除的。肝脏的工作效率，晚上较高，清晨较低。若卯时饮酒，肝脏无力及时解毒，导致血液中酒精浓度提高，必然对身体有害，也会影响我们一天的工作效率。所以，早晨饮酒万不可取。

3. 卯时排便最健康

《素问·灵兰秘典》说："大肠者，传导之官，变化出焉。"卯时是大肠经值班，大肠经最旺。"肺与大肠相表里"，肺将充足的血液送往全身，同时也促进大肠的蠕动，有利于排泄。此时最适宜喝杯温开水，使大肠保持兴奋状态，然后去排便，把一天积攒下来的废物排出体外。

为什么是这样的呢？这就是中医关于天人合一的整体观念的体现。这个时候太阳逐渐从地表升起来，天也基本亮了，天门打开了，地门也必须开放。在我们的身体上地门也就是肛门。这个时候我们应该正常地排便，把体内的垃圾毒素排出来，这代表地户开，也叫肛门要开。有的人问自己这个时候没有排便的感觉，就算去了厕所也排不出怎么办？其实，这个时间排便应该是人正常的自然而然的生理反应。如果能够长期培养、坚持就会形成习惯。平时一定要注意饮食清淡，晚上早睡，晚餐少吃饭等，到了这个时候自然就会排便。如果此时不排大便，一天中别的时刻也很少有大便的意愿，那么久而久之，便会增加便秘的风险。

4. 你的大便可以反映身体状况

大肠具有两大功能——主传化糟粕和主津。什么是主传化糟粕呢？大肠上接小肠，接受小肠食物残渣，吸收其中多余的水液，形成粪便。大便的形成与脾、胃、肠的关系非常密切，还受肝的疏泄、命门火温煦以及肺气宣降等作用的直接影响。

中医在问诊时特别强调问大便，通过大便的形状和颜色可辨疾病。一般来说，大便以黄色成形为原则，如果大便不成形可能是身体不够健康的警讯。大便清稀如水，多表示身体内有寒湿邪气，以致脾失健运。大便不成形且呈现黄褐色，多属于湿热泄泻，表明身体内有湿热。大便清稀，夹杂有没有消化的食物，常常提示脾虚。如果大便的颜色是很淡的黄色，接近于白色，多见于阻塞性黄疸，因为肝的疏泄功能失常，使胆汁不能下注于肠道导致的。如果带有鲜红色，表示肛门或直肠处出血，暗红则可能是肠道出血，黑色则表明胃部有毛病。见到脓血，则要警惕痢疾的发生，有可能是湿热毒邪蕴结到了肠道。此外，大便太硬或太软，颜色偏红、偏黑、偏棕色，甚至偏绿、带有油脂，都必须特别留意。

另外，通过大便也可以知道心肺功能如何。心肺功能好的话，大便就成形；如果大便又稀又细的话，也许是心肺功能出现了问题。所以小孩的大便和老人的大便是不一样的。小孩的大便是又粗又大又长，有时候不可思议，小婴儿排便的时候，大便特别粗，可是到年老的时候，都拉得特别细。当拉特别细的大便的时候，说明心肺功能比较差，这就叫肺与大肠相表里。

5. 治疗便秘有妙招

现代人生活紧张、工作压力大，再加上饮食搭配不太合理，有的人又吃了太多荤腥之食或精细食物，这些因素均容易导致便秘、口臭等现象。便秘是指粪便在肠道内滞留过久，秘结不通，导致排便的周期延长，或者周期不长但粪便非常干，很难排出体外，排便不畅。长期便秘，也就是我们所说的习惯性便秘，会因体内产生的有害物质不能排出，而引起腹胀、口臭、食欲减退和易怒等身体中毒症状。还会使身体发胖、皮肤老化，引起肛裂、痔疮、直肠溃疡等疾病，还可能因此而导致贫血。

生活中很多老年人，都会出现便秘，这又是为什么呢？因为年纪大的人容易出现阴虚的情况，阴虚就是津液不足。如果大肠津液不足，就会引发火热之邪，进而引起大便干燥、困难，也就是中医上讲的"水涸舟停"，我们通过滋阴，提高人体津液的量，也就是"增水行舟"之法，往往能够取得很好的效果。此外，老年人大多容易出现肺气虚的现象，这在我们的上一节——

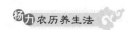

寅时养生中也提到过。而肺与大肠相表里，肺气亏虚，肃降功能受到了影响，就会影响大肠的蠕动功能，导致大肠的推动无力，大便难解。

食物是治疗便秘的最好药物。经常便秘的人，应该多吃润肠、滑肠、含纤维素较多的食物。其中，核桃就是通便的法宝。方法很简单：核桃仁、芝麻仁各30克，捣烂后用开水冲服。这两种食物均含大量油脂，有助于润肠，可消除便秘宿疾。如不捣烂，可直接口嚼少量，嚼极碎后吞下也可。如果平时常感口干舌燥，而且失眠、多梦，多是肝火旺所致，也常引发大肠病，引起便秘或热痢。因此，每天清早最好保证饮食清淡，多吃素食或水果，有助于大肠排泄。

此外，针刺大肠经上的合谷穴对于治疗便秘具有很好的疗效。合谷穴位于手背上第一、第二掌骨间，第二掌骨桡侧中点处。下面是一个简单的取穴方法：用一只手的拇指第一个关节横纹正对另一只手的虎口边，拇指屈曲按下，指尖所指处就是合谷穴。此穴不仅可以治疗

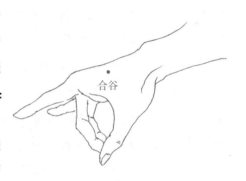

合谷

头面部的许多疾病，在临床上治疗便秘也具有很好的疗效。如果自己不会针刺，经常用大拇指尖按压，也具有很好的作用。

但值得注意的是，尽管按压合谷穴的好处很多，但是在实际操作时需要注意，孕妇不宜按摩合谷穴，更不要针灸，文献记载针刺合谷穴有可能会导致流产。

（五）辰时养生法——早饭吃好要记牢

辰时，指早晨的7点到9点这一时间段，阳气在这个时候，又多了一份，共有五份阳气。《说文解字》中说："辰，震也。三月，阳气动，雷电振，民农时也。"相传这是"群龙行雨"的时候，此时天地的阳气最旺，几乎全部阳气冒地而出，天气与地气相交产生雷电风雨，有了雨露的滋润，正是农时，生产五谷。

1.胃为水谷之海

这个时候是胃经当令，《素问·五脏别论篇》指出："胃者，水谷之海，

六府之大源也。"胃字下面的"月"表示胃的质地，上面的"田"则体现胃的功能。田是种植和出产粮食的地方，而在人体，这个"田"就是生产人体需要的各种养分的地方，是人体的能量之源。所以，胃在人体中的作用主要是容纳、消化食物，使之转化为人体可以吸收利用的营养物质。胃是储存饮食的器官，有"水谷之海"之称，是生成营养物质供给五脏六腑活动的源泉，就像身体的财神爷，不断有新的钱产出，供给身体其他部位花销，以维持正常的生理功能。

《黄帝内经》中说："胃者，五脏六腑之海也，水谷皆入于胃，五脏六腑，皆禀气于胃。"也就是说，胃是储存饮食的器官，是生成营养物质供给五脏六腑活动的源泉。胃的正常生理功能的发挥，依赖于胃受纳和腐熟水谷的两大功能。受纳指胃可以让吃下去的食物在其中停留一段时间；腐熟指胃使吃下的食物变成食糜，有利于进一步消化吸收。这项活动是和脾相互配合进行的。胃还要将初步消化的食物传递到小肠，在那里完成对食物精华物质的吸收。精华被吸收后，剩下的下移大肠，形成大便，排出体外。

中医认为，胃经是多气多血的经脉，它对我们一天之中营养的来源、体力、精力的供输十分重要。有了充沛的活力，才能应付一整天的工作。脾胃的正常运转为人体的生长发育、新陈代谢提供了充足的物质来源，所以中医称脾胃为"后天之本"。

2. 早饭一定要吃饱

辰时又称为"早食"，这时候气血流注胃经，到了吃早餐的时候。一夜过去，胃中空空如也，此时一定要通过进食来养胃。吃早饭，就是要补充营养。有些人为了减肥不吃早饭的做法是错误的。不吃早餐会导致胃经气血不足，进而导致皮肤干燥、起皱和贫血，加速衰老。另外，这个时辰是天地阳气最旺的时候，所以说是吃早饭最容易消化的时候。早饭吃多了是不会发胖的，因为有胃经在运化，所以早饭一定要吃多、吃好。"好"字代表着要营养充足、全面，宜食五谷类主食，不宜太过荤腥。要尽可能一次性吃全，比如蛋白质、脂肪、维生素、水分、糖类、矿物质等，但也不要太勉强。可以搭配鸡蛋、牛奶、粥、火腿、蔬菜、包子、水果等一起食用，让营养丰富的早餐给胃提供丰富的原料，胃就可以在"上班"的时候有活可干。如果长时间不吃早饭，胃会一直分泌胃酸，从而增加患胃溃疡、胃炎的风险。而且到了上午九点，人就可能出现头晕的症状。长此以往，对人体的伤害是非常巨大的。

一般来说，起床后活动 30 分钟到 1 小时再吃早餐最为适宜。此时，胃中阳气得到了一定时间的生发和恢复，其生理功能得以正常发挥。就像我们用的电脑，要想让它快速运行，必须先开机等一段时间才行，肠胃也必须要在醒来后过一段时间才能够达到最佳状态，如果醒后就马上开始吃早餐，就容易造成饮食滞留于胃而出现胃脘胀痛、不欲饮食等症。

早餐食物的温度应当以温热最为适宜。脾胃在五行中属土，要让土地化生万物，就一定要有适宜的温度。人体气血得热则行，遇寒则凝，晨起时吃喝冷的食物，必定使体内各个系统更加挛缩、血液流通更加不顺。因此早上第一口食物，应该是温热的。

梁丘

如果经常不吃早饭，或者早餐贪凉，容易使胃失去气血的濡养，造成西医上讲的胃溃疡、胃炎等疾病。临床遇到急性胃痛的时候，我常常针刺梁丘穴。取穴为位置也比较方便，让患者屈膝关节，大约呈 90°，用自己的右手掌包住患者的右腿膝关节，大拇指所按压的部位就是这个穴位，左侧就用自己的左手掌按压患者左腿。患者自己做的话，可以选择按揉穴位，不过需要两个人配合才能够达到准确的定位。

3. 女人要养阳明经

《黄帝内经》中有"岐伯曰：女子七岁，肾气盛，齿更发长。二七而天癸至，任脉通，太冲脉盛，月事以时下，故有子。三七，肾气平均，故真牙生而长极。四七，筋骨坚，发长极，身体盛壮。五七，阳明脉衰，面始焦，发始堕"。女人老的时候都是从出现眼袋、面部肌肉松弛、嘴巴肌肉松弛、脸部肌肉松弛、嘴巴开始微微出现皱纹、脖子肌肉松弛、乳房下垂……这些开始的，这就是"阳明脉衰"。女人就要养这条阳明脉，也就是阳明经。

我们一般通过几个方面来判断女性是否年轻。首先，看脸上是否有红润光泽、有气色，而足阳明胃经，为一身气血生化之源，如果阳明脉盛，脸上自然就会红润有气色。再看脸上是否有皱纹，阳明经在面部分布广泛，经脉的气血旺盛，面部肌肉就能够得到很好的濡养，使面部的皱纹消失。最后要看体型，足阳明胃经是一条很长的经脉，贯穿于人体的上下，如果足阳明胃经通利，则有助于维持全身的体型。

对女性来说，不吃早餐会导致胃经气血不足，进而导致皮肤干燥、起皱和贫血，加速衰老。另外，眼袋与足阳明胃经也有非常密切的关系。足阳明胃经入下眼睑，所以还要加强对多气多血阳明经的调理，想美容、不想面色憔悴者，应好好保养阳明经，以推迟"阳明脉衰，面始焦"的发生。

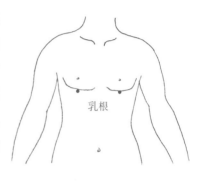

女性在身体机能下降的更年期，容易出现阳明经脉不通利，经气瘀滞到胸部导致乳房胀痛。这时候可以用乳根穴来治疗。穴位比较好找，在胸部，当乳头直下，乳房根部，当第五肋间隙，距身体的前正中线4寸。经常按揉，可以缓解乳房胀痛的问题。

4. 痤疮是阳明经不健康的表现

痤疮是令许多爱美人士非常烦恼的问题，因为痤疮长在脸上影响美观。脸部和前额都是足阳明胃经的循行部位。如果胃经不畅，最明显的表现是面黄、易生痤疮，口唇不红润、显现苍白色，而且精力不足，甚至头发枯槁。

在临床上，我们会发现大多数痤疮患者往往都有不同程度的便秘以及排便不爽等症状。这主要是因为，脾胃消化吸收了饮食中的精微物质后，不能及时地将糟粕部分下传排出体外，消化吸收了一定的糟粕部分进入体内。此外经常便秘的人多半有津液不足的阴虚状况，在上一章中，我们已经详细地论述过了，阴虚会导致头面部没有阴精的滋润，使火邪上犯，表现就是容易生成痤疮。

5. 若要安，三里常不干

有一句谚语叫作"若要安，三里常不干"。足三里穴是阳明胃经上非常重要的一个穴位，被中医养生专家称为强壮要穴。如果经常艾灸此处，可有效增强抗病能力，提高健康水平，保持旺盛精力。足三里位于外膝眼下约3寸（也就是四只手指平齐的距离），距胫骨前缘一横指处。中医五行理论认为，脾胃属土，胃经上的足三里是土经中的土穴，具有健脾和胃、促进机体生长的功效。《针灸大成》中也提出艾灸足三里和绝骨可以预防中风。人的年龄到了三十岁，就应该经常用艾条灸一灸这个穴位，达到养生保健的目的。

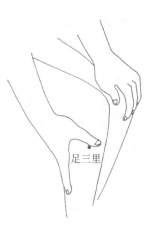

足三里

6. 补养胃气，吃这些食物

（1）小米

小米具有暖胃、安神的作用，含有多种维生素和营养物质，经常煮粥喝可以保护胃黏膜。

（2）酸奶

酸奶中含有大量的活性杆菌，可以使由抗生素药物引发的肠道菌群失调现象重新获得平衡，同时也能够促进黏膜修复，提供蛋白质，保护胃黏膜。

（3）南瓜

《本草纲目》载："南瓜性温，味甘，入脾、胃经。"能补中益气、消炎杀菌、止痛。其所含的丰富果胶，可"吸附"细菌和有毒物质，保护胃黏膜。

（4）葛根

葛根是专入阳明之药，具有补养阳明经的作用。经常食用，具有美容养颜的作用，并且能够降低糖尿病、高血压的风险。

（5）胡萝卜

胡萝卜性味甘平，祖国医学认为它"下气补中，利胸膈肠胃，安五脏，令人健食，有益无损"。

（六）巳时养生法——健脾健出好身体

巳时是指上午9点到11点，这个时候是脾经当令。值得注意的是我们这里所讲的脾，以及上一节的胃，并不是指解剖学意义上有形的脾脏和胃，而是更加偏重于功能，泛指整个消化系统。

脾字的左边表示脾的质地，右边是一个卑，就像古代的一个烧火的丫鬟。在五脏六腑里，脾就像个忙忙碌碌的小丫鬟，但如果她病了，我们的其他脏腑就会出问题。脾位于中焦，与其他脏腑关系密切。肝、心、脾、肺、肾对应木、火、土、金、水，按照五行学说的理论，很容易出现相生相克的疾病传变现象，所以如果脾胃有了疾病，就容易影响其他脏腑。

1. 脾为后天之本

中医认为，脾为后天之本。本者，根也，这是强调了脾的作用。人出生后，所有的生命活动都有赖于后天脾胃摄入的营养物质。吃过东西之后，胃先将食物初步变成食糜，之后就要靠脾来进一步消化，脾通过运化将饭食中的精微物质给提取出来，并且将这些精微物质输布到全身的肌肉，供养人身体活动的能量。

为什么脾胃好，会让人看起来气血很足？主要是因为脾为气血生化之源。脾将饮食中吸收的精微物质化生为气血，转输到身体的各个部位。贫血的人，不是说吃什么补血的东西就一定能好，其实最好的方法是增强脾化生气血的功能，这单纯靠"补血"是无法取代的，不过吃有营养的早餐确能够刺激脾化生气血的功能。

有人认为，脾与肺同属于太阴，脾经为足太阴经，肺经为手太阴经。在生理功能上，两者都具有分配、输布营养物质的作用。不过肺所主的是一个大的分配体系，而脾是把食物腐熟后所产生的精微物质分配到肌肉骨骼，供给身体的营养，就像加油站一样，暂时性地给予营养物质，所主的是一个小的分配体系。

《素问·灵兰秘典论》说："脾胃者，仓廪之官。"脾运化水谷精微的功能旺盛，则机体的消化吸收功能才能健全，才能为化生精、气、血、津液提供足够原料，才能使脏腑、经络、四肢百骸，以及筋肉、皮、毛等组织得到充分的营养。反之，若脾的运化水谷精微功能减退，则机体的消化吸收机能亦因此而失常，故说脾为气血生化之源。金元时期著名医家李东垣在其《脾胃论》中指出"内伤脾胃，百病由生"，说的也就是这个道理。

人一生的精气主要靠两大脏腑提供：脾和肾。肾精乃是先天之精，是从

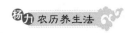

父母所产生的精气继承而来，又通过在胞宫中发育而来的，这是由先天所决定的，类似于我们今天西医上讲的遗传。而脾精是后天所产生的，人体通过后天的饮食精微物质化生为脾的精气来供养正常的生命活动。人出生后，生命活动有赖于后天脾胃摄入的营养物质。先天不足的，可以通过后天调养补足，同样可以延年益寿；先天非常好，但如不重视后天脾胃的调养，久之就会多病减寿。

2. 口唇常能反映脾的问题

《素问·五脏生成篇》记载："脾之合肉也，其荣唇也。"这是说，口唇的色泽与全身气血是否充盈有关，而脾胃为气血生化之源，所以口唇的色泽实际是脾运化功能状态的外在体现。脾的功能好，表现为口唇红润。反之，口唇发白，则代表着气血不足；唇色紫暗，代表脾经有寒气的侵入。

《素问·金匮真言论》指出："中央黄色，入通于脾，开窍于口。"从中我们得知，脾开窍于口，故脾经有问题就会表现在口唇上。"脾开窍于口"即饮食口味及食欲的正常与否与脾的运化功能密切关系。一个人的脾经通畅，即可饮食有味、食谷感觉香甜，这样则营养充足，小孩会长得健壮，大人则会气血充足，肌肉健美；反之，如果一个人脾失健运，则可出现食欲减退或口味异常，如口淡无味、口甜、口腻等。

如果口中乏味，并且伴有食欲减退，多数见于脾胃虚弱或者寒湿中阻。口苦的病人多有心火或者肝胆火旺的表现，一般胆气上逆，胆汁上泛的病人会有口苦的感觉。口中有酸腐气味，或者口中感觉发酸的，多是食滞胃脘、化腐生酸所导致的。口中感觉黏腻不爽的病人，把舌头伸出来一看舌苔保准很厚，这是因为湿邪阻滞中焦导致的。中医历来非常重视疾病从脾胃论治，在诊断疾病的过程中，口中的异常感觉对于疾病的诊断也非常重要。

3. 流口水，不仅仅是因为馋

日常生活中，我们见到美食，口腔中就会分泌许多唾液，也就是俗话说的"口水"，这是我们身体为消化食物提前做准备，是一种正常的生理表现。但是如果平时不饿，也没见到食物，或者在睡眠的过程中流出大量的口水，在中医上叫作流涎，也就是平常说的流口水、流哈喇子，那就是不正常的表现，需要引起我们的警惕，有可能是脾的问题，脾虚不摄可造成流涎。

流口水的现象在婴幼儿当中比较常见，排除长牙的原因，这多跟小孩子脾胃功能发育不完善有很大关系。脾主肌肉，开窍于口，在液为涎；气对液有收摄作用，脾气虚不摄液则流涎。脾虚之人肌肉弹力不足，容易松弛，因此睡后会张口，形成口水外流。其实有些成年人也会这样。在正常的情况下，我们睡后不会流口水，如果经常有此现象，即表示脾气虚。比如，有的人过度劳累耗伤脾气，侧卧时可能会出现流口水，恢复体力后即可消失。

4. 思念是一种病

《素问·举痛论》有言："思则气结……思则心有所存，神有所归，正气留而不行，故气结矣。"人有喜、怒、悲、思、恐五志，也就是五种情绪，这是五脏的功能表现之一。五脏与五志的对应关系是：心主喜、肝主怒、肺主悲、肾主恐、脾主思。五志与五脏，情绪与脏器，相互影响，相互关联。也就是说，平时过于欢喜就会伤心，大怒就会伤肝……如果过度思虑的话，就会伤脾。如果伤了脾胃，则食欲不振。

我原来有一个女病人，丈夫去世之后，整天郁郁寡欢，怀念她的丈夫，儿女也都在外打工，不经常回来，堵在心里的心结一直打不开，平时吃不下去饭，到后来发展为一吃点东西就想吐，身子很快消瘦下去。她以前找其他的中医大夫看，效果不太好。我看了看方子，开的都是健脾胃的药物。我详细问诊后又重开了方子，佐上陈皮、柴胡之类具有理气作用的药，散开其郁滞的脾气。并且叮嘱她有空可以到孩子那去住一段时间。后来，她的病果然就好了。

5. 身体的胖瘦反映脾的强弱

脾主人体的肌肉四肢，所以身体的胖瘦在一定程度上也可以反映出脾脏功能的好与坏。如果脾脏健康，那么人的肌肉就会坚实，身体强壮。有的人太过于消瘦，多是因为脾脏太弱，吸收的精微物质少，也就是消化功能不好。如果是脾气太虚，脾脏不工作了，那么肌肉就不会坚实，人就会显得肥胖

6. 脾经养生须注意

巳时是人体阳气最为旺盛的阶段，所以可以给自己安排一些需要体力劳

动的工作。脾脏也在这个时候不断地吸收饮食内的精微物质，将其源源不断地输布到肌肉骨骼，为工作提供能量。巳时也是大脑最具活力的时候，是人的一天当中的第一个黄金时间，是上班族最具效率的时候，也是上学的人效率最高的时候。所以，我们必须在辰时吃好早饭，以保证脾经有足够的营养吸收，这样，大脑才有能量应付日常的运转。此外，脾虚的人在此时吃健脾药效果最佳；另外，此时阳长阴消，这个时候吃补阳药，效果最好；有高血压的人，此时应服降压药以防午时阳气盛而导致的血压升高。

7. 孩子饭量小，试试这个小验方

虽然脾胃为后天之本，但是在儿童时期，脾脏的功能尚未发育完善。在临床上，儿科最常见两类疾病，一类就是感冒之类的外感病，一类就是脾胃病。前面也说了婴幼儿经常流口水，就是因为脾弱。所以，小孩儿要么就是吃不下饭，导致气血生化乏源，造成营养不良，生长发育迟缓；要么就是吃多了容易导致脾胃受伤，产生食积。

我在临床的工作中，常常让小儿服用鸡内金来健脾胃。将药店已经炮制好的鸡内金打成细粉，根据孩子的大小，一次 2 ~ 6 克，放到粥里面搅拌喝下去，或者温开水冲服。一般坚持服用的孩子，平时只要注意饮食卫生，很少发病。

8. 常吃这些，补补你的脾

除了上面说的鸡内金，还有一些食物也有健脾的作用。

（1）粳米

粳米性平，味甘，有补脾益气之功。

（2）薏苡仁

超市里有时把它叫作薏米，有补脾健胃的作用，并且具有一定的化湿利水的功效。

（3）山楂

山楂具有开胃消食的作用，经常食用可以提升食欲。

（4）红薯

红薯也叫番薯，《本草纲目拾遗》中认为番薯能"补中活血，暖胃肥五脏"，

脾虚之人可以经常食用。

（5）鲫鱼

鲫鱼性平，味甘，入脾、胃、大肠经，有健脾养胃的作用，故脾胃虚弱者宜食。

（七）午时——一个养阳气的大好时间

在电视剧中，我们经常会听到一句台词："推出午门斩首！"同样，当犯人被押送在法场，在官员处决犯人的时候，经常会听到他们说："午时三刻已到，行刑！"如果时辰不到"午时三刻"，还需要等到时辰到了，才开刀问斩。为什么总有个"午"字呢？为什么每次行刑总选在"午时三刻"呢？这有什么讲究吗？其实还是有一定说法的。

在古代两个小时为一个时辰，午时对应的为现在中午的11点到1点之间，此时，正是大气、地表、云层等接收了太阳辐射，从而使周围环境温度大幅上升的时候，阳气较盛。午时三刻，现在看来，大概就是11点45分至12点整之间，比较接近正午十二点，太阳正当空，阴影在地面上最短，在当时人看来是一天当中"阳气"最盛的时候。古代一直认为杀人是"阴事"，在阳气最盛的时候行刑，可以压制鬼魂不敢出现，防止其死后的魂魄，来纠缠判决的法官、监斩的官员、行刑的刽子手等等。这也许就是行刑的时候总选在"午时三刻"、行刑的地方也被叫作午门的原因吧。虽然讲压制魂魄有些迷信，但午时阳气最强还是很有道理的。

午，就是"忤（wǔ）"，万物丰满长大，在二十四节气中相当于夏至前后，阳气充盛，阴气开始萌生；在一天中相当于11点至13点，也就是我们现在说的午时，午时五行属火，为手少阴心经当令，此刻心气最为旺盛。《黄帝内经》上讲：心为君主之官，主血脉，主藏神，其华在面，其冲在血脉，为阳中之太阳。心在一年中与夏气相通，在一天中通于午时。心推动血液运行，养神、养气、养经脉。午时亦为阴阳交接之时，午时小憩，有助于阳极化阴，是最好的养心安神的方式，能够有效地补充夜间睡眠不足的情况，也起到夜间睡眠不能代替的效果，有心脏病的人更是可以通过午睡来保护自己的心脏。

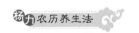

正常的人午睡半个小时到一个小时就足够来养心神。午睡时要平躺，这样可以让心脏和大脑都充分得到血液。平躺还可以保护颈椎、脊椎。如果长时间趴在桌子上睡觉，颈椎、腰椎就没有办法得到休息。那么，一个人患颈椎病、腰椎间盘突出的机会就会大大增加。

1. 午时——天人合一，养阳气

有人讲过其实"中医开方就是开时间"，当你"身体的天气、阴阳"等不按着正常的生理情况进行，比如，在夏天，你的阳气应该充斥于外，这时你的身体表现的就为夏天，但是由于整天待在空调室内，使你的阳气郁闭于内，你自身的夏天受到外邪攻击，表现出来是"夏而非夏"，这时就需要用辛温的药物桂枝、麻黄、细辛等助其阳，进行干预治疗，来帮助人体重新表现为"夏天"的生理状态。但是什么时候吃药最好，还有讲究。张仲景的《伤寒论》中讲："太阳病欲解时，从巳至未上"，为什么是巳、午、未而非其他时候，而且为什么午时的效果最好呢？这其实就是根据天人合一的理念，午时自然界的阳气最强，这个时候喝药，助阳解表作用更强，最有利于病情的恢复，也最有利于帮助人体恢复"夏天"的生理状态。

《黄帝内经》上说到"古人春夏养阳，秋冬养阴"，细细品味生活，其实你就会发现其中的道理。大家可以想一想，心脑血管疾病是不是在秋冬二季的发病比较高，而在春夏二季发病率相对较低？在夜晚发病率高于在白天？这就跟人体的阳气密切相关。

2. 午时养心阳，避开心血管疾病

我在临床中发现，进入冬季后，心脑血管病患者进入了发病的高峰季节。根据有关医疗部门的调查统计结果显示：冬季脑血栓、冠心病的发病人数占全年总发病人数比例的69.5%。但是为什么冬季易发心脑血管病呢？根据现代科学解释，进入冬季后，室内与室外的温差比较大，人们进进出出，冷暖不定。这时候，长期高血压、动脉粥样硬化患者和脑血栓、脑梗死、冠心病患者遇到冷空气刺激时，因生理反应使血管骤然收缩，由于血管的内壁较厚，管腔狭窄，加之有大量的脂类沉积与硬化斑块，导致血液流通受阻，从而极易引起心脑血管疾病的发作和复发。从中医学的角度讲，原本心脑血管患者

的心阳就较弱，到了冬季，受到寒邪刺激，心阳受挫，导致胸阳不振，心脉痹阻，从而引起疾病的发生。其实这就像家里的水龙头，温度高、压力大的时候，水的供应就很好，就能供应一个小区的用水。但是当压力低或天气冷水管被冻住的时候，就会导致有些家庭的供水出现问题。

心气旺盛，才能使血液在脉内正常运行，不出差错；如果心气不足，就会使心血管系统内部发生紊乱，心律失常、心绞痛、心肌梗死都会来找麻烦。夏季为一年当中心气最强之时，午时为一天中心气最强之时，所以治疗心血管方面的疾病，在夏季、午时治疗效果会比较好。但是我们有病不可能等到夏季，所以根据子午流注养生法，认为心血管方面的疾病，在午时治疗、保养效果较好。因此，心动过缓者可选在午时补心阳、益心气；心动过速者亦可选在午时滋心阴、泄心火。

3. 老少皆宜的"午间散步采阳养生法"

春夏二季多养养人体的阳气，到了冬天心血管疾病的发病率就会降低。那么作为一天中的午时，此时自然界的阳气最为旺盛，抓住这个机会，对心脑血管疾病的治疗与防治意义重大。咱们国内的一位非常有名的老中医，就根据这个原理，创作了非常有益于老年人的"午间散步采阳养生法"。

方法很简单，每天午饭前的中午时分进行简单的散步，时间一般选择在午饭前的 11：00 ~ 12：00，散步时应背部朝阳，运动程度的掌握以感觉温暖舒适、微微出汗为度。这个方法比较适合中老年人以及阳虚体质的人群练习，并且对于一些经常无精打采、爱打瞌睡、总感到精力不济的年轻人同样适用，如无特殊禁忌，老年人、幼儿、体质虚弱者，都适宜进行。

中医讲背部乃人体督脉所居之处，为人体阳脉之海，总辖一身之阳气，经常让背部受阳光温煦，可使督脉之气旺盛，人休一身之阳气也随之旺盛。因而，在午时晒太阳，可增加人体阳气，阳气盛可以振奋人体的心阳，从而促进气血的运行，长期坚持下去，对于补充人体的阳气，调理中老年人阳虚患者的体质极为有益。《黄帝内经》说："心者，君主之官，神明出焉。"年轻人白天经常犯懒、困倦、乏力想睡觉、提不起精神等，也跟心神不足相关，补其心气、振其心阳极其重要。但是对于年轻人来说，这一般不算什么病，

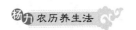

所以"午间散步采阳养生法"是比较好的调养选择。可每天正午时分，户外散步半小时左右，通过促进气血流通、振奋阳气，可有效改善上述情况，提高白天的工作、生活效率和质量。

4. 午时手少阴心经正当班，治疗失眠效果佳

午时对应的为手少阴心经，此时该条经脉上循行的经气比较旺盛。《灵枢·经脉》讲："心手少阴之脉，起于心中，出属心系，下膈络小肠。其支者，从心系上挟咽，系目系。其直者，复从心系却上肺，下出腋下，下循臑内后廉，行太阴心主之后，下肘内，循臂内后廉，抵掌后锐骨之端，入掌内后廉，循小指之内出其端。"心经的经

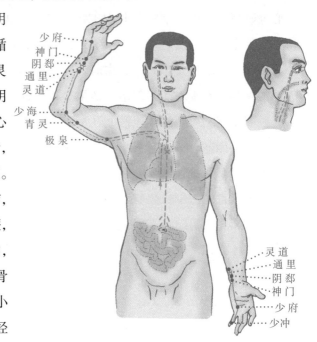

脉在循行中，联系的脏腑结构有心、心系、小肠、肺、目系、咽，主要用于治疗心、胸、神志等病症。在治疗这些疾病时，选在午时刺激穴位，效果极佳。下面我给大家介绍一个在临床中，我经常用的穴位治疗方法，据患者反馈，效果显著。

当今失眠已经成为现代人的通病，特别是现在社会给人的压力，导致情绪冲动、心情烦乱等，都会引起失眠。每当遇到这种情况，我经常会建议他们在午时，点按手少阴心经上的神门穴进行治疗。

神门穴的定位：在腕部，腕掌侧横纹尺侧端，尺侧腕屈肌腱的桡侧凹陷处。

方法是：每天午时，根据自己的承受能力，用合适的力度，分三次点按神门穴，每次三分钟，中间可配合点按内关、三阴交，效果更佳，方法同上。坚持一周就能见到效果，如果坚持一个月，有的就不再失眠了。

心者，君主之官。若是一个国家的君主出了问题，则其国亡矣，所以，我们要用好午时养生法，好好保护我们身体的君主，养好身体的阳气。

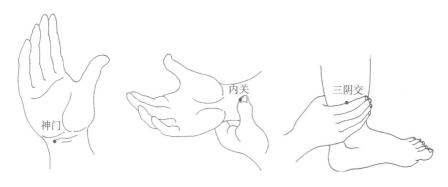

（八）未时养生——中午你吃得好吗

《黄帝内经》上讲："法于阴阳，和于术数，食饮有节，起居有常，不妄作劳，故能形与神俱，而尽终其天年。"这句话讲的是，人应与四时阴阳、与天地之气相应，生活、饮食规律才能尽终天年。所以养生并不仅仅是吃什么，而是顺应天地四时，在合适的时间做合适的事、吃该吃的食物，这才叫养生。

未时也就是大家所知道的日昳，又名日跌、日央，是指下午 13 点到 15 点这个时间段，五行属土，为手太阳小肠经当令，是保养小肠的最佳时段。张介宾在《类经》上讲："小肠居胃之下，受盛胃中水谷而分清浊，水液由此而渗于前，糟粕由此而归于后，脾气化而上升，小肠化而下降，故曰化物出焉。"其实这就是讲小肠泌别清浊，把水液归于膀胱，通过尿道排出；糟粕送入大肠，通过肛门排出；精华上输于脾，脾气散布精微物质，把它分配给各个脏器。

在现代医学中，小肠是位于胃和大肠之间，上端接幽门与胃相通，下端通过阑门与大肠相连，全长 3 ~ 5 米的重要消化器官，分为十二指肠、空肠和回肠三部分。小肠对消化是至关重要的，因为胃部尚未消化完全的食物一进入小肠，小肠即分泌肠液并混合其他的消化液，将食物完全分解为细小的分子，经过小肠内胰液、胆汁和小肠液的化学性消化及小肠运动的机械性消化后，基本上完成了消化过程，之后营养物质被小肠黏膜吸收。这与中医学中所讲的虽有不同，但是足以说明小肠经在消化机能中占有相当重要的地位。

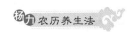

1. 午饭吃得好，才能更健康

未时小肠经当令，此经最为活跃，这时小肠对人体一天的营养进行调整，所以午餐最好在13点前吃完，而且午饭要吃好，饮食的营养价值要高、要精、要丰富，这样到了未时，才更有利于营养的充分吸收。因此，未时养生和午餐这顿饭吃得怎么样密切相关。

根据营养专家的介绍，超过七成外出进食的白领人士习惯于中午的时候在快餐店用餐，并且经常吃一些高脂肪的食物，像排骨、牛腩及鸡翅等，这些食物含有大量饱和脂肪，会对心脏健康构成极大威胁。有人说，小肠不是能别清浊，把精微与糟粕分开吗，怎么还会出现这种状况呢？其实，小肠的这些功能有一定的限度，当你吃了过多的垃圾食品，超过了小肠的分辨能力，有害物质就很容易留在体内。

俗话说："早餐要吃饱，午餐要吃好，晚餐要吃少。"从我们的俗语中就能体会到，养生就在身边。这个"午餐要吃好"，不正是对应了未时小肠经当令，能更好地让人体吸收营养吗？因此，为了我们的身体更健康，午餐最应该多吃一些肉类、鱼类、禽蛋和大豆制品这类含蛋白质较高的食物，这样更有利于我们身体的成长，可帮助我们头脑保持敏锐，维持较好的工作与生活状态，而不至于因吃太多的高脂快餐店食品，使人体内堆积大量的废物和有害物质，致使身体发胖，危害健康。

为了我们自己的身体健康，为了让我们人体更好地吸收精微与传导糟粕，我们也要善于保养小肠，在饮食上宜选择质软、便于吞咽，并有清热泻火、解毒消肿作用的食物，如西瓜、番茄、桃子、凤梨、苹果、绿豆、绿茶、牛奶、稀饭、汤面等。

2. 经常拉肚子，也许就是小肠出现了问题

小肠主水液，泌别清浊，如果我们的小肠出现问题，那么小肠就会清浊不分，精华与糟粕，还有水液，就会混走其道，水液与糟粕混杂而下传至大肠，致使大便变稀，次数增加。小便却因为水液的减少，而出现小便短少、黄赤的症状，这也就是我们常遇到的腹泻。

我在临床中经常会遇到这样的腹泻病人，中药、西药吃了一大通，腹泻

虽然会有好转，但是过一段又复发，患者苦不堪言。到我这里时，我听到患者说了这个情况，总是会问一下小便的情况。若小便明显减少而且色黄赤，我们就应该考虑是不是小肠分清别浊的功能出现了问题。我总是会用到车前子等中药，几剂就能药到病除或者大大改善症状，患者总是感觉很神奇。其实我是利用了车前子利小便以实大便的作用，帮助小肠完成泌别清浊的功能。

3. 心经上火，可以从小便排出

《黄帝内经》中认为，"心经之火，移于小肠"，小肠与心有经脉互相络属，心火较旺，常常会影响小肠的分清泌浊功能，进而影响全身水液的变化。这时会出现小便涩痛、混浊，或尿血，同时有心胸烦闷、口舌生疮、失眠等症状。据《本草纲目》记载，车前子可"导小肠热，止暑湿泻痢"。每当心经有热或者上火的时候，我也经常会用车前子，通过小便泄热。它的泻火功效不是像冰块似的把你的热一下子降下来，而是通过利尿的方式，使热从膀胱中排出，这样既退热也不伤人体的正气。下面我给大家介绍一下车前子粉的服法，大家可以做一点，以备不时之需。取车前子粉每次 5 克，加红糖适量，温水送服，一日三次。

4. 手太阳小肠经的经络循行

《灵枢·经脉》记载："小肠手太阳之脉，起于小指之端，循手外侧上腕……直上循臂骨下廉，出肘内侧两筋之间，上循臑外后廉，出肩解，绕肩胛，交肩上，入缺盆，络心，循咽，下膈，抵胃，属小肠；其支者，从缺盆循颈上颊，至目锐眦，却入耳中……"

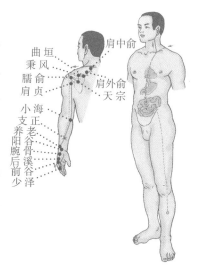

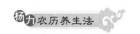

5.产后缺乳、乳痈等乳房病也许是因为你的小肠经脉不通

小肠化生水谷精微而主液，乳汁乃精气所化生。并且手太阳经从缺盆向下经膻中联络于心，心属手少阴，而手少阴之筋"交太阴，挟乳里"，所以就认为凡与乳腺有关的疾病，都可以先从小肠经来寻找解决办法。

而在临床中，通过调节小肠经，治疗产后缺乳、乳痈等乳房病效果也极佳。上海生理研究所在研究中发现，对产后20天以内的产妇针刺少泽，血中生乳素升高、收乳素降低。因此，每当遇到乳少、乳痈等疾病的患者，我经常会选择用手太阳小肠经的少泽穴进行治疗，不少患者都反映效果很好。从穴性上讲，少泽穴为阳经上的"井"穴，"井"是源头的意思，属金，金生水，水应肾，即可化生精微治气血亏虚之缺乳，治法多用补，即用灸法。又可调气机、通经脉，治气滞型缺乳，并可达散瘀结、治乳痈之目的，但治法多用泻法，即针刺。

少泽穴位置：微握拳，掌心向下，伸小指，在小指末节尺侧，指甲角旁0.1寸处取穴。可配合大包、期门、乳根、膻中进行配合治疗。

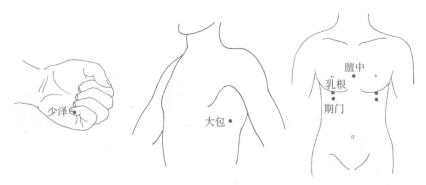

操作的方法：以手指指面或指节向下适度按压，并做顺时针圈状按摩，用力适中，以局部有酸胀感和轻度温热感为度，一天三次。若想针刺者，建议到医院找医生完成。

6.肩关节不适，后溪帮你解决困扰

在电脑前或办公桌前坐久了，手机玩的时间长了，很容易肩酸背痛。随着社会的发展，以及智能手机与电脑的普及，手机奴、电脑奴越来越多，肩

关节不适的人也越来越多。给大家介绍一个我工作累了肩部不适，经常用到的一个小方法，效果很不错，大家可以一试。

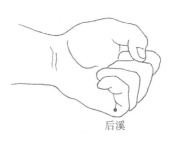

后溪

手太阳小肠经上的后溪穴是治疗肩酸背痛的良穴。取手太阳小肠经上的后溪穴，用对侧拳头敲击或用小保健锤敲打 5 ~ 10 分钟，或者用质量好的人参片贴敷，或者用艾条做温和的灸法，两小时后肩背的酸痛就可消失，而且很长时间内都不会复发。

（九）申时养生——抖抖身、排排毒、喝点水

申就是"身"，物体都已长成。申时，也就是现在的下午 15 点至 17 点，相当于二十四节气中的处暑，虽然阳气较盛，却是阳已入阴之时，是人精神状态最好的时候。猴子为申时在 12 生肖中的代表，猴子给人的印象是上蹿下跳，聪明灵活，活泼可爱，这既暗示着膀胱经联络人体的上下，贯穿全身，它也提示这时候我们应该活跃起来，进行一番体力活动或脑力劳动，不要辜负大好时光。

1. 申时一杯白开水，排毒养颜又养生

申时，手太阳膀胱经当令，为膀胱经最盛之时。《黄帝内经》上讲："膀胱者，州都之官，津液藏焉，气化则能出矣。"通俗地讲膀胱的生理功能就是储存与排泄尿液，但是膀胱中尿液的排出还需要气化的作用才能排出体外。这个气就是我们所说的肾气，肾气控制着尿液的生成与排泄。

膀胱贮藏水液和津液，水液排出体外，津液循环在体内。申时是膀胱最活跃的时候，此时适当多喝水，可帮助人体排出毒素，毒素少了，身体也就舒服了。若申时感觉烦热，多属阴虚。此时适当地活动有助于体内津液循环，服用滋阴泻火之品对阴虚的人最有效。下面给大家介绍一个养生小技巧，就是当我们下午出门活动的时候，一定要记得喝一杯水，白开水就好。这样一方面不仅可以补充人体的水分，为接下来的出汗做好准备；另一方面则可以帮助我们带走体内的垃圾，为肾和膀胱减轻负担。肾与膀胱相表里，申时膀胱经气血最旺，是人体泻火排毒的最好时机，活动前喝一杯白开水，活动完

小便，体内的垃圾随着汗液和尿液一起排出体外，就像是给五脏六腑洗了个澡，那身体还不舒服？

2. 申时——人体的第二个黄金时间

《黄帝内经》上讲"肾主骨生髓"，而"脑为髓海"，所以大脑的功能强弱，通俗地说就是脑子的灵活与否，转得快不快，在很大程度上都是由肾来决定和调节的。我们都知道膀胱与肾相表里，申时膀胱经气血最为旺盛，此时肾的功能也会得到改善与增强，与此同时，人的脑子也就比平时灵敏、聪明许多；同时，在未时小肠消化食物得到的营养，已经都送到大脑，大脑这时候精力很充沛，此时是我们人体的第二个黄金时间，因此要抓紧工作，提高效率。

所以古代讲"朝而受业，夕而习复"，这个时间段是学习的好阶段，如果是身体健康的正常人，这个时间段做什么事效率都会特别高，判断力也非常好。但这时候，有的人会表现出似乎完全相反的状态，这说明身体出了问题。如果这个时候特别容易犯困，精神萎靡，干什么事都提不起精神，就可能是阳虚的毛病，大家需要注意，看看自己是不是真的出了问题，需不需要看医生。下面我给大家分享先贤编的颤抖功，方法很简单，对改善精神萎靡、容易犯困的症状效果很好。在申时，膀胱经当令之时做做此功，效果更佳。方法如下：

（1）好好看看甲骨文的"申"字写法，你可以站成像他那样。两腿屈曲、略宽于肩膀（身体好、能站得稳的人两腿可与肩膀同宽），这样身体上下就是一个长长的三角形，我们知道三角形有稳定性，这样站着比较稳。

（2）站稳之后，放松全身，不要想太多，身体上下自然颤抖、抖动。杂念比较多的人，这个时候可以想象着自己仿佛骑着一匹马奔跑在草原上。颤抖时间以不觉得累为度，可以是三分钟、六分钟、九分钟，时间自己来定。

（3）抖完自然站立，闭目感觉身体的气血从头到脚往下奔流，从头顶的百会穴到足底的涌泉穴，可以想着体内的病气、邪毒之气等您不要的东西源源不断从头到脚往底下排，时间自定。

（4）最后，两手抚腰，体会气从手掌心注入两肾、气在两肾间动的感觉。

这个方法简单实用，可操作性高，老少皆宜，只要能坚持下去，你会感受到它的奇妙的。除了对精神萎靡、犯困效果很好，它还可以治疗很多疾病，比如神经衰弱、失眠、腰腿痛、头痛等等，做得时间长了，皮肤也会变好，脸上也不长痘，有美容的功效。虽然这个颤抖功申时做最好，别的时辰也是可以做的，特别是睡觉前，抖一抖，睡得好、睡得香。

3. 每天通通膀胱经，让你的排毒管道更通畅

申时，足太阳膀胱经精气最盛，而人体的管家就是膀胱经。这条经脉由头走足。它起于目内眦，上额交会于头顶百会穴，并从头顶入脑、下行项后，沿肩胛部内侧，挟脊柱，到达腰部，从脊旁肌肉进入体腔，联络肾脏，属于膀胱。这条经脉流经头、目、项、背、腰、下肢，所以这些部位的病都可以通过它来治疗。

同时，膀胱经也是人体最大的排毒通道，是身体抵御外界风寒的重要屏障。若这条经络通畅，外寒难以侵入，体内的毒素会及时排出，外感与内伤都不用担心。所以我们一定要打通膀胱经，让更多的气血流入这条经络，使身体更加强壮。

我们应该怎样打通我们的膀胱经呢？其实很简单，在日常生活中，我们也经常做。每天我们工作累了的时候，让人家踩踩背、捏捏脊、捶捶背会觉得浑身轻松，其实这都是在疏通膀胱经。还有一些在生活中我们熟知的手法，像刮痧、拔罐、敲臀（如果膀胱经不通，敲臀部就会很痛）等能刺激膀胱经的手法都可以用，都能疏通膀胱经。另外，两腿绷直后俯身、两手摸地，向后仰身弯腰，仰卧起坐，以及许多瑜伽上的动作，只要能刺激腰椎以及大腿后侧的膀胱经，那就全可采用。

4. 委中穴是膀胱经的排毒口

如果说膀胱经是身体的排毒管道，那么委中穴就是我们这个管道上的"排污口"。委中穴位于人体的腘横纹中点，股二头肌腱与半腱肌肌腱的中间，经常拍一拍这个穴位，能让膀胱经更好地排毒。具体的方法是：

（1）用两手拇指端按压两侧委中穴，力度以稍感酸痛为宜，一压一松为1次，连做 10 ～ 20 次。

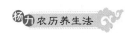

（2）两手握空拳，用拳背有节奏地叩击该穴，连做20～40次。

（3）将两手拇指指端置于两侧委中穴处，顺、逆时针方向各揉10次。

（4）摩手至热，用两手掌面上下来回擦本穴，连做30次。

此外，需要注意膀胱经最活跃的时候为下午15点到17点，在这段时间刺激委中效果更好。根据自己的情况，采取适当的力度与次数，一般每天做一遍即可。

别看这只是一个简单的小动作，但是它激发了腿上的所有经脉，只要一直坚持下去，效果绝对不简单。对上班族来说，这更是性价比极高的养生保健手法，做完之后会令头脑清醒，精神百倍。一个小动作不仅省时、省力、省钱，而且效果特别好。从现代科学的角度讲，腿部肌肉一紧一松，还可以加速全身的血液循环，减轻心脏的负担。同时，经常做对高血压、腰腿痛、消化不良、失眠、头晕头痛等情况，都有良好的缓解作用。

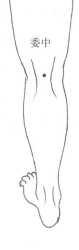

委中

5. 特效穴，治病简单有效

再给大家介绍两个膀胱经上的特效穴。

（1）天柱穴

天柱穴在颈后区，横平第二颈椎棘突上际，约后发际正中直上0.5寸，旁开1.3寸，斜方肌外缘凹陷中。天柱是治疗后头痛的特效穴——除治疗后头痛外，还对颈项僵硬、肩背疼痛、落枕、哮喘等症有很好的疗效。并且经常按摩可以使头脑反应敏锐、记忆力增强，并能改善内脏机能。

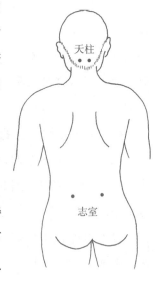

天柱

志室

按摩方法：经常用双手拇指指腹按揉两侧天柱，每天三次，每次三分钟，申时按摩最佳。

（2）志室穴

志室穴在腰部，第二腰椎棘突下，后正中线旁开3寸处。即肚脐水平线与脊柱相交椎体处，其下缘旁开四横指处即是。志室有益肾固精、清热利湿、强壮腰膝的功效，可用于治疗遗精、阴痛水肿、小便不利、腰脊强痛。

按摩方法：用力按揉志室，每天三次，每次三分钟，申时按摩最佳；也可以用艾灸法，每次灸 5 ~ 10 分钟。

6.鱼腥草炖雪梨——帮你照顾好膀胱经

俗话说"病从口入，祸从口出"，照顾好我们的膀胱经，在饮食上也一点不能含糊。像黄豆芽、赤小豆、白菜、冬瓜、西瓜、螺蛳这些在日常生活中常见的食物，对膀胱经都特别有益。下面给大家介绍一道我常做的药膳——鱼腥草炖雪梨，对膀胱经的疏通非常有帮助。

材料：雪梨、鱼腥草、白糖。

做法：先将新鲜雪梨洗净、去核，连皮切成小块。将鱼腥草切成小碎段，放入砂锅，加水适量，煮沸后用小火煎煮 30 分钟。用纱布过滤，收集过滤的汁液放入砂锅，加入雪梨碎块，再加适量清水、调入白糖，用小火煨煮至梨块完全酥烂，即可食用。如果有咳嗽、咽干、喉咙痛的现象，可以试试将 1 克川贝母，半个罗汉果，放入雪梨盅里面蒸熟，一天分三次服用。

鱼腥草炖雪梨食材搭配小提示：雪梨和川贝母一起吃，可以化痰止咳、润肺养阴；雪梨和蜂蜜一起吃，能缓解咳嗽。

（十）酉时——补肾的最好时机

酉时指太阳落山的时候，又名日落、日沉、傍晚，是指 17 点到 19 点之间，"酉"意为"犹""老"，意指万物开始衰老，因此此时不宜进行高强度的运动、工作、学习，适合休养生息。此时足少阴肾经当令，肾经最旺。《素问·六节藏象论》说："肾者，主蛰，封藏之本，精之处也。"肾在四季中为冬天，主要作用为封藏，肾所藏之精有先天之精和后天之精。先天之精，来自于父母，是与生俱来的；后天之精，来源于脾胃化生的水谷精微。酉时肾经当令，为肾贮藏精华的黄金阶段。

在我们国家，人们都喜欢补肾，这是为什么呢？"肾者，精神之舍，性命之根""人之有肾，犹树之有根"，中医认为肾为先天之本，肾在人体的生长发育、身体机能的调节中发挥了十分重要的作用。肾就像国家的粮仓，粮

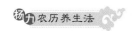

食为国家的根本。如果国君不注意节约粮食，国民不辛勤耕种，粮仓只出不进，只会使储存的粮食越来越少，粮仓空虚，人民吃不饱，那么着国家也将灭亡。我们的肾也是这样，随着年龄的增长或者短时间内过度劳累，如果不注意保养，都会导致肾虚。所以，在酉时足少阴肾经当令，肾的功能最强，为补肾的大好时机。

1. 肾虚的表现

我们在前面提到过，头脑的灵活程度基本是由肾来决定和调节的。如果你经常感觉头脑发空，其实就是肾气上不到脑袋上了。另外如果经常感觉眼睛酸涩，或者经常感觉自己耳鸣，就像听到知了在叫一样，甚或听不见声音，有耳聋的趋向，或者牙齿已经开始松动，这都是肾虚的表现。

肾虚分为两种，一种是肾阳虚，一种是肾阴虚。阳虚者常表现为健忘、尿频、腰膝酸软、性欲减退、便秘、元气不足、易疲劳、骨质疏松、天寒手脚冰冷等。阴虚者常表现为耳鸣、月经不调、口干舌燥、血压异常、小便量少、色深、浑浊、神经衰弱、手足心发热、生殖器病变等，在临床中需辨证论治。

2. 补肾治白发，需在酉时

年轻人何以早生白发？据一项调查指出：随着现代人生活与工作节奏的加快，精神压力明显增大，熬夜和饮食不规律已成常态，机体激素分泌紊乱，而内分泌功能失调是导致须发早白的主要原因。那么如何预防与解决白发问题呢？对于很多正在奋斗的年轻人来说，很难做到生活规律，难道就没有什么好的解决办法了吗？

（1）打通肾经

《黄帝内经》上讲发为肾之华，发为血之余，人的头发与肾关系密切，补肾、养肾为治疗须发早白的好方法。如何养好肾呢？除了在临床中四诊合参、辨证论治、开方药调治，我也经常会建议患者在酉时做一些简单的小动作来补肾、养肾、打通肾经，据患者反映，效果还不错，具体的方法是：①两腿分开，比肩稍宽，弯腰，双腿微屈约30°，用两手手心拍打两肾，大约30次。②身体慢慢直立，注意要先收起臀部，后抬头，尤其是有高血压病的人更要注意这样，每天做三组。我们打通了肾经，人体的精气就能更好地输布到肾，从而达到补肾、养肾的目的。

（2）饮食调养

肾虚的人宜在酉时多吃豆类，补肾气、养元气。也可以多吃芝麻、香蕉、花生、海带、金针、韭菜、木耳、螃蟹、乌贼、牛肉、羊肉、鸭肉、鸡肉、羊乳、紫薯等。我们还可以做一些药膳来补肾、养肾，我在家就时不时地会做首乌乌鸡汤来调理肾脏，特别是在酉时吃晚餐的时候。下面我给大家说一下首乌乌鸡汤的做法：

原料：乌鸡一只（大约重600克），制何首乌30克，红枣20个，姜一大块，枸杞子10克，料酒1汤匙，盐、水各适量。

做法：将乌鸡剁成小块，何首乌、红枣分别清洗干净。用沸水焯鸡块除血水，捞起鸡块过冷水。把过好冷水的鸡块放到高压锅里，倒入清水（刚没过鸡块即可）。先不盖牢高压锅盖，大火烧开后，舀去漂在水面上的泡沫，再放入何首乌、红枣、姜块，倒入料酒。盖严高压锅盖，等放气后转中火。25分钟后关火，让高压锅自然放气，开盖撒下盐和枸杞子。最后再盖上锅盖，开火，焖2分钟，让鸡汤入味，首乌乌鸡汤就好了。

不过，大家注意中药何首乌有生首乌与制首乌之分，直接切片入药者为生首乌，用黑豆煮汁拌蒸后晒干入药者为制首乌，二者的功用有所不同，生首乌能解毒（截疟）、润肠通便、消痈；制首乌功能补益精血、乌须发、强筋骨、补肝肾。以上用到的何首乌均为制何首乌。

3. 发烧有可能是肾出了毛病

在老百姓看来，头痛、发热大都属于外感，很少有人会想到与肾有关。但是在临床中肾虚发热的例子并不少见，需要问清病因，发热的时间、症状，那就好辨别了。并且根据辨证明确其是肾阴还是肾阳出了问题，开药之后效果特别好。如果在临床中，你发现一个患者说自己经常在17点至19点（酉时）的时候发低烧，而且发热还为低热，这时你就要考虑一下是否为肾虚发热。酉时发低烧，这是身体不正常的表现，说明是肾气大伤。

这种事情容易发生在两种人身上，一种是青春期的小孩子，特别是男孩，对性产生好奇，容易手淫，如果手淫过度，就会肾气大伤，酉时发低热。中医讲，欲不可早。性生活过早，女子伤血，男子伤精。所以当孩子进入青春期时，为人父母的要多关心孩子，也可以对孩子进行心理辅导，让孩子把对自己身体的关注转移出去。还有一类人就是新婚夫妇，年轻人刚结婚，身体也比较好，加上对性的好奇，很容易纵欲过度，如果性生活过度，也会发低烧。所以，这时候补肾、养肾就显得特别重要。下面我给大家介绍一个临床中经常用到的补肾特效穴。

足少阴肾经连接肾、膀胱、肝、心、下肢、胸腹等部位，共有穴位27个，可治疗哮喘、水肿、便秘腹泻、阳痿、遗精、心悸、恐惧、腰膝酸软、视物模糊、头发干枯、口干舌燥等症。酉时，足少阴肾经当令，经常按揉其上的穴位，具有补肾、养肾的作用，太溪穴就是其中的佼佼者。太溪穴是肾经的原穴，是补肾的大穴。有人说要是肾虚了，一定要揉太溪穴。这里针灸、按摩都行，这个穴具有双向调节作用，无论你是阴虚还是阳虚，都可取太溪。太溪穴在脚的内踝与跟腱之间的凹陷处，取穴时，可采用正坐，平放足底或仰卧的姿势。具体操作方法如下：

（1）刺法

直刺0.5～0.8寸，以局部酸胀为度；深刺透昆仑穴，使局部酸胀，或有麻电感向足底扩散。

（2）灸法

采用艾炷灸或温针灸，灸3～5壮，艾条温灸5～10分钟。

（3）推拿法

弯曲食指或中指，用指间关节，刺激太溪穴，一般分3次做，每次3分钟。

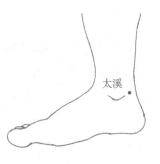

4.例假牙痛，按按太溪穴，补补肾吧

《灵枢·经脉》篇云："肾足少阴之脉……其直者，从肾，上贯肝、膈，入肺中，循喉咙，挟舌本。"就是讲肾脏循行的经脉，向上通过肝和横膈，进入肺中，沿着喉咙，挟于舌根两侧，其气血供应着牙齿。同时，肾主骨生髓，齿为骨之余，牙齿与肾密切相关。在临床中有许多人在例假期间总是会牙痛，而且是在酉时，其实这就是人体内的气血过多地供应到了下焦，而上面的肾经供应的气血不足，才导致牙痛。这个时候你只要给她揉揉太溪穴，牙齿很快就不痛了。

太溪穴简单又好找，我建议大家没事的时候或坐着看电视的时候就可以揉揉太溪，对身体有益无害。比如腰经常痛，通常就是肾有点虚了，如果左侧腰痛就按摩左侧太溪穴，但是在按摩前最好在左侧肾俞这块，也就是在你腰痛的地方先拔一罐，然后再揉太溪穴，就可以在调节腰的同时把气血补到肾经上去了。

5. 改善失眠，请按涌泉

涌泉穴为肾经上的第一个穴位，常按涌泉穴有助于改善睡眠，对失眠的人群效果很好。涌泉穴位于足底部，在足前部凹陷处，第二、第三足趾缝纹头端与足跟连线的前1/3处。如果睡前用温水泡脚，再按摩足部涌泉穴10分钟，效果最佳，睡得更香。经常按揉不仅对人的睡眠有好处，还可补肾健脑、增强智力，延年益寿。其按摩方法为：

（1）揉涌泉

用拇指端或中指端在穴位上点按、旋揉，每组揉30～50次，根据自己的适应情况定次数，一般三组即可。

（2）推涌泉

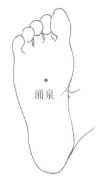

涌泉

用对侧拇指腹自小脚趾根部经涌泉斜向然谷推揉，或者用同侧手拇指自小脚趾根部经涌泉穴向然谷穴抹按，另一手大拇指可以助力抹按。推或抹的方向均顺着肾经的走向操作，顺经为补，逆向为泻，每组推100～500次。

最后还有一种涌泉穴锻炼方法，对于久坐在电脑桌前办公、经常脚凉的人简直就是一种福音，经常锻炼，可不必再为此烦恼。具体方法是：五脚趾抓地，使涌泉穴收紧，坚持5秒钟后再放松脚趾，稍缓一会儿再重复抓地动作，酉时做效果更佳。

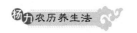

（十一）戌时——照顾好心包经，让心脏更健康

戌，灭也，阳气微，万物毕成，阳下入地也。戌时为晚上的19点至21点之间，此时夜幕降临，太阳已经落山，阳沉入阴，应减少剧烈活动。戌时为手厥阴心包经当令，心包经气血最为旺盛。心包，顾名思义，包裹并护卫心脏。心包为心附有脉络的外膜，是心脏气血通行之道。保持心包经通畅，就能保护心脏。

1. 戌时属狗

夜幕降临，是为戌时，而狗晚上守夜，是保卫主人家安全的家畜，故在晚上也就与戌时结为戌狗。同时，心包保卫心脏，代心受邪，狗为主人守夜保卫家园，两者也相对应，故戌时在十二生肖中属狗。心包经戌时最兴旺，可清除心脏周围外邪，使心脏处于完好状态。所以在戌时一定要照顾好自己的心包，听听音乐，看看书，打打太极拳等，放松心情，保持自己的心情舒畅，释放压力。在戌时，心包经精气旺盛，在这个时候对心脏的治疗效果也比较好，心发冷者可在戌时补心阳，心闷热者可在戌时滋心阴。

2. 拜菩萨，其实就是在拜自己

大家平时许愿的时候或在庙里参拜菩萨的时候，经常会双手合十，闭目静心，以表示虔诚，来祈求菩萨保佑，祈求自己做事一帆风顺。其实，从中医角度来看，双手合十拜菩萨，也是在拜自己。劳宫穴为手厥阴心包经上的重要穴

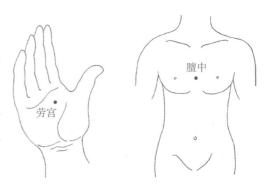

位，位于手掌中，双手合十就是将两掌的劳宫穴合二为一，这个动作可以让心更安定一些，让人更精力集中地思考问题。双手合十就是收敛心包的动作，如果把这个动作停在膻中穴（两乳头中间，连线的中点）的这个位置上，那么掌根处正好是对着膻中穴。这样做，人的心神就会收住，眼睛自然会闭上，这是因为神随心而收敛的缘故。这样一来，形式上拜的是眼前的菩萨，实际上拜自己内心的菩萨——心之君主。

3. 心包受邪，类似功能性心脏病

《灵枢·邪客》中讲："心者，五脏六腑之大主也，精神之所舍也，其脏坚固，邪弗能容也。客之则心伤，心伤则神去，神去则死矣。故诸邪之在于心者，皆在于心之包络。"《黄帝内经》中说的心之包络，就是指心包。文中的意思讲的是心管理着五脏六腑，是精神所居之处，容不得一点邪气。当邪气侵犯心的时候，心非常容易受伤，致使心神受损，甚则有生命危险。所以外邪侵袭于心的时候，首先有心包代心受邪，为君主护驾，但如果治疗不及时、不得当，将会导致病邪继续深入，就会伤及心脏，引发严重的心脏病，这时的病情就比较危重了。

其实，通俗来说，病邪侵犯心包就像我们平时所讲的心脏功能性病变，虽然我们感觉到心脏不舒服，但是心脏的结构没有发生变化，不会危及人的生命，只要稍加调理治疗，心脏功能就会恢复正常。但是，如果不采取措施进行治疗，心脏就会由简单的功能性病变向器质性病变转移，病情就会加重，这时的器质性病变其实就是病邪深入穿过心包，伤及心脏。因此，抓住机会照顾好我们的心包经非常重要。

4. 手厥阴心包经循行

《灵枢·经脉》云："心主手厥阴心包络之脉，起于胸中，出属心包络，下膈，历络三焦；其支者，循胸出胁，下腋三寸，上抵腋下，循臑内，行太阴、少阴之间，入肘中，下臂行两筋之间，入掌中，循中指出其端。其支者，别掌中，循小指次指出其端。"

5. 经常揉一揉，通畅心包经

在 19 ～ 21 点（戌时），心包经气血最旺，所以这时候敲揉我们的心包经效果是最好的，好比草船借箭中的那阵东风一般，能够达到事半功倍的效果。我们的心包经畅通了，心脏也就更加安全了，心脏的功能也会更好，就不会轻易出现血脉与神志方面的毛病，冠心病、失眠、烦躁等这些情况也会远离你。

说了这么多，那么我们的心包经应该怎样保养呢？怎样才能保证我们的心包经通畅呢？循经指压心包经的方法效果很好，在临床中已被应用广泛，

我在这里与大家分享一下。方法很简单，不需要其他的什么东西，自己就可以完成。具体方法如下：

（1）找一个安静的地方在椅子上坐下，身心放松，呼吸均匀。

（2）闭上双眼，集中注意力于心包之募穴——膻中（两乳头连线的中点）3分钟。

（3）之后手臂活动一下，开始揉心包经。从乳头旁边的天池穴开始，右手揉左胳膊上的经络，左手揉右胳膊上的经络，从肩膀内侧到胳膊内侧，循着心包经的行走路线，一点一点敲

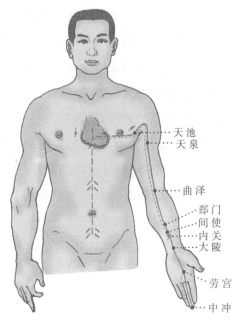

揉下去，直到手腕部，最后到达手掌心的劳宫穴。每侧每次揉10分钟左右，一般情况下每天三次，可根据自己的情况，适当取舍。

注意事项：揉的速度不要过快，但力度（在自己的承受能力范围之内）要稍大一点，要让这种力量具有穿透力，能随着经络传递到心脏里面去。我们在敲揉的过程中，不必过分关注在穴位上面，只要按到某一个地方，有酸痛麻木等异常的感觉，那就多花费一些时间，把它好好揉一揉。

6. 知道了这个穴位，晕车不再是问题

晕车让许多人苦恼。有患者告诉我每次坐车出远门，就像从阎王殿走了一圈似的，还没多长时间，就感觉不舒服，头晕目眩，想吐，不带点晕车药，都不敢出门。

从现代科学的角度讲，坐车的时候，很难避免车子颠簸、摇摆发生晃动。特别是遇到新手司机，突然加速、减速，车子晃动得更厉害，人就容易晕车。汽车在摇晃时，会刺激人的内耳前庭，而前庭是一个平衡器，内耳前庭接受刺激传入前庭神经之后，会造成的一系列的反应，其中的典型表现就是上腹部不适，恶心呕吐、出冷汗。从中医的角度讲，心主神明，晕车为人的神经

系统出现了问题，通过调节心神，可以对晕车的情况进行调整。

其实在晕车时，可以用手厥阴心包经上的内关穴进行刺激性治疗，效果颇佳。内关穴在前臂内侧，位于腕横纹上2寸，掌长肌腱与桡侧腕屈肌腱之间。简单来说就是用力握拳时，在前臂内侧前端可见明显凸起的两条肌腱之间。内关为手厥阴心包经络穴，与手少阳三焦经联络，且是八脉交会穴之一，具有清心泻火、宽中理气之效。在平时，经常按揉内关穴，对晕车的情况有预防性治疗的作用。按摩的方法是：

（1）平时练习

用对侧拇指置于穴位上，以适中力度按揉，微觉麻胀为度。每次按揉约10分钟左右，每日可行多次。

（2）在晕车时按摩

根据自己的情况对内关穴进行强刺激，同时加按合谷穴、足三里穴进行治疗。

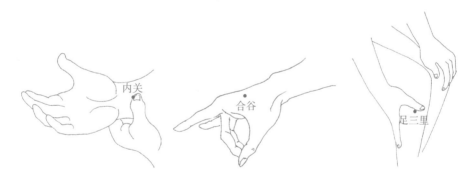

7. 泄心火，治失眠，就选劳宫

有的人平时遇到事情，情绪受了刺激，很容易失眠、睡不着。就像一些学生在考试前，总是睡不着，平时考试也不错，但是每当到了大型考试的时候，总是发挥失常，考得很差，其实就是与心肝之火比较旺盛，引起了睡眠障碍，休息不好有关。其实，我们可以用身体中的穴位来抑制过亢的心火和肝火，以达到好的睡眠。许多家长来到我这里，我会教他们一些穴位按摩疗法，让孩子进行练习，都取得了不错的疗效，孩子也睡着了，成绩也提上去了。经常用到的穴位就是手心的"劳宫穴"（摊开手掌，中指自然弯曲，中

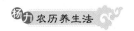

指点在手心的地方就是穴位）。

刺激劳宫穴的方法是：将拇指指尖垂直立于掌心二、三掌股间，食、中两指立于掌背对应侧，点按时，拇指要垂直向下用力，前后一样，然后拇指向内侧抠按，麻了，就能抑制你过于亢进的心火，消除烦躁、焦虑、多梦的情况。

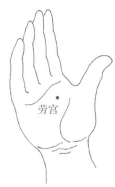

劳宫

我们在紧张、情绪不好，或心浮气躁的时候，都可以点抠这个穴位，它会让你的心情很快好起来。

最后再和大家分享一个能镇静安神、令人摆脱烦恼的功法，经常做可以让你心情愉悦、舒畅，在戌时做效果最好。具体的做法是：

（1）两脚自然伸开，略宽于肩，屈腿 30° ~ 90° （根据自己的承受能力取舍，微屈亦可），脚趾抓地。

（2）两手从体侧自然举至胸前，两手十指自然松开，手心向地。

（3）然后想着中指、无名指好像要扯下一块窗帘似的，往下、往后甩手，根据自己的情况，幅度越大越好。长期做下去，你会发现自己心情舒畅，整个人的精神头都不一样了，早上上班也能提起精神来了，告别了过去那种昏昏欲睡的状态。

（十二）亥时——休养生息，为新的一天做好储备

亥就是"核"，万物进入收藏，相当于一年二十四节气中的小雪，阳热下沉，入里为藏。亥时，对应晚上的 21 点到 23 点，阳微阴极，最好在此时上床睡觉，以免影响阳气的沉藏，为子时气血的运化做好准备。

1. 亥时为手少阳三焦经当令

华佗《中藏经》记载："三焦者，总领五脏、六腑、荣卫、经络、内外左右上下之气也，三焦通，则内外左右上下皆通也，其于周身灌体，和内调外、荣左养右、导上宣下，莫大于此者……三焦之气和则内外和，逆则内外逆。"由此可见，三焦对于我们的人体非常重要。

亥时为手少阳三焦经当令，三焦经的气血最为旺盛。三焦分为上焦、中

焦、下焦，上焦包括心和肺，中焦包括脾和胃，下焦包括肝和肾，所以三焦是六腑中最大的腑，具有主持诸气，疏通水道的作用。《素问·灵兰秘典论》讲："三焦者，决渎之官，水道出焉。"即三焦可使全身水道通畅，只有三焦的作用发挥正常，人体内的水液才能够正常地排泄。记得有一位中医养生师说过："亥时到，则三焦盛。三焦盛，则百脉通。百脉通，则皮肤好。"我们如果可以在亥时睡觉，那么人体的百脉就能得到最好的休息，百脉得到调养，人们的皮肤就会变好，所以想要变得更美，就在亥时睡觉吧。

在现代，人们生活压力越来越大，加班成了家常便饭，许多人工作到深夜；同时，随着科技的发展，人们的夜生活也越来越丰富，甚则白天睡觉，晚上工作与娱乐，把自己变成了猫头鹰，这些对自己皮肤的危害都是特别大的。因此，我们要想自己的皮肤变得好，就要自己做好规划，要在亥时入睡。

在正确的时间，正确的地点，做正确的事是非常重要的。顺应天时，对于疾病的预防尤为重要。

2. 亥时在十二生肖中属猪

亥时就是三焦经当令，此时人们吃饱喝足了，当然就要准备睡觉了。这种状态跟哪种动物最像呢？三焦经在十二生肖中对应哪种动物呢？当然是猪了。猪总是处于享受的状态，吃饱了就躺在那儿睡，睡完继续吃，什么事情都不做，跟亥时人们应该处的状态一致，所以亥在十二生肖中就属猪了。另外，猪每天除了吃喝睡，似乎什么事也不想，不知道什么是烦恼，整个身心处于通畅的状态，这与三焦通泰相一致。

3. 亥时，行房事最佳时机

从古至今，中外的科学家们就在争论、研究什么时候进行性生活最合适。上古彭祖认为，当大寒、大热、大风、大雨、日食、月食、地震、雷电之时为天地阴阳错乱之时，不宜同房，饭饱、喜怒恐惧、酒醉时亦不宜同房，否则，不仅伤其身，还尤损其子。

西方通过对人类生活起居的规律进行观察研究，提出 22 点左右是进行房事的最佳时期，但是他们不能很好地解释这种说法。但我们通过对十二正经

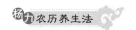

气血的子午流注进行观察就会发现，亥时应该是房事的最佳时间。一方面，房事活动需要付出许多的体力，在亥时行过房事之后，可以立即入睡，使身体得到充分的休息，不至于因为过劳而伤身，从而保持第二天的精力充沛。另一方面，亥时为阳气将绝，阴气最盛的时候。所谓物极必反，其阴气最盛，也就预示着将会有新的阳气生成，更易生育，也更易让生命在休养生息中得到新的能量，使生命进入到下一个新生的阶段。

4. 手少阳三焦经的经络循行

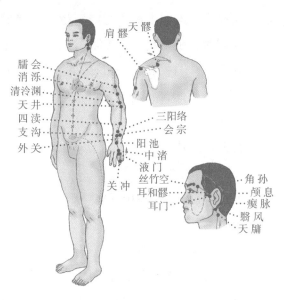

《灵枢·经脉》云："三焦手少阳之脉，起于小指次指之端，上出两指之间，循手表腕，出臂外两骨之间，上贯肘，循臑外上肩，而交出足少阳之后，入缺盆，布膻中，散落心包，下膈，循属三焦。其支者，从膻中上出缺盆，上项系耳后，直上出耳上角……其支者，从耳后入耳中，出走耳前，过客主人前，交颊，至目锐眦。"

5. 经常揉一揉，通畅三焦经

三焦是六腑中最大的腑，贯穿着人体的上下，所以保持三焦经的通畅，对人体的健康具有极其重要的意义。要保持自己三焦经的通畅，就要学会按揉自己的三焦经，方法与按揉心包经的方法有些类似，但又不完全相同。手少阳三焦经为阳经，走在胳膊的外侧，自己按起来不太方便，所以拍打三焦经是最好的办法。具体的做法是：

（1）在每天晚上亥时（21～23点），三焦经气血最旺的时候，坐着或是站着，右胳膊伸向左侧，右手正好能搭在左侧手臂上。

（2）然后用右手手掌从左肩膀开始，沿着胳膊外侧三焦经的行走线路往下拍打，直到手腕，动作快慢适度，一下一下，略微用力，以振动里面的经络，每次8分钟左右。

（3）拍完之后，再用食指按揉手腕背面、腕横纹中点小窝里的阳池穴3分钟。此穴是三焦经的原穴，揉它可以将气血引到手上——三焦经经气的源头，从而疏通整条经络。

（4）左侧的经络疏导完毕，然后换手，还是同样的方法，用左手来拍打右侧的三焦经。

6. 两手托天理三焦

"两手托天理三焦"，想必大家都知道，这是我们经常做的八段锦中的第一式，是从宋朝开始就广为流传的养生操。顾名思义，两手托天理三焦这个动作就是为了调理三焦气血。具体的做法是：

（1）两脚开立，与肩同宽或略宽于肩，两臂自然垂于身侧，两腿微屈的同时双手交叉放在腹前，将气机收在下焦丹田。

（2）然后两掌慢慢举到胸前，再往外翻转向上托起，同时两腿伸直掌心向上，像是在托天的一个动作，然后再翻转向下，双手交叉放到腹部，如此反复六遍即可。若配合呼吸，则上托时深吸气，复原时深呼气。

"两手托天理三焦"这个动作，不仅可以使三焦通畅、气血调和；同时，还可以通过拉伸手臂、肩背，锻炼肘关节、肩关节和颈部，有效防治肩背病、颈椎病。

7. 想要手脚不冰凉，就用阳池来养阳

在我们生活中，有许多人都会反映自己的手脚总是冰凉的，特别是到了冬天，自己的手脚似乎整个冬天都没有暖和过。其实如果你有上述的这些情况，很可能你就阳虚啦，需要用温阳之法来治疗。《黄帝内经》与《难经》中都提到了"三焦主气"，它是我们人体元气运行的主要通道。中医讲，气属阳，血属阴，元阳之气是人体的根本。而阳池穴，顾名思义，为人体阳气的聚集之处，是手少阳三焦经上的原穴，所以我们通过艾灸三焦经上的阳池穴，就能增加人体的阳气。

阳池穴位于第三、四掌骨间直上与腕横纹交点处凹陷中。临床中，遇到阳虚的病人，除了开一些温阳的方药外，我经常会建议患者艾灸手少阳三焦

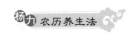
经上的阳池穴进行辅助治疗。对于有些阳虚较轻微的病人，一般不需要开汤药，只通过刺激一个阳池穴，就能帮助他们改善阳虚的症状。艾灸阳池可以增加人体的阳气，使三焦气血运行输布更加顺畅，可以使阳气有效到达四肢末端，从而对手脚起到很好的温煦作用。这样一来，冰冷的手脚就像受到了温暖阳光的照射，一会儿就温暖起来了。同时也可以加上热水泡脚，对阳虚的调理可谓如虎添翼。

8. 最后给大家分享一些我在日常生活中经常用到的三焦经上的特效穴

（1）外关穴治疗偏头痛

外关穴位于前臂背侧，当阳池与肘尖的连线上，腕背横纹上2寸，尺骨与桡骨之间。简单地说就是手背腕横纹向上三指宽处，与正面内关相对。请先用您的大拇指找到头部的痛点，然后边揉边推，再赶紧揉外关穴，头痛马上就能缓解。

（2）支沟穴理气疏肝

支沟穴位于人体手臂的背侧，手腕横纹往手肘的方向大约3寸，支沟穴是手少阳三焦经上的经穴，具有理气疏肝的功效，当岔气的时候，拇指使劲按压此穴，很快就能缓解。

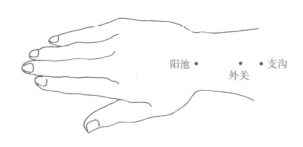

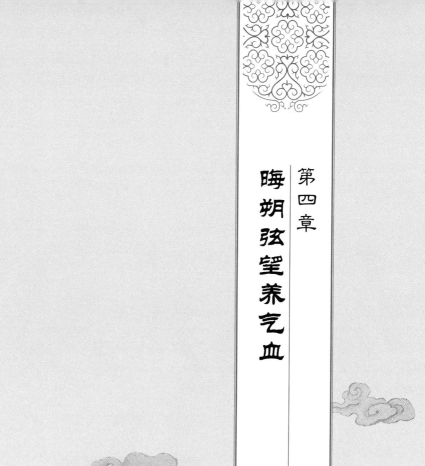

第四章

晦朔弦望养气血

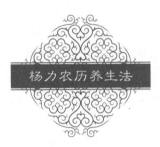

杨力农历养生法

一、朔望盈亏与生命之秘

当我们仰望浩瀚星空，最引人注目的天体要数那众星拱卫的月亮了。它那如玉的外表，银辉般如梦似幻的光华，自古以来引无数英雄豪杰为之折腰，又使多少文人骚客为之沉醉癫狂，更使天下痴情男女为之潸然泪下。它那变化万千的外貌，承载着从古至今多少美丽动人的神话传说。可又有多少人真正了解它呢？它与我们地球生命体又有多大关系呢？

宋朝大词人苏轼曾这样写道："人有悲欢离合，月有阴晴圆缺。"准确地说应该是月有朔望盈亏。月亮为什么会有朔望盈亏呢？原因是这样的。大家首先要知道月亮是地球的天然卫星，它本身不会发光，只是把太阳照射在它上面的光的一部分反射出来，它才有了光亮。由于太阳、月亮、地球相对位置的变化，在不同日期里，地球上的我们就会发现月亮呈现出不同的形状，这样月亮就表现出了朔望盈亏的变化。

月亮的朔望盈亏和我们究竟有什么关系呢？中医的《灵枢·岁露论》上是这么讲的："人与天地相参也，与日月相应也。故月满则海水西盛，人血气

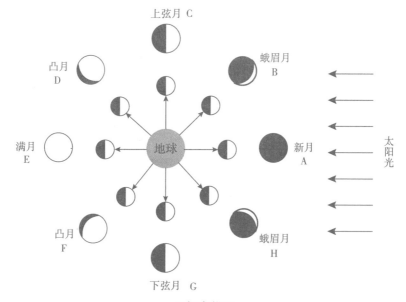

月相变化图

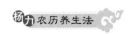

积，肌肉充，皮肤致，毛发坚，腠理郄，烟垢著。当是之时，虽遇贼风，其入浅不深。至其月郭空，则海水东盛，人气血虚，其卫气去，形独居，肌肉减，皮肤纵，腠理开，毛发残，膲理薄，烟垢落。当是之时，遇贼风则入深，其病人也卒暴。"《素问·八正神明论》也说道："月始生，则血气始精，卫气始行；月郭满，则血气实，肌肉坚；月郭空，则肌肉减，经络虚，卫气去，形独居。"这些话的意思大致是说，人生与天地之间，人与宇宙万物相应，当满月的时候，人的气血就会比较充足，卫气强盛，我们的自身免疫力很棒，病邪就不容易侵入我们人体；而月缺的时候，我们的自身免疫力就会下降，也就更容易被病邪感染。

现代研究发现，月亮的朔望盈亏还与我们人体的内分泌有关，并且与我们的睡眠质量也有很大关系。因为当月亮圆缺不同的时候，月亮与我们的距离也是不一样的，月球对我们的引力也是不同的。而科学家们认为，月球的引力会作用于人的松果体，从而影响人体内分泌的"微观潮汐"。美国迈阿密市的精神病学家阿诺德·利·莱伯在 20 世纪 70 年代就注意到，当满月的时候，犯罪的人数会增多；瑞士巴塞尔大学精神病医院的克里斯蒂安·卡乔森（Christian Cajochen）在对满月是否会对人的睡眠造成影响的研究中发现，在满月当天，从受试志愿者身上监测得到的与深度睡眠有关的大脑活动下降了大约 30%。

另外，月球对地球生物的生物周期还有很大的影响。比如，女性月经每月一次；老鼠的胚胎时间约为 3 周，鸡蛋孵化的时间平均为 21 天，都是 3/4 个月；鸭蛋孵化的时间平均为 28 天，兔子怀孕 4 周生产，都是 1 个月相周期；人类约为 40 周，是 10 个朔望月周期。总而言之，月亮与我们生命之秘密切相关。

二、晦朔弦望养气血

（一）晦朔日，养好气血最关键

人有悲欢离合，月有阴晴圆缺，在农历的初一前后，包括阴历三十、初二，因为月亮行走到了太阳和地球中间，这时候看不到月亮，古人将阴历每月月初的一天叫"朔日",月末的一天称为"晦日"。为什么叫"朔"呢?大家看,"朔"字与"逆"字只不过偏旁部首不同,"逆"的意思是走向新来者,那加上"月"这个部首的意思就是迎接新的月亮的意思。"晦",月尽也。《说文解字》云:"月尽之字独从日者,明月尽而日如故也。日如故则月尽而不尽也。"虽然在晦朔之日看不到月亮,但物极必反,此时也意味着马上就会看到新生的月亮。

1. 晦朔无光,要预防疾病乘"虚"而入

晦朔日,月缺无光,这时候人体也相应地会出现气血亏虚的状态,人体的抵抗力就会比较弱。《黄帝内经》中说,"月始生,则血气始精,卫气始行",意思很简单,就好像是一座城池刚刚换防,对这座城池比较熟悉的部队刚刚离开,新的武装对这座城池还不熟悉,边防力量比较虚弱,是非常危险的,因为疾病最喜欢乘"虚"而入。

尤其是患有一些慢性疾病的、免疫力低下的、身体比较羸弱的中老年人,比如患有心脑血管疾病的人,一定要注意预防冠心病、心梗、脑梗等重大疾病;还有一些本身体质比较弱的人,要注意预防感冒等一些常见病的产生。

(1)既补血又解馋的补气血食疗方

生活中,补养气血的食物非常多,像大枣、花生、桂圆、银耳等。给大家推荐两道能在晦朔之日补养气血的食疗美味,一是花生红枣粥,二是当归红枣鸡蛋汤。

花生红枣粥

取花生30粒、红枣3枚,放入清水中浸泡1小时,捞出后放入锅中,加入清水、50克大米,大火烧开后换成小火慢熬。大家可以根据自己的健康状态和口感,喜欢吃脆点的就熬得轻些,牙齿不好的可以熬得烂些。最后,加入红糖调调口味就可以食用了。花生健脾养胃、补虚扶正,红枣可以益气养血,所以整个方子补养气血的效果非常好。

当归红枣鸡蛋汤

取当归5克、红枣3枚、鸡蛋1个。把当归、红枣、鸡蛋洗干净。当归、红枣用清水浸泡10分钟,然后和鸡蛋一起放入砂锅中,大火烧开后换成小火,煮 3 分钟。把鸡蛋取出来，剥皮后再次放入砂锅中，煮上 30 分钟，当归红枣鸡蛋汤就做好了。最后根据自己的口味加点红糖即可食用。这个方子里，当归是补血的圣药，红枣能益气养血，为补中益气的佳品，气行则血行，这道食疗方气血双补，对于气血虚弱的人有很好的补益作用。

（2）晦朔日要多找气海穴

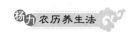

晦朔之日人体容易气血虚弱，这时候可以多揉揉气海穴。气海穴，顾名思义，多刺激这个穴位，可以让人体的气像大海一样汹涌浩瀚。气海穴很好找，在肚脐的正下方两指处。可以把自己的食指、中指并拢，揉上 300 次，也可以用艾条灸上 15 分钟，效果都非常好。

（3）晦朔日还要动起来

人与天地相参也，与日月相应也。人是自然界的动物，晦朔日时疾病容易乘虚而入，所以我们要要适当地运动，做好防病准备。动则生阳气，动则活气血，所以，这时候可以选择慢跑、快走、打太极拳等运动，把身体的气血调动起来。

（二）弦月之日，养好肝肺很关键

弦月之日是指农历每月的初七、初八、廿二、廿三日，很简单，月亮在这个时候是半圆的，像弓弦一样。初七、初八为上弦月出现的日子，廿二、廿三为下弦月出现的日子。从养生的角度讲，上弦之日人体气血是渐升的，而肝主生发；下弦之日人体的气血则是下降的，而肺主肃降。在中医理论中又有左肝右肺、左升右降之说。所以，上弦日要注意养肝、预防肝胆疾病；下弦日要注意养肺，预防肺脏疾病。

1. 上弦之日养肝、防肝病

从西医上讲，肝是人体的解毒器官，中医则讲肝主疏泄，其实道理都是一样的。所以，在上弦日大家要注意维护肝脏的疏泄功能，具体的方法有以下几种。

（1）多吃酸、多看绿

在吃饭的时候可以适当加点醋，因为酸味入肝。当然，还有一些酸味的水果，比如杨梅、山楂等，也可以入肝经。除了吃酸之外，还可以三五成群，结伴而行，到户外进行活动，看看青山绿水，因为青色入肝，同时运动还可以使人身体得到舒展，肝气自然会舒畅。

（2）多听舒缓的音乐

在调理情志方面，可以多听听舒缓悦耳的音乐，因为肝主怒，多听舒缓的音乐可以放松心情、疏泄肝怒之气，像古典乐曲中的《高山流水》《春江花月夜》等都非常好。

（3）适当睡眠养肝法

还有一个不花钱的养肝方法，那就是要保证充足睡眠。"人卧血归于肝"，因此，多睡眠可以养肝。特别是中午，可以小憩一会，比如老年人睡30分钟左右，就可以起到养肝的作用。

（4）少酒少肉少生气

当然，这个时候在生活中也要注意，一是要少喝酒，以免增加肝脏的代谢负担。二是少吃肥甘厚腻，这些食物容易加重脂肪肝、酒精肝等患者的病情现在大家的生活条件好了，脂肪肝、酒精肝的人群非常庞大，这些食物也容易加重相关的疾病。三是要注意避免发怒，因为怒伤肝。对于女性朋友来讲，还要注意避免生闷气，而造成肝气郁结。

（5）菊花茶就是最简单的养肝茶

肝者，将军之官也。肝脏就应当像大将军一样，能够在战场上运筹帷幄、决胜千里，所以养肝就是要注意保持肝的疏泄功能正常。其实，菊花茶就是非常好的方子。现在，我们的生活节奏非常快，容易肝火旺，出现易怒、头晕、眼干等症状，而菊花有疏散风热、清肝明目的作用，每次可以泡上两三朵代茶饮，不知不觉就能将肝火消于无形。

（6）太冲穴是最好的养肝消气穴

太冲穴是足厥阴肝经的重要穴道，位于足背侧，第一、二跖骨结合部之前凹陷处。它又被医家亲切地称为"消气穴"，一生气，按按这个穴位就好了。所以，上弦月出现日的时候日子，可以用您的大拇指多按按这个穴位，按上 100 次左右，可以保肝养肝，增强肝之疏泄功能。

2. 下弦之日养肺，预防肺脏疾病

俗话说"人活一口气，佛烧一柱香"，肺主气、司呼吸。肺气不降，人体的气机就会受阻，就会影响到健康与长寿，正如中医所讲："肺气之衰旺，关乎寿命之短长。"《黄帝内经》也指出："邪之所凑，其气必虚。"可见，注重肺部养生，实为祛病延年之关键。所以，养好肺脏同样至关重要。

（1）润肺佳肴——雪梨炖百合

中医讲"肺喜润恶燥"，燥邪最易伤害的就是肺脏，这时候人就容易出现感冒、肺炎、支气管炎等疾病。像雪梨、百合、莲藕、荸荠等润肺养阴的食物可以多吃一些。这里给大家推荐一道润肺佳肴——雪梨炖百合。取雪梨 2 个，百合 50 克，冰糖 20 克。将百合用清水浸泡 30 分钟，放到开水锅中煮 3 分钟，取出沥干水分；雪梨挖去梨心，洗净，连皮切块；把雪梨块、百合放入砂锅中，加水后小火煲 20 分钟，加入冰糖溶化后，即可食用。

（2）适当运动，增加肺活量

肺主气，气行则血行。所以，适当的运动可以加快气血的运行。气血运行顺畅，经络畅通，病邪自然不敢来犯。中老年人可根据自己的身体状况选择一些运动项目，比如步行、慢跑、打太极拳、跳健身舞、做广播体操等，既可以改善肺活量，又有利于全身气血运行。

（3）推荐三套下弦之日养护法

首先是搓鼻法。将两手拇指外侧相互摩擦有热感后，用拇指外侧沿鼻梁、鼻翼两侧上下按摩 30 次。然后，按摩鼻翼两侧的迎香穴，其位于鼻唇沟内，横平鼻翼外缘中点处，每遍 15 ～ 20次。如此，每天做 1 ～ 2 遍，可增强鼻的耐寒能力，亦可治伤风、鼻塞不通。

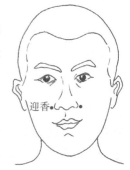

其次是摩颈法。站立或坐位，仰头，颈部伸直，用手经咽喉部向下按摩，直至胸部。双手交替按摩 20 次为1 遍，可连续做 2 ～ 3 遍。注意按摩时拇指与其他四指张开，以虎口对住咽喉部，自颏下向下搓，可适当用力。这种方法可以利咽喉，止咳化痰。

再者是呼吸法。站在室外空气清新处，两脚分开，与肩同宽，两手掌一上一下相叠，掌心向上，放于脐下四指处，两眼平视前方，全身放松，吸气于胸中、收腹，再缓缓呼气、放松，再吸气、呼气，如此反复，持续半小时。

（三）望日，调养情致最关键

望日，就是农历的十五那一天，"既望"则指农历的十六日。为什么叫"望日"呢？因为这一天的月亮最圆，人们都会情不自禁地去仰前观望它，有首唐诗就是这样描述的：

中庭地白树栖鸦，冷露无声湿桂花；

今夜月明人尽望，不知秋思落谁家。

1. 望日，人体的气血最旺盛

望日前后，人体的气血在一个月当中处于最充盈、最旺盛的状态。《灵枢·岁露论》中说，"人与天地相参也，与日月相应也。故月满则海水西盛，人血气积，肌肉充，皮肤致，腠理郄，烟垢著。当是之时，虽遇贼风，其入浅不深。"这句话的意思很简单，就是说在月圆的时候，人体的气血最充足，不容易生病。1976年，美国佛罗里达州外科医生爱迪生博士研究了他主刀的1000例手术纪录后，发现，病人手术大出血的情况有82%发生在满月的时候。威斯康星州的诺尔曼博士在对全国的血库调查后发现，满月和过后两天内输血量最高，说明此时人们气血旺盛，对气血的需求量也较大。

2. 望日，请把你的相思表达出来

有一首歌大部分中国人都听过，叫《十五的月亮》，歌词这样说："十五的月亮，照在家乡照在边关。宁静的夜晚你也思念，我也思念。"这首歌表达了人在满月之时人们对家乡、亲人的思念之情。而满月之时，人的气血最旺盛，气血上浮于脑，这时候容易出现情致情绪的波动问题。所以，月圆之夜，如果你远在他乡，不妨给父母打个电话，或者回家看看，因为那一天老人可能最想念自己的孩子。如果你正在恋爱期，不妨和自己喜爱的人相约在月下

散步，这更有助于感情的相融。

3. 预防心脑血管疾病非常关键

望日前后，很多患有高血压等心脑血管疾病的人会感觉自己的气血充足、血压升高、心跳加快，这时候要注意，一定是要注意密切监测自己的血压，注意血压的变化，从而及时调整药物。这样才能避免心梗、脑卒中等疾病的发作。另外，以下方法也可以帮助我们预防心脑血管疾病。

（1）宁心静气为养心首选

望月之时气血洋溢，需要注意宁心静气。因此，大家可以读一读优美的散文、诗篇，或者是佛家、道家的养生文章，也可以跟家人一起去看看鲜花，陶冶情操，使精神放松，内心宁静。

（2）百合绿豆粥宁心安神

食疗也是不错的选择，可以取百合、绿豆各25克倒入锅中，加上水煮烂，然后加上适量冰糖即可食用。在这里用百合的原因有二，一是宁心安神，让我们的气血安宁。另外一个原因是它还有健脾养胃、利湿解毒的作用。而绿豆补益元气、解毒、通十二经。两者结合，既可以宁心神，还可以让气血运行顺畅，从而使人心神宁静。

（3）多揉膻中穴

中医讲，"心者，君主之官，神明出焉"。意思是说，心脏是人体的最高指挥者，管理着人体的五脏六腑、气血运行、精神情志。而在望日时，多揉揉膻中穴，对人的心神、情志有较好的调节作用。《素问·灵兰秘典》认为，"膻中者，臣使之官，喜乐出焉"，而心在志为喜，说明膻中穴可以很好地调节心的功能。膻中穴很好找，在两乳头连线的中心处，揉上100次左右，可以宽胸理气，调畅情志，通达经络。

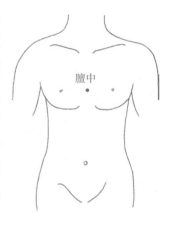

膻中

第五章

春夏秋冬养五脏

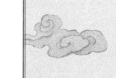

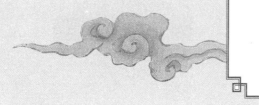

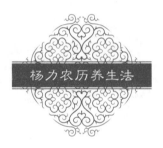

杨力农历养生法

一、五行与历法

在最初的时候，天文历法都是被皇室所垄断，天文机构及其直接象征——观象台也为皇家所独占，其他任何地方政权或个人都不能建立。

据《国语》《山海经》等古书记载，在远古时期天下混乱，人神不分，人人都可以与上天沟通，推测彼此的命运，于是颛顼帝断然采取措施，命令专门官员掌管天地之事，这就是"绝地通天"的传说。皇室对历法的垄断，最主要的意义就是断绝了老百姓与上天交感呼应的权利，让人无法窥探自己的命运，所以自古以来那些精通天文之人，都是辅佐天子开天辟地的人物，如张良、诸葛亮、刘伯温等。

1. 神奇的《易经》预测学

《易经》中有"天人感应"的理论，认为一个人的命运是由人所禀受的阴阳五行而决定的。天体和人体都是信息体，共存于一个时空内。在同一个时空内，人体和天体的信息是可以相互交换的，因此也会相互影响。每个人出生的时间，就是自己所处的特定时空，这个时空有自己的变化规律，在冥冥之中也影响着人的生活，这便是《易经》的预测学。其中，预测最基础的办法就是通过测算一个人出生的年、月、日、时干支所涵的阴阳五行的气质和变化，便可推知其一生之境况。比如说 1980 年 4 月 3 日早上七点之后出生的人，干支历为庚申年，己卯月，丙午日，壬辰时。丙午日，丙对照的五行为火，那么这个人是火命。

人身是由五行和合而成，五行在人身的不同禀性又是由他出生时太阳的光线、地球的吸力、星宿的位置、气候的不同等多种现象决定。出生时的自然环境不同，五行之气也不同，因而有了千差万别的人生。

天干中甲为栋梁之木，乙为花果之木，甲乙东方木。丙为太阳之火，丁为灯烛之火，丙丁南方火。戊为城墙之土，己为田园之土，戊己中央土。庚为斧钺之金，辛为首饰之金，庚辛西方金。壬为江河之水，癸为雨露之水，壬癸北方水。

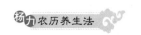

地支中子属阳水，亥属阴水。寅属阳木，卯属阴木。巳属阴火，午属阳火。申属阳金，酉属阴金。辰、戌属阳土。丑、未属阴土。

这是天干地支与五行的对应关系，人们通过找到自己出生时天干地支所属的五行，进而预测出今后生命的发展规律。

2. 五行与五方、四时的神秘联系

除此之外，五行学说还具体对应到了五方、四时之中。

五方是指东、南、西、北、中五个方位，五行及其对应的天干地支各有所主的方向。即东方主甲、乙、寅、卯之木；南方主丙、丁、巳、午之火；西方主庚、辛、申、酉之金；北方主壬、癸、亥、子之水；中方主戊、己、辰、戌、丑、未之土。

四时指春、夏、秋、冬四个季节。为对应五行，夏季和秋季之间还又分化出一个"长夏"，其实是春、夏、长夏、秋、冬五个季节。木行就是一年中开始的第一个季节，相当于春季；火行为第二个季节，相当于夏季；土行为第三季，介于夏秋之间；金行为第四个季节，相当于秋季；水行为第五个季节，相当于冬季。

五行是世界万物的物质属性，五行学说是将世界万物都看作是由金、木、水、火、土构成，世界万物都带有这五种元素的内在气质，五行不断的运动变化才创造出这丰富多彩的物质，同时也造就了轮回更替的天时历法。

二、春夏秋冬四季与生命之秘

养生之要，在于顺天而行，顺势而为。而天气之变化，莫大于四季交替的寒热往来。春天多风，夏天多湿，秋天多燥，冬天多寒，如果我们不注意这些变化，就会给身体健康带来很多不必要的危害。只有顺应四时，学会养生，才能生气不竭，颐养天年。

清代的高士宗在《素问直解》中写道："四气调神者，随春夏秋冬四时之气，调肝心脾肺肾五脏之神志也。"明朝的吴昆在《素问吴注》中讲道："言顺于四时之气，调摄精神，亦上医治未病也。"这都说明四季与生命息息相关，时刻关乎着我们的养生大业。

1.四季养生就是"春生夏长，秋收冬藏"

现在我们都知道，季节划分是按照地球在围绕太阳公转时，它在轨道上的确切位置确定的。在一年之中的不同时期，当地球处在公转轨道上的不同位置时，地球上不同地方受到的太阳光照也是不一样的，接收到的热量不同，所以就产生了冷热的差异和季节的变化。四季的变化不仅是温度的周期性变化，而且是昼夜长短和太阳高度的周期性变化，这些都影响甚至决定着地球环境中很多事物的运动节律，比如生物体内的生物钟，像很多动物的冬眠都是由于时令的变化所引起的。

《黄帝内经》中就一再强调，要"顺四时而适寒暑""服天气而通神明"，就是说我们应该顺应四时的寒暑往来，随着天气的变化改变我们的着装，以求自身神清气爽，不生病厄。并且《黄帝内经》中认为对于自然界中阴阳的变化，人们"逆之则灾害生，从之则苛疾不起"，我们唯有顺应四时阴阳的变化，才能保持身体健康，否则就会病患不断。四季的阴阳变化，是万物生发、滋长、收敛、闭藏的根本所在。在这个原则的指导下，古圣先贤们提出了四季养生法则：春生夏长，秋收冬藏。

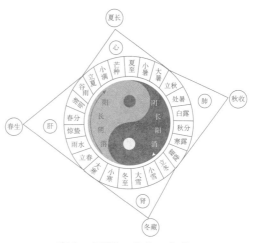

春生、夏长、秋收、冬藏

2.春养肝木

春天阳气升发，草木萌芽、枝叶舒展，天地一同焕发出勃勃生机，万物也因此欣欣向荣。在这洋洋春日之中，我们也应该顺天而行，多活动活动筋骨。早晨起来缓缓地散散步，没事去公园遛遛弯；穿一些宽松的衣服，让我们的身体舒展舒展、透透气；使我们的意志也随着春天的生发之气放松放松、活跃活跃，让我们的精神得以安定，心志得到安宁。只有这样我们才能够顺利地保养春天的春生之气。如果说我们在春天的生机不旺，以至于缺少供给身体在夏天时所需的正气，就会伤害到我们的肝气，到了夏天还会因为身体虚寒而出现病变。

3. 夏养心火

夏天万物生长，繁盛壮美，天地阴阳之气已经完全交会，万物开始开花结实。但是，夏季炎热，火热之邪容易伤及心脏。人们此时应当每天早晨早早起床，锻炼身体，只有我们早起锻炼，战胜懒惰，才能保持精神旺盛饱满，让我们体内的阳气向外宣泄，以便于使我们与夏季阳盛的环境相适应，只有这样我们才得以保养夏季的夏长之气。如果说在夏天我们的身体没有能得到充分长养，以至于供给秋天的收敛之力减少或者是不足，就会伤害到我们的心气，到了秋冬季节就会有疾病发生。

4. 秋养肺金

秋天是果实饱满、已经开始成熟的季节。秋风一吹，天气干燥，气候开始慢慢转凉，秋气主肃杀，万物开始收敛气息和生机，草木渐渐枯黄，人们往往容易触景生情。而在此时，我们要做到的就是保持神志的安宁平静，莫要使自己陷入秋悲之中，以便我们规避金秋的肃杀之气，做到收敛我们的神气而不使之外露。这都是为了顺从秋收的肃杀之气，从而使肺金得到清净，以便于我们保养秋天的秋收之气。如果由于我们身体的收敛机能在秋天没有能得到应有的养护，以至于供给冬天的闭藏之力不足且少，就会伤害到我们的肺气，到了冬天就会发生完谷不化的飧泄。

5. 冬养肾水

冬天是所有生物潜伏闭藏的季节，水面开始结冰，大地冻得发裂，鸟兽开始归林，该迁徙的迁徙，该冬眠的冬眠。我们在这个时候不应该扰动我们体内的阳气，要规避外界的严寒，保持身体的温暖，不宜剧烈运动、大汗淋漓，使皮肤腠理开泄，因为这样会使我们闭藏的阳气受到影响，不利于我们保养冬季的冬藏之气。而如果我们身体的闭藏机能在冬天没有得到应有的养护，以至于供给春天时焕发生机的能量少而不足，到了春天我们就会觉得四肢痿弱逆冷，甚至还会有温病的产生，这就是所说的"冬不藏精，春必病温"。

总之，我们在养护身体时必须适应四季气候的变化规律，随天而行，与时俱进。只有根据季节的差异调整我们的生活节律；随着气候的变化改变我们的着衣饮食，时刻抓住四时气候变化的特点，不断调整我们的生活习惯与之相适应，才能少生病、不生病，方可做到保身长全，以养己身。

三、四季养生法

（一）春季养生法——养出好肝脏

《素问·宝命全形论》曰："人以天地之气生，四时之法成。"说明人体是由天地之灵气氤氲而成的，保养也应顺应天地四时的变化。我们所处的自然环境一年之中有春、夏、秋、冬四个季节，每个季节都有自己的特点，我们要想达到颐养生命、增强体质、预防疾病的目的，就必须顺应四时的特点，在饮食、起居、情志等方方面面与自然界的规律相顺应。

《黄帝内经·四气调神大论》说道："春三月，此谓发陈，天地俱生，万物以荣，夜卧早起，广步于庭，被发缓形，以使志生，生而勿杀，予而勿夺，赏而勿罚，此春气之应，养生之道也。逆之则伤肝，夏为寒变，奉长者少。"春天是万物重生之象。大地经过一个冬天的休眠，此刻正是要苏醒，重新恢复生机与活力。发陈，就是推陈出新、生命萌发，天地之间的所有生物都显得欣欣向荣。这个时候，我们应该在天黑的时候睡眠，早晨早些起床。要披散开头发，解开衣带，穿宽松的衣服，使形体舒缓，放宽步子，在庭院中漫步，还要注意保持精神愉悦，胸怀开阔，以保持万物的生机。禁止滥兴杀伐，多施与、少敛夺，多奖励、少惩罚。这是适应春季的时令，保养生发之气的方法。如果违逆了春生之气，便会损伤肝脏，使提供给夏长之气的条件不足，到夏季就会发生寒性病变。

1. 春季养肝为先

春季是万物生发的季节，而我们身体内的肝脏藏血而主疏泄。肝脏把自身所藏的气血，供给身体的其他组织，维持正常的生命活动，正是一种生发

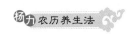

之象。所以我们身体的肝脏与自然界的春季相对应。

调养肝脏包括养肝和清肝。养肝重在睡眠，现代人有许多不良生活习惯时时在伤肝，比如情绪紧张、长期熬夜、睡眠不足或贪杯酗酒，这都是"伤肝"举动，特别是长期缺乏睡眠对于肝脏的损害尤其严重。大家都知道白求恩的故事，他为了抢救战士，连着做了三天三夜的手术，两个眼睛中都布满了血丝，最终累倒在了手术台上。在中医看来，眼睛中布满了血丝就是肝阳上亢的表现，因为肝开窍于目，如果肝阳上亢得不到控制，就会危及生命，所以白求恩同志倒在了手术台上。如果你仔细观察我们生活中的"夜猫子"，会发现大多也有双目赤红的症状，这是肝火上升的症状。

如果是感觉目赤的症状轻微，那么可以通过充足的睡眠来消除。《黄帝内经》中记载："人卧，血归于肝。"现代医学也证实，睡眠时进入肝脏的血流量是站立时的7倍，流经肝脏血流量的增加，有利于增强肝细胞的功能，提高解毒能力。

如果症状较为严重，就必须结合饮食上的调理，达到"清肝泻火"的目的，以防止肝气生发太过。一次我在坐诊的时候，遇到一位患者。这位患者是一个公司的女白领，前段时间因为公司做项目，一个星期都没有好好睡觉，月经到时间了还没有来，脸上长了痘痘，看到她的眼中都快布满了血丝。我告诉她应该好好地补补觉，尤其注意晚上要有充足的睡眠。开了中药的同时，让她平时用菊花泡水喝。一星期不到，月经就来了，脸上的痘痘也消掉了许多。她长时间熬夜，血不养肝，而女子又以肝为先天，肝脏的血少了，月经怎么能不"迟到"呢？

平时冲一些菊花茶可以清一清肝火，因为菊花有清肝明目、泻火的作用，能够消除由于长期熬夜导致的虚火，此外对眼睛劳损、头痛、高血压等均有一定作用。每次用五六朵杭菊花冲泡，冲泡时加少许蜂蜜，口感会更好。

2. 春天应当捂一捂

"乍暖还寒时候，最难将息。"春季是冬夏转换交替的季节，冷暖气流互相交争，时寒时暖，乍阴乍晴，天气变化无常。人体刚刚经过冬季的严寒，不能立即适应春季忽冷忽热的气温变化，所以在早春时节虽然气温有一定的回升，仍需要注意保暖。衣服应逐渐减少，切忌顿减。每年的这个时候是流感的高发季节，因为春季多风，而风邪是春季疾病外感因素的主要因素，它可能引发各种传染性、流行性疾病，如感冒、白喉、猩红热、麻疹、流脑、水痘、扁桃体炎、肺炎等。此时人体的正气还没有完全地生发出来，处在敌强我弱的状态。如果你硬碰硬，顿减衣物，失去了外部的防御屏障，就容易得上述疾病，所以要时时注意防御风寒，顾护阳气。

3. 过敏体质需当心

春天的气候变化非常剧烈，气温极不稳定，使对气候敏感的人有诸多不适应。例如有的人肺功能不好，而肺开窍于鼻，鼻子对于温度的适应能力不好的话，从较暖和的环境中，突然遇到冷空气，就会一直打喷嚏。对此，敏感之人要注意起居调摄，增强卫气。

另外，春季正是万物生发的季节，大自然中突然出现许多新的东西。例如春天百花盛开，花儿的花粉容易散播到空气之中，就会导致有的人过敏。轻者皮肤出现红疹、瘙痒等症状，重则出现喉头水肿、呼吸困难，危及人的生命。

对于过敏体质的患者，春天应该尤其注意避免遭遇过敏原，平时注意饮食起居的调摄，增强人体的正气。我经常嘱咐患者用防风3克、黄芪6克、白术6克泡水，也就是方剂中的玉屏风散，从立春一过就立即服用。具有益气扶正，防风驱邪的作用，对于容易过敏的体质具有一定的调节作用。

4. 用这几招解决春困

春天气温差异大而多变，另外万物复苏，进入生长的季节。自然界的万事万物都在发生着变化，人的气血阴阳也都在进行适应性的调整。但此时身体内的阳气，还不能够在短时间之内完全生发出来，这也是人们在春天容易困倦的一个原因。当我们感到困倦时，可以通过听音乐、写书法、喝茶、郊游等活动来改善，这些都可以舒筋活血、通利关节，还能调畅情志，使大脑兴奋起来，进而可以精神振奋地投入到工作和学习中去。

另外，生活起居要注意保证充足的睡眠，但是不能睡懒觉。早晨应当早起，以迎接大自然的阳气，使自身体内的阳气生发出来。同时，要注意适当

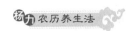

午休，以保证充足的睡眠，这样就可以有效地疏肝理气。肝经的气机条畅能够及时地让阳气布散到全身各处，消除困意。

也可以通过梳理头发，来保证阳气的生发。中医认为，头为诸阳之汇，百脉相通。发为血之余，肾之华。人体十二经脉和奇经八脉都汇聚于头部，有百会、四神聪、上星、通天、眉冲、太阳、率谷、印堂、玉枕、风池、哑门、睛明等近50个穴位。通过梳头刺激这些穴位，可促使诸阳上升、百脉调顺、阴阳和谐，具有疏通经络、运行气血、清心醒目、开窍宁神、平肝息风的功效。

5. 注意情志的调摄

春气内应肝，阳气升发，肝气、肝火易随春气上升，而肝阳太过，在情绪上表现就是容易发怒。中医所说的五脏分别对应五种情绪——怒、喜、思、悲、恐。肝对应的是"怒"，正所谓"怒伤肝"。脾气暴躁、容易发怒的人易出现高血压、眩晕、肝炎等疾病。肝气旺盛也使得人的精神情绪随之高昂亢进，使原本有精神分裂症、躁狂症等疾患的人容易因天气的变化而出现激愤、骚动、暴怒、吵闹等状态。所以有"菜花黄，疯子忙"之说。

但有了怒气也不能强忍着，否则会使肝气郁结在中焦，横逆犯脾胃而导致厌食等症。因此平素要心态平和，注意调整情绪。我们养肝的关键就在情志畅达，心胸开阔，开心直率为养肝之要。

6. 饮食宜忌要记牢

《素问·脏气法时论》中记载，"肝苦急，急食甘以缓之""肝欲散，急食辛以散之，用辛补之，酸泻之"。这就很明确地告诉大家，肝脏最怕性子急、容易发脾气。所以在春天想养肝，就要经常吃一些甘味的食物。中医认为，甘能缓急。我们在平时的生活中很容易发现这样的例子，有的小朋友想要买玩具，父母不给他买，就发脾气、哭闹。这个时候如果家长给他一块儿糖，很快就不哭了。

肝主疏泄，春天要想让肝气调达，就需要多吃一些比较辛散的食物。因为辛味的食物，具有走窜的作用。大家一定都吃过芥末，它的味道非常刺激，吃上一口，感觉整个鼻子、眼睛都有一股辛凉的感觉，这是辛味走窜作用的体现。所以辛味的食物可以通经络，肝经通畅了，肝气自然也就调达，因此平时可以吃点葱、姜、蒜、韭菜、芥末等。研究表明，大蒜不仅有很强的杀菌作用，还能促进新陈代谢，增进食欲，预防动脉硬化和高血压，甚至还有补脑的功效；葱有很高的营养价值，同时还可预防呼吸道、肠道传染病。

春季养生重在养肝，平时多喝水可增加血液循环，有利于养肝，可降低毒物对肝的损害。此外，补水还有利于腺体分泌，尤其是胆汁等消化液的分泌。而适量饮茶，可提神解困。若春季饮香气浓郁的花茶，有助于散发冬天积在体内的寒邪，促进人体阳气升发，疏散郁滞。另外，春季人们常发口腔炎、口角炎、舌炎、夜盲症和某些皮肤病等，因此要多吃点新鲜蔬菜，以利于营养均衡和身体健康。

五味中的酸、苦、甘、辛、咸与五脏的肝、心、脾、肺、肾相对应。春为肝气当令，肝气本来就容易旺，如果再吃酸性的食物容易导致疾病的发生。另外，根据中医五行理论，肝属木，脾属土，木克土，即肝旺可伤及脾，影响脾的消化吸收功能。因此若多吃酸味食物，会使本来就偏亢的肝气更旺，这样就会伤害脾胃之气。同时，春季应当注意少吃油腻食物，防止脾胃过虚。另外，油腻的食物食后容易产生饱腹感，人体也会产生疲劳现象，容易导致春困的发生，应当少吃。

还应该注意少吃寒凉和过于温热的食物。寒凉的食物不宜在春季食用，特别是生冷的东西，如冰淇淋等，否则，会将寒气聚集在体内，到了夏天，带来一系列不适。而辛温大热的刺激性食物，会助肝阳上亢，导致中风等疾病的发生。平素吃的食物应当注意以平和为佳，饮食宜清补，可以适当选择甘蔗汁、荠菜、百合、螺、鸭肉、苦瓜、紫菜、海带、海蜇、绿豆等平补食物，少食辛辣、黏冷、肥腻之物。

7. 几个春季养生的小验方

（1）茉莉花茶

在春季的花草茶中，茉莉花是养肝的上品。喝茉莉花泡水除了可以安定情绪、振奋精神之外，还能清热解暑、健脾安神、化湿，减轻肠胃不适、经痛及止腹痛，对于女性的生理、生殖机能也有保健作用，并能滋润肌肤、养

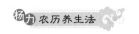

颜美容。每次取茉莉花干品 3 克，泡水喝，对于提升春天的阳气具有非常好的促进作用。

（2）红枣粥

红枣具有养血益肝、健脾和胃、温补阳气的作用。非常建议女性在春天经常食用，女性以肝为先天，而肝又藏血。大枣具有很好的补血功能，经常食用可以美容养颜，补养气血而不会导致肝阳上亢。我在还是学生的时候，向一位专门治疗血液病的名中医学习。老师总是嘱托贫血的患者，在煮中药之前先用 7 颗枣做药引，用大枣煮水后，再用枣水煮中药。因为大枣具有很好的补血生血的作用，加入大枣之后，药效会明显提升。具体做法是：

原料：薏苡仁 50 克，红枣 10 枚，糯米 100 克，红糖适量。

步骤：将薏苡仁、糯米分别淘洗干净，用清水浸泡 4 小时，捞出沥干；红枣洗净沥干。把薏苡仁、糯米一起放入锅内，倒入 800 毫升清水，先用大火煮开后转至小火，再加入红枣，熬至米粒糊化成粥状，即可食用。依照个人口味可加适量红糖。

这个红枣粥适用于脾胃虚弱所致的纳呆便溏、气血不足等症，我在临床上遇到血小板减少、贫血、慢性肝炎、营养不良等患者，也会嘱咐他们经常食用。

（3）韭菜苔炒豆芽

豆芽具有滋养润燥、清热解毒的作用，非常适合容易使人口干唇燥的春天食用。具体做法如下：

原料：绿豆芽 300 克，韭菜 100 克，油、盐、醋等调味品适量。

步骤：将绿豆芽择洗干净，韭菜苔洗净，切小段儿。锅内油热后，放入绿豆芽，炒一分钟后，加入盐。待绿豆芽变透明后，放入少许醋，放入切好的韭菜苔。韭菜苔炒熟后，即可出锅食用。

（4）炒豌豆苗

豌豆苗含丰富钾、磷等矿物元素，钾是维持肌肉运作的必需物质，并能调节血压。春天里，对于高血压的病人来说，经常食用，可以防止血压波动太大。具体做法是：

原料：豌豆苗300克，白芝麻20克，盐、芝麻油等调味品适量。

步骤：煮一锅水，烧开后加一点油和盐，放入豌豆苗焯烫一下。捞出沥干水分后放入凉开水里冷一下，这样小苗会很绿。最后加盐和芝麻油拌匀即可。

8. 春季长按这些穴位

（1）大敦穴

一些人到了春天，就容易"春眠不觉晓"发生春困，头脑混混沌沌的，工作效率低下。虽说是一年之计在于春，却由于春困就浑浑噩噩地过去了。对于这样的情况，我们可以经常按按大敦穴。"敦"是厚的意思，"大敦"所在的地方就是特别厚实的地方。位于大脚趾（靠第二趾一侧）甲根边缘约二毫米处，是肝经的第一个穴位。大敦穴又是一个井穴，"井"是源头的意思，经常按揉可以在源头上激发身体的阳气，消除春困。"大敦穴"可以按摩，也可以艾灸，能达到清肝明目之功效，可使您头脑清晰，神清气爽。

（2）行间穴

在中医的五行理论当中肝属木，木生火，如果您肝火太旺，就泻其心火。而"行间穴"就是一个泻心火的穴位。"行间穴"位于大脚趾和二脚趾缝上。它是一个火穴，春天肝火盛，也容易导致心火盛，具体表现有牙痛、口腔溃疡、鼻出血等症。根据中医"实则泻其子"的原则，多揉行间穴，就可以把心肝火从这里散出去了。

（3）太冲穴

肝为刚脏，出现疾病的时候，肝容易出现实火。无论是肝阳上亢还是肝气郁结久而化火，都是实火的表现。对于这些病人，我经常让他们按揉"太冲穴"。在脚背上大脚趾与二脚趾结合的地方向脚脖子方向推，推到两个骨头连接的尽头就是太冲穴。有人把"太冲穴"比作人体的出气筒，因为它是肝经的原穴和输穴，能够把肝气、肝火消散掉。所以通过按揉"太冲穴"，可以把人体郁结的气最大限度地冲出去。按揉方法就是仔细

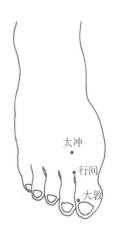

太冲
行间
大敦

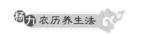

找到最痛的点，然后从"太冲穴"向足趾方向推揉，就可以把肝火泄出去。

（二）夏季养生法——养出好心气

《素问·四气调神大论》中有言"春夏养阳"。在我看来，这是古代先人对于时令养生的精准概括，这是告诉我们要顺应四时之气，"春夏阳令也，春时阳生，夏时阳盛"，在大自然阳气生发的季节，会同时调动体内的阳气也随之生发，到了夏季已经是阳气最盛的季节了。《素问·四时刺逆从论》说："夏者，经满气溢，入孙络受血，皮肤充实。"也就是说，夏天形成阳气在外，阴气内伏的生理状态。

1. 夏季养生注意养心

心是人体生命活动的主宰，为五脏六腑之大主，其他腑脏都是在心的统一领导下，进行分工合作而产生整体活动功能的。心主夏，夏天人的生命活动、物质代谢增强，需要充足的气血来维持。心主血脉、主神志，是人体生命活动的主宰，为五脏六腑之大主，其他腑脏都是在心的统一领导下，进行分工合作而产生整体活动功能的，所以夏季应注意养心。

养心包括补心气和清心火。到了夏天，身体内的各个脏腑代谢旺盛，需要的气血较多。所以夏天气血不足的人，会出现血压低、头晕、目眩等症状。这就需要我们补心气，因为"气行则血行"。我在夏天经常用玫瑰花泡茶，具体做法就是用干品玫瑰花3克泡水，可以根据个人口味，加入少许蜂蜜。玫瑰茶具有调理血气，促进血液循环，养颜美容的功效。经常饮用可以补养心气，促进新陈代谢，起到减肥消脂的作用。

对于已经出现了心血不足症状的，有一道茶叫"生脉茶"非常经典。曾经有一位女性患者，生完孩子几个月了，到了夏天一直出现血压低的情况，奶水也不太足。由于还在哺乳期，也不敢吃西药，就来找我看。我看她面黄肌瘦，舌头伸出来颜色发淡，脉象也是无力的，尤其是她的指甲，颜色发白，非常符合中医的心血不足证型。但是她很瘦，脾胃也有一点虚，又是夏天，我怕给她用上阿胶之类的中药，容易让她的脾胃生湿。就让她回去自己泡生脉茶喝，效果非常好。刚过了一星期，我看她气色就好了许多。生脉茶包括五味子 5 克、人参 3 克、麦冬 3 克、冰糖 10 克，用热水 500 毫升冲泡就可以了。平时有肢体倦怠、气短懒言、口干作渴、汗出不止等症状也可以服用。

关于心火，我们在前面也提到了一些，夏天正是自然界阳气最旺盛的时候，人体也会随着自然界把阳气提升到最盛的状态。但是如果阳气过盛，容易转而化热。就会出现心烦、口干、盗汗、睡眠不安、口腔溃疡、口干、尿黄、心烦易怒等症状。中医讲求心开窍于舌，心火旺也会在舌头上表现出来。如果你仔细观察就会发现这类病人的舌尖发红，严重的甚至会有小包块。我们平时要想预防类似病症，必须在饮食上多注意清一清心火。

味道苦的食物，多数都有清心火的作用。根据《神农本草经》和《黄帝内经》所提出的"味效"关系，"苦入心"，苦"能泄、能燥、能坚"，通过降心火来养心，从而坚心阴，同时苦还有燥湿祛暑的作用。夏天可以经常冲泡一些苦瓜茶，用干燥的苦瓜片 10 ~ 15 克，放入锅中，加盖用沸水焖 20 分钟即可饮用，由于苦瓜水很苦，可以根据个人的口味，加入一些冰糖。煮好后当茶喝就可以了，具有清热解暑、健胃解乏的作用。

2. 平时贪凉的人，应多食辛

虽说《黄帝内经》上说夏天要多吃一些苦味的食物，能够清心火和除去身体内的湿邪。但是我们应该采用发展、变化的观点来看待。古代哪里来的空调、冰箱？据史学家论证，古代专门有一种官员负责储存冰块的工作，在严寒的冬天挖取冰块，储存到很深的地窖里。等到夏天可以把冰块取出，用于降低食物温度，还可以给房间降温，但能够享受到这种待遇的只有少数地位特别高的王公贵族。现在，我们夏天贪凉，常喝凉茶冷饮、吹空调，身体内本来就会进入一些寒邪，而苦味的食物也是性寒凉的。所以夏季多吃苦不能一概而论，要根据个人的体质和生活方式来做出调整。否则再经常食用这些苦的食物，就会加重体内的寒邪程度，容易造成脾胃虚寒，出现怕冷、腹泻、胃痛等症状。

中医认为心属火，肺属金，火克金；当夏天心火过旺，火乘肺金，肺气就会受损。在五味中，"辛入肺"，且辛"能散、能润、能行"，因此夏季饮食可以通过"增辛"来养肺气助宣发、行气消胀。所以，对于贪凉的人群，可

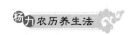

以适当多吃些辛润之物，如生姜、紫苏、木香等以助宣发、补益肺气，同时开发胃肠郁结，行气消滞。有句养生的俗语叫作"冬吃萝卜夏吃姜"说的也就是这个道理。

3.夏季养生防暑湿

天气炎热和多雨潮湿是出现外感湿热证的主要原因。夏天到了，降水就会比较多，降水蒸发在空气之中，湿度就会比较大。再加上外界环境的温度本来就比较高，人就容易感受暑湿之邪，造成体内湿热。

那么夏天待在空调屋内，不出去行不行？答案也是否定的。人们躲在空调房内，会造成毛孔闭塞，汗出不畅，把本来应通过发汗外泄的湿浊留在体内，也是引发湿热病症的一个主要原因。此外，平素喜欢肥甘厚味的人，或者有抽烟、饮酒、熬夜等生活习惯的人，更容易感受湿热之邪。

如果感觉身体困重、倦怠乏力、有被缠裹的感觉，以及胸闷气短、心烦急躁、不能很好地控制情绪，或者还有些人会感觉皮肤发烫，一般在午后比较明显，即使出汗后还是觉得烦热，此外还会感觉口腔异味，食欲不好，容易恶心，口干渴却不太想喝水，大便黏滞不爽或燥结，小便短黄等，一旦出现上述症状，就要警惕湿邪作祟了。

我有许多朋友都是湿热体质，在日常的生活中，我经常建议这些朋友多活动身体，出点汗，可以将湿热之邪排出体外，改善体质。但应注意的是运动应避开高温时段，不要被太阳直射，以凉爽的早晚为佳。适当多吃些辛凉、甘酸的食物，如茼蒿、茵陈、薄荷、鱼腥草、芥蓝、荞麦、薏苡仁、莲子、红豆、绿豆、西红柿、空心菜等，以清热去火；少食膏粱厚味，甘肥滋腻的食物，如动物脂肪、动物内脏、各类经过油炸、烧烤等高温加工的食品。

有时湿热之邪，留在皮肤容易导致皮肤出现脓疱、荨麻疹、丘疹性荨麻疹、湿疹、接触性皮炎等皮肤病。为了防止这些疾病的发生，平时生活一定要注意勤洗澡，保持皮肤清洁、干爽。淋雨后，衣服一定要洗晒晾干。

我有个治疗疮疖的经验方，经常给病人用，效果挺好。方法很简单，取鲜马齿苋200克，洗净捣碎，取汁涂抹在皮肤上，适用于化脓性皮肤病和外科感染，如暑令疮毒、疖肿、乳痈、丹毒等，一般1～2周可痊愈。前段时间有一病人，腰上出了个大红包，还时不时有黄稠脓液流出。此类病症多是由于热毒引起的疮疡，我想起《黄帝内经》上说："诸痛痒疮，皆属于心"，且肺主皮毛。而马齿苋既清心火，又散肺热，它的排毒功效既走血分，又走皮肤，内外兼治。我让患者回去找了一些新鲜的马齿苋，绞汁，敷于创面，过了三天，红包就下去了。

4. 夏季高温防中暑

夏天，天气高温，暑热难耐。经常在室外工作的人员，一定要注意防暑。中暑的病人一般表现为口渴、食欲不振、头痛、头昏、多汗、疲乏、虚弱、恶心及呕吐、心悸、脸色干红或苍白、注意力涣散、动作不协调、体温正常或升高等。严重的可能会表现为全身的自主神经功能紊乱，甚至导致死亡。

夏天防中暑，可以常备藿香正气水。藿香正气水解表化湿、理气和中，用于外感暑湿引起的发热、胸闷、腹胀、吐泻、食欲不振等，是解暑的良药，但气味怪异，喝下去还有一种辣喉咙的感觉。对于抗拒这种味道的人群，可以用外敷肚脐的方法，也能够达到效果。用棉球吸饱药水，放在肚脐上，用胶布或创可贴贴住，在去室外活动之前贴上即可。

另外，在室外工作一定要注意补充水分。人体可以通过出汗，将身体内的热量散发到体外。但是出汗会散发许多水分，需要通过饮水及时地补充。我建议喝三豆汤，既解渴又消暑。具体做法是用绿豆、赤豆、黑豆各20克。加水2000毫升，小火煎成1000毫升。可以在外出工作的时候带上，连豆带汤喝下即可。

5. 防蚊虫，试试下面的小验方

夏天，湿热的环境是蚊虫容易滋生的季节。平时要注意经常打扫房间，保持室内的干净卫生。尤其要经常清理墙角和狭小的缝隙，那里正是蚊虫滋生的场所。

此外，还可以在家里种几盆薄荷。薄荷的味道辛凉清香，具有很好的驱除蚊虫的作用。如果遇到蚊虫叮咬，起了红色的小包，取新鲜的薄荷叶捣碎，敷到患处，很快就会消失。另外还可以试试家中常见的两样东西：茶叶和西瓜皮。茶叶中含有茶多酚，能杀菌、消炎、止痒。可用少许茶叶，加水，将

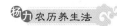

其捣烂成糊状后外涂。西瓜皮性凉，能快速降温，接触皮肤后其水分蒸发能带来一定的清凉感，从而快速止痒。可用西瓜皮来回擦拭被叮咬的皮肤。

6. 冬病夏治，三伏贴效果好

所谓冬病夏治，在中医看来，一年中的三伏天是最热的时候，而此时人体的阳气最为旺盛，因此通过生姜、白芥子、细辛等辛温药材的定点施用，可以驱散冬季慢性疾病的寒气。

冬病夏治，可以用中医的许多疗法，例如中药、针刺、艾灸等来治疗。贴三伏贴是一种普及率最高且容易被大众接受的疗法。贴三伏贴至今已有数百年的历史，最早可追溯至清朝，其治疗原理主要是通过在三伏天时，把特制的膏药贴在人体后背的某些穴位上进行慢性疾病的改善或治疗。这些疾病可以包括过敏性鼻炎、慢性支气管炎等秋冬发作的疾病，故称其为"冬病夏治"之法。

药物通过胶带固定在特定的穴位之上，可以对穴位产生刺激作用，引导经络产生正面的变化，调节人体内的气血运行，使体内各个器官的阴阳达到一种平衡状态，进而对已出现不良症状的身体机能产生温和、有效的调节作用。同时，中药的有效分子可直接通过皮肤进入人体内环境，发挥其生物效应。此外，由于作用于穴位，药物分子还可以通过经络运行，到达身体各个需要调节的器官。

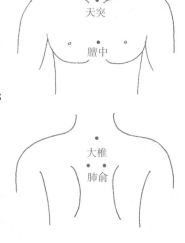

三伏贴一般选择身体前面的膻中（位于两乳头连线的中点）、天突（位于胸骨上窝中央），以及后背的大椎（位于第七颈椎棘突下凹陷处）、肺俞（位于背部，第三胸椎棘突下左右旁开二指处）等穴。具体来说，哮喘病人选天突、肺俞；鼻炎病人选择大椎、肺俞；慢性支气管炎病人选择膻中、肺俞等。具体穴位还应当参照身体的具体情况，建议到医院，根据医生的建议治疗。

为确保疗效，一般药饼须贴 4 ~ 6 小时。刚贴上去时感觉凉凉的，稍微过一会儿，局部会有发痒、发热的感觉。一定要贴过午时，如果无特别不适，可适当延长贴敷时间。皮肤比较敏感的患者，需仔细观察敷贴过程中皮肤的反应，若灼热刺痛、发痒、发热明显，则应及时取下药饼。药饼贴好以后最好不要进空调房间，因为遇冷会使毛孔收缩，影响药物吸收；也不要大量运动，因为出汗会使固定药饼的胶布脱落，最好在阴凉的地方，或适当地用电扇微风吹拂。药饼取下后可以洗澡，但不要搓背，穴位上的水用毛巾轻轻吸干。

7. 夏天如何睡，是有讲究的

《素问·四气调神大论》中说："夏三月，此谓蕃秀，天地气交，万物华实，夜卧早起，无厌于日。"夏天昼长夜短，人体也应该顺应自然界的昼夜变化规律，晚上到十点多睡觉，早上天亮就起床。

但是为了维持一天的精神与活力，在中午睡午觉就显得非常的重要，但并非睡得时间越长就越好。现代医学研究，午时睡得时间过久，大脑中枢神经会加深抑制，促使脑细胞毛细血管关闭时间过长，使大脑的血流量相对减少。所以睡的时间越长，越是感到疲倦，不利于醒后很快进入工作状态，甚至醒后有不舒服的感觉。因此，午睡时间不宜过长，以半小时至一小时左右为宜。

8. 养生食谱要记牢

日常饮食首推清热祛湿、健脾和中的食物。冬瓜、绿豆芽、白菜、苦瓜等能清热；薏苡仁、芡实、赤小豆等能利水渗湿。薏苡仁粥、赤豆粥等都是这一季节不错的选择。少吃肥腻、甘甜的食物。也不要暴饮暴食、酗酒，因为饮食没有节制、肥腻味甘的食物吃得过多会加剧湿热蕴结于脾胃。这个季节食物很容易霉变，误食霉变食品易引发胃肠炎，甚至食物中毒，所以要格外注意食品的卫生和新鲜度。另外，饮食宜清淡。炎夏的饮食应以清淡质软、易于消化为主，少吃高脂厚味及辛辣上火之物。清淡饮食能清热、防暑、敛汗、补液，还能增进食欲。下列蔬果推荐大家在夏季食用：

（1）苦瓜

在中医看来，人体的五脏功能和自然界的五行、食物的五味及四季消长的变化相对应。其中，夏季属五行中的"火"，对应五脏中的"心"，这就是夏季饮食为何主张多吃苦的原因。所以夏天经常食用苦瓜等苦味蔬菜，可以

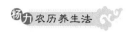

很好地清心火。

（2）西瓜

西瓜具有除烦止渴、清热解暑的作用。适用于热盛伤津、暑热烦渴、小便不利、喉痹、口疮等症。夏季也是西瓜大量上市的季节，是一种性价比高的养生食物。

（3）黄瓜

黄瓜含水量约为97%，是生津解渴的佳品。鲜黄瓜有清热解毒的功效，在除湿、滑肠、镇痛等方面也有明显效果，夏季便秘者宜多吃。

（4）大蒜

夏季是人类疾病尤其是肠道传染病多发季节，多吃些大蒜，可预防这些疾病。大蒜含有丰富的植物广谱杀菌素，对各种细菌、真菌、病毒有杀灭和抑制作用，最好生食。

（三）秋季养生肺当先

秋季是农历的七、八、九三个月份，也就是阳历的8～10月，包括立秋、处暑、白露、秋分、寒露、霜降等6个节气。在这个时候，夏季的炙热气息已开始慢慢退却，人们浮躁的心情也在凉凉秋意之中渐渐得到冷却。秋高气爽，我们往往容易在迷人秋景中忘情作乐，而忽视了养生大业，待到我们醒悟之时，已经为时已晚。许多我们没注意到的因素往往在不经意间毁坏着我们的身体，影响着我们的身体健康。

秋季的特点在于由热转凉，阴长阳消，是四时气候中由炎热到寒冷的一个过渡时期。《黄帝内经》中讲道："秋三月，此谓容平。天气以急，地气以明，早卧早起，与鸡俱兴，使志安宁，以缓秋刑，收敛神气，使秋气平，无外其志，使肺气清，此秋气之应，养收之道也。逆之则伤肺，冬为飨泄，奉藏者少。"

节气的转换时期是天地当中非常关键的时刻，《易经》中说道："变化莫大于四时。"《诗经》中有"七月流火，九月授衣"，意思是说在农历七月大火星西行，天气开始转凉。九月份来临的时候，快到冬天了，于是开始分发棉衣以作御寒的准备。从立秋之后，我们就要格外注意天气一丝丝不经意间的变化。古时，人们对节气的转变极为重视，因为它不仅仅关乎着一年的农事，也时刻关乎我们的健康。顺天而行，可得长寿。而今时今日人们却忽视了这些极为重要的细节，故而各种反常的病症层出不穷。

1. 养肺重在平

在秋季，我们往往会发现一个现象，就是自然界动物们的争斗在逐渐地减少，而它们更多的行为则是去不断地收集各自的食物，作为寒冬来临之时的食物储备。因为此时此刻天地会逐渐散发出一种收、平的氛围，并且这种氛围会随着秋季的不断深入，而慢慢转化成一种肃杀之气，这就是容平之气的极致外现。到了深秋之时，动物之间的那种打斗会变得更加的少，这就是因为动物们要回避天地间那浓重的肃杀之气。动物尚且如此，何况我们人类呢！

我们的身体在容纳了脾土运化而来的能量之后要做什么事情呢？就是这个"平"字。因为脾土所运化而来的各类能量是杂乱无章的，我们的身体无法直接运用这些能量。它需要肺来平之，就是把这些能量分配好的意思。而这些能量当中最重要的就是气与血，它们都是需要靠肺来治理的。

《大学》云："修身，齐家，治国，平天下。"这个平可不是平定天下的意思，而是说自己的个人品德修为达到了能够使天下太平的水平。简单点说就是"求大同，存小异"。而在《易·谦》有："君子以裒多益寡，称物平施。"当中的"平"，更是精妙地反映出"秋三月"当中"容平"当中的"平"字一意。就是使其平之，使得进入体内的各类能量均等分好然后再分配下去。

而肺是怎么分配的呢？中医认为，十二时辰当中的寅时（清晨3~5时）肺经当令，肺经在运行的过程中把人的气血、能量重新分配，散布全身，以维持各脏器组织的正常运转。

《素问·灵兰秘典论》当中提到："肺者，相傅之官，治节出焉。"相傅就是古代的宰相，丞相的作用就是：向上，承接皇帝的意志；向下，维持黎民百姓的生机。同时人正常气机的最关键表现就在"节"，人体有节，天地之间也有节。天地之节就是二十四节气，天地之气运转正常，二十四节气气候就正常。人的气机是否正常，也要通过节来表现，而要想平分好身体内的这些气血津液，唯有被称为相傅之官的肺具有这样的能力。

下面介绍一个补益中气，养肺的药膳——山药杏仁粥。

原料：杏仁 30 克，山药 50 克，小米 250 克。

做法：先把山药洗净，切成片，然后煮熟；把小米放在锅内用中火炒至散发出香味，再把小米磨成细粉；把杏仁炒热，去掉杏仁皮然后切碎；最后把以上药粉混合在一起，加水（500 毫升）搅拌均匀，然后煮成粥即可。

功效：补中益气，养肺。适用于秋季变凉而致的燥咳，心烦不眠，慢性支气管炎等症。

2. 入秋神当收

农历七月，立秋之后，虽然还没有真正地步入秋天，但暑热之气已经渐渐退却了。早晚温差也开始逐渐拉大，晚上已开始有凉意袭来。在这个时候日常的风雨渐渐增多，气候变化无常，我们如果不注意调整饮食作息习惯，往往会感染疾病，所以常言道：多事之秋。入秋之后，人们身体的消化功能开始下降，抗病能力也有所减弱，如果不注意就有可能发生腹泻等肠胃疾病。婴幼儿在此时段为腹泻的易感人群，所以"秋季腹泻"患者多为婴幼儿。

立秋后的精神调养也十分重要，我们应该做到内心宁静，神志安宁，心情舒畅，切不可在秋天的萧瑟场景中触发自己的悲忧伤感之情，这样我们才可以适应秋天的容平之气。生活上应开始"早卧早起，与鸡俱兴"，每日早早起床，不可贪睡；早早入睡，不可贪玩。这是因为早睡可以顺应天地阳气的收敛之机；早起是为了让肺得到舒展，呼吸呼吸清晨的新鲜空气，排出体内积蓄一夜的废气，且防收敛太过。

下面推荐一道强健脾胃、收敛神气、调养精神的食疗方——百合莲子汤，具体做法是：

原料：干百合 100 克，干莲子 75 克，冰糖 75 克。

做法：将干百合用水浸泡一夜，仔细冲洗干净。把干莲子浸泡 4 小时，冲洗干净。再将百合、莲子全部放入清水锅内，用大火煮沸后，加入冰糖，然后换小火续煮 40 分钟左右即可食用。

功效：莲子具有清心醒脾、补脾止泻、安神明目、涩精止带的功效，可以治疗心烦失眠、脾虚久泻、大便溏泄、久痢、腰疼、男子遗精、妇人赤白带下等。百合不仅可以镇咳祛痰、滋阴润肺，而且可以宁心安神。两物合用，适合在秋季调养脾胃，预防腹泻，还能收敛情志，调摄精神，能更好地适应秋季的容平之气。

3. 仲秋莫悲秋

农历的八月份，是一年当中秋天特点最为显著的时节，含有"白露"和"秋分"两个节气。白露过后，天气开始一天比一天凉意更浓。俗话说得好："白露秋分夜，一夜冷一夜。"秋分之后，白昼时间渐短，黑夜时长渐加，昼夜的温差进一步地加大。《春秋繁露》中记载："秋分者，阴阳相半也，故昼夜均而寒暑平。"就是说在秋分这一天，白昼和黑夜的时间是一样长的，过了秋分之后，黑夜会渐渐比白昼长。

在这个时间段的养生重点在于对精神的调养，应该遵从着阴阳平衡的天地规律，使机体保持"阴平阳秘"的良好状态。因秋天有万木凋零，草枯叶落之景，人们很容易产生"悲秋"之情，"秋风秋雨愁煞人"的情绪是要不得的，这不利于我们神志的收敛。所以我们要培养乐观的情绪，保持神志的安宁，以和秋天容平之气相适应。天气晴朗的时候，多出去走走，享受享受大自然的美景，排解一下秋愁。最适宜的运动莫过于登山了，秋高气爽，在晴朗的日子里，登高望远，看万山红遍，层林尽染，使自己身心愉悦，心旷神怡，不亦悦乎。精神愉悦了，身体的各个机能自然也就处于良好的状态。

4. 晚秋要防寒

农历九月，秋将去也。只剩下寒露和霜降两个秋天里的节气。秋天将去，寒气增长。俗语有云："白露白花花，寒露添衣裳。"就是说寒露来临时人们就应该加衣服了。中医中讲究"春夏养阳，秋冬养阴"。所以说我们在秋季必须保养好体内阴气，当气候变冷之时，正是人体阳气收敛，阴精潜藏于内之时，故应当以保养阴精为主。

秋天所属脏器为肺，肺者，喜润恶燥。而"金秋之时，燥气当令"，故而

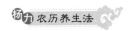

此时最该防止燥邪伤肺，进食多以润燥滋阴为主。

（1）推荐食疗

冰糖雪梨

食材：多晶冰糖200克，不要单晶的。区别是：单晶的呈半透明的纯白色规则的小方粒；而多晶的冰糖是像水晶一样形状不规则的微黄块状。梨子2个，尽量是汁多皮薄的那种。

做法：在锅里放入300毫升水，烧至快要鼓泡时，再将适量冰糖放入水中，继续小火加热，可听见冰糖在水里噼里啪啦地响。待冰糖完全融化后，加入被切成小块的梨子，继续小火炖40～60分钟后关火，待汁水微热或者凉了再喝。若是一次没喝完，可以把剩下的放入冰箱，第二天取出再喝，口感依然很棒。

功效：滋阴润肺，养胃生津。

山药百合大枣粥

食材：鲜山药60克，新鲜百合15克，大枣10枚，薏苡仁20克，大米100克。

做法：将山药、百合、大枣、薏苡仁、大米洗净加入1200毫升水煮粥，用电饭煲煮就可以。

功效：山药具有补脾和胃之功能，百合清热润燥，大枣、薏苡仁健脾和胃，它们放在一起使用具滋阴养胃、清热润燥的作用。

（2）揉鼻健身

"肺开窍于鼻"，我坐诊时，经常发现一些对冷空气过敏的患者，秋风一吹，他们便不停伤风感冒，流清涕、打喷嚏、咽喉痛、咳嗽。对于这类患者，我常常建议他们从初秋起就开始做预防工作，就可以避免此类情况。

可以每天清晨坚持用冷水洗面，洗完脸后，再用温盐水清洗鼻孔。

另外还可以按摩鼻部迎香穴。

位置：迎香穴位于面部，在鼻翼旁开约一厘米的皱纹中（在鼻翼外缘中点旁，鼻唇沟之中）。

按摩方法：将食指尖置于迎香穴，做旋转揉搓。鼻吸口呼，吸气时向外、向上揉搓，呼气时向里、向下揉搓，连做 8 次，多可至 64 次。

功效：清热散风，宣通鼻窍，预防感冒。如有伤风感冒、鼻流清涕或鼻塞不通，建议多多按摩迎香穴。当您牙痛时，指压迎香穴，也可以快速止痛。

5. 秋季养生小细节

（1）不忙加衣

俗话说"春捂秋冻"，怎么冻呢？秋季阳气渐消，阴气渐长，天气开始变得凉爽。"秋宜凉，未寒不忙添衣裳"，简单点说就是不要过早过多地增加衣服。适宜的凉爽刺激，有助于锻炼耐寒能力，在温度逐渐降低的环境中，经过一定时间的锻炼，能促进身体的物质代谢，增加产热，提高人体对低温的适应力。过早地加衣则容易出现衣多汗出，津伤气泄，不符合阴精内收、阳气内敛的秋季养生之道，所以我们要适当地秋冻。

但是也不能过度地秋冻，"一场秋雨一场寒，十场秋雨就穿棉""白露秋分夜，一夜凉一夜"。白露过后，天气渐凉，我们在这个时候就应该随气候变化适当增衣。民谚"白露身不露"，就是说过了白露这一天，尽量不要衣不蔽体。秋初夏末，热气酷甚，不可脱衣裸体，贪享秋凉。秋季早晚凉，中午热，大汗之后忌脱衣裸体，应该及时换掉湿衣，避免遭受风寒邪气的侵入而引发疾病。如果我们要在秋季远足，应该多带几件秋装，如夹克衫、春秋衫、薄毛衣等御寒之物，以备不时增减。

（2）运动适宜

秋风习习，气候凉爽，正是锻炼身体的大好时机。我们可以根据自己的实际条件进行适度的散步、长跑、打太极拳、五禽戏、练气功等户外运动。户外锻炼不仅可以增强体质，提高我们的耐寒抗病能力；还可以补养肺气，消除秋愁。

秋季锻炼或劳动，最重要的是要遵守"秋季养收"的原则，就是说我们应该做到阴精内蓄，不随阳气外耗。情绪宜安宁清静，收敛神气，动作宜平缓温和，不可汗出淋漓，锻炼到周身微热就可以了，若是出汗就应该停止运动了。

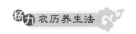

"津常咽，齿常叩"也是大有益处的，"漱津咽唾，可以润五脏，悦肌肤，令人长寿不老"，就是说唾液可以滋润五脏，对我们的身体有很大好处，可以使人长寿。医学研究表明，唾液中含有免疫球蛋白，能抵御病菌侵袭，具有促进伤口愈合的奇妙作用，是天然防癌剂。所以我们吃饭时应该细嚼慢咽，增加口腔内唾液的分泌量，这样不仅可以显著减少胃肠病的发生，并有助于延缓身体机能衰老。

（3）保证睡眠

我们要想有一个好身体，夜里三点到五点的良好睡眠是必须要保障的。如果我们在这个时候不睡觉，就会干扰肺气对全身气血的输布。因为肺气要想平均地分配气血到身体各部，所有的脏器各部门最好都能保持一个相对平静的局面。如果这个时候，突然有个部门处在活跃的状态，那么它要的气血就会多，就会干扰中央输布的功能。这样对于身体之气血的储备分配是极为不合适的。

（4）调理饮食

秋季的膳食要以滋阴润肺为基本原则。年老胃弱者，可采用晨起食粥法以益胃生津，如百合莲子粥、银耳冰糖糯米粥、杏仁川贝糯米粥、黑芝麻粥等。此外，还应多吃一些酸味果蔬，少吃辛辣刺激食品，这对补益肺气是大有好处的。

（5）预防疾病

秋末气候转凉，调查资料显示这个时期是中风和心肌梗死发病的高峰期，极容易导致年老体弱者猝死。患有慢性支气管炎、肺气肿和肺心病的人，对此时天气的变化也很敏感，很容易导致旧病复发、病情恶化。因此患有这类疾病的患者应特别注意提高警惕、强预防，家中应备有相应的急救与治疗药品（速效救心丸、万托林、喘康速等），以防万一。

（6）防范秋燥

秋天气候干燥，因而皮肤水分蒸发快，故易造成皮肤干裂、皱纹增多、咽喉燥痛、大便秘结等，因此秋天预防秋燥是重要的保健原则。室内要保持一定的湿度，重视补充机体水分，要避免过劳和剧烈运动使津液耗损。为了防止皮肤干燥可涂擦各种护肤霜，但应注意口唇干裂不可擦甘油，更不可用舌头经常舔，否则会使口唇干燥皲裂加重。

（7）慎食瓜果

夏季大量食用瓜果虽然不至于造成脾胃疾患，却会使肠胃抗病力下降，入秋后再大量食瓜果，势必更助湿邪损伤脾阳，脾阳不振不能运化水湿，腹泻、下痢、便溏等急慢性胃肠道疾病就会随之发生。因此，入秋之后应少食瓜果，脾胃虚寒者尤应注意。

（8）进补适宜

常言道："秋冬进补，春来打虎。"但进补时要注意不要无病进补和虚实不分滥补。中医的治疗原则是虚者补之，不是虚证病人不宜用补药。虚病又有阴虚、阳虚、气虚、血虚之分，对症服药才能补益身体，否则适得其反。还要注意进补适量，忌以药代食，提倡食补。秋季食补以滋阴润燥为主，如乌骨鸡、猪肺、龟肉、燕窝、银耳、蜂蜜、芝麻、核桃、藕、秋梨等。这些食物与中药配伍，则功效更佳。

（9）收敛心志

肺主悲，秋天人们容易触景生情，所以秋天要非常重视精神调养，这是因为此时气候渐冷，日照减少，风起叶落，特别是北方，万木凋零，草枯叶无，易使人产生悲观之情，尤其生活、工作中遇到不如意的事情，更容易让人精神压抑。所以，此时人们要注意控制情绪，避免伤感，多做开心喜好之事，保持良好的心态，平安度过秋季。

上肢部位为"手三阴、手三阳之脉"的要道，是内连脏腑外络肢节的重要部位。按摩上肢有疏通经脉、调和气血之功能，对焦虑抑郁、心烦不安及上肢病痛有良效。

上肢部按摩法：每日早晚按揉各60次，即从上内侧腋下（极泉穴）至腕部内侧（内关穴）；从外侧腕部（外关穴）至肩部（肩井穴）。

（10）营养原则

秋季，重在补肺润燥。故而秋季的饮食原则为：少食辛味，多食酸味，秋季是以养人体阴气为本，回收阳气为主，主要是为了平稳地度过夏冬两季的冷热交替，故而多食用一些性温的食物，少吃寒凉之物，以保人体正气长

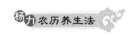

存。可多食用含水分较多的水果，以及蜂蜜等甘甜柔润之物，这不但可以给身体补充水分，防止因气候干燥引起的嘴唇开裂，还可以润养肺阴，防止燥邪伤肺，引起疾病。可以在清晨起床饮一杯淡盐水，晚上再来一杯蜂蜜水，既可补水分，防便秘，又可养生抗衰老。总而言之，秋季进补要甘温润养，既不可过热，又不能太凉，要以不伤阳不耗阴为度。

宜食之物

主食及豆类：糯米、糙米、高粱、豆腐、豆浆、扁豆、大米、小米、玉米、荞麦、大麦、小麦等。

蛋、奶、肉类：牛肉、鸭肉、羊肉、乌骨鸡、鲍鱼、鳝鱼、蛋类、奶类等。

蔬菜类：豆芽、菜花、菠菜、胡萝卜、茄子、莲藕、甘薯、马铃薯、山药、芋艿、芹菜、小白菜、莴笋、洋白菜、南瓜、菱角、百合、香菇等。

水果类：橘子、柚子、葡萄、柿子、梨、苹果、枣、香蕉、山楂等。

饮食禁忌

忌食香燥辛热之物，如蒜、葱、生姜、八角、茴香等辛辣的食物和调味品，多食会助燥伤阴，可以加重内热，使燥邪侵犯人体。

忌食油腻煎炸之物，如炸鸡腿、炸鸡翅等，秋季食用后难以消化，容易积于肠胃之内。加之脾胃功能较弱，食用油腻煎炸的食物会加重体内积滞之热，不利于人体适应秋季的干燥之性。

忌生食水生植物。秋季是大部分水生植物收获的季节，也是囊蚴最多的季节。如荸荠、菱角等，它们大都质白鲜脆、清凉爽口，吃起来味道很鲜美，并有清热解毒、开胃消食、化痰止咳等医用功效。但是，生吃这类水生植物，极容易导致姜片虫的感染，使肠黏膜发炎、出血、水肿，甚至形成溃疡，一般常出现腹泻、食欲不振；儿童感染后，会出现脸部浮肿、发育迟滞、智力减退等现象；少数情况严重者，可因衰竭或虚脱导致死亡。因此，秋季忌生吃水生植物。

（四）冬季养肾为本

《黄帝内经》有云："冬三月，此谓闭藏。水冰地坼，无扰乎阳，早卧晚起，必待日光，使志若伏若匿，若有私意，若已有得，去寒就温，无泄皮肤，使气亟夺，此冬气之应，养藏之道也。逆之则伤肾，春为痿厥，奉生者少"。

冬天的三个月，是万物闭藏生机的时期。在这一季节里，水面结冰，大地冻裂，所以我们要顺应天时，不要扰动体内阳气，要早睡晚起，一定要等到阳光出现再起床，使我们的情志就像军队埋伏、就像鱼鸟深藏、就像人有隐私、就像心有所获等一样，还要远离严寒之地，靠近温暖之所，不要让肤腠开启出汗而使阳气大量丧失。这就是顺应冬气、养护人体闭藏机能的法则。如果我们违背了这一法则，就会伤害到我们的肾气，到了春天还会导致四肢痿弱逆冷的病症。为什么会这样呢，是由于身体的闭藏机能在冬天没有能得到应有的养护，以致供给春天时焕发生机的能量少而不足的缘故。

1. 冬季养肾必当先

中医理论认为"肾为冬脏、应冬气"，肾主闭藏，封藏一身精气，与冬季相应。冬季寒封万里，万物蛰伏。冬天为肾主令，适宜补充阳气，养护肾气。而且，冬天寒冷，寒邪首先侵袭的就是人之肾，只有肾气充沛才能抵御寒邪，预防病患。那么我们在冬季该如何养肾呢?

（1）食疗养肾

饮食当以清淡、低脂肪、低盐、富含维生素为准则。尤其是慢性肾脏病患者对蛋白质的摄入量也要进行严格的控制。冬三月草木凋零、冰冻虫伏，是自然界万物闭藏的季节，人的阳气也要潜藏于内，脾胃功能相对虚弱，若再食寒凉，就会损伤脾胃阳气，因此冬季忌食寒性食物。

推荐食疗：七子粥

原料：枸杞子20克，红枣10枚，花生30克，莲子20克，南瓜粉30克，小米100克，黑豆50克。

做法：将以上食材中加入1500毫升纯净水，放入电饭煲中熬粥即可。

功效：此粥能润燥、安神、增强免疫力、补血养血、防癌，补充人体所需各种维生素和矿物质。

（2）穴位护肾

揉命门穴：以两手掌心上下推揉命门穴（第二、三腰椎棘突间）30次，

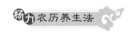

感觉到局部温热最好。

揉腰眼穴：双脚与肩同宽，两手按腹部两侧，拇指向前，用中指按至腰眼（第四腰椎棘突下，旁开 3 寸凹陷处），各旋转按压 30 次。

揉关元穴：将左手掌放在关元穴（脐下 3 寸）处，向左右各旋转按揉 20 次。

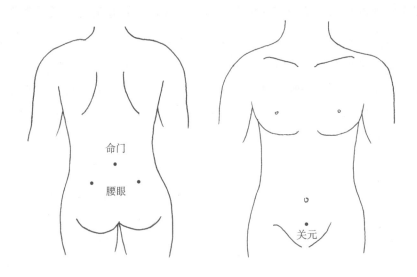

揉涌泉穴：用拇指稍用力按压两侧底足涌泉穴（足底前 1/3 凹陷处），左右旋按各 30 次。

揉太溪穴：用拇指稍用力按压左右太溪穴（内踝尖与跟腱连线的中点），左右各旋按 20 次。

揉三阴交穴：用拇指稍用力按压两侧三阴交穴（内踝上 3 寸处），左右各旋转按压 20 次。

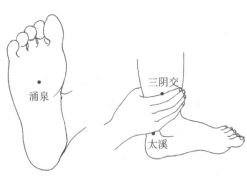

（3）节欲保肾

《黄帝内经》云："精者，生之本也。"一个人寿命的长短很大程度上取决于肾精的充盈程度。冬季应减少房帷之事，以保肾元，养肾长全。

冬季性生活过度会造成肾阴阳两亏。一般建议：年轻人应控制在 1 周内 1 ～ 2 次，中年人半月 1 ～ 2 次，老年人 1 月 1 ～ 2 次，同时应特别注意防寒，切勿让寒邪入体潜伏。

（4）运动健肾

活动活动筋骨，可补益肾气，提高抵抗力。根据个人身体情况适度进行体育锻炼，可以增强体质。肾病患者锻炼应以小运动量为主，如散步、打太极拳、练五禽戏等。进行户外活动时应注意室外的温度和空气质量，若天气变化，应尽量避免外出。

2. 多晒太阳胜药补

《黄帝内经》曰："故阳气者，一日而主外，平旦人气生，日中而阳气隆，日西而阳气已虚，气门乃闭。是故暮而收拒，无扰筋骨，无见雾露，反此三时，形乃困薄。"并尤为强调人在冬季"必待日光"。

冬季是一年中最寒冷的季节，天寒地冻，草木凋零，鸟兽蛰伏，万物闭藏。值此之际，人们也应当顺应天时"去寒就温"。这一点对于耐受严寒能力弱的老人和小孩尤为重要。

药王孙思邈的《备急千金要方》中就写道："凡天和暖无风之时，令母将儿于日中嬉戏，数见风日，则血凝气刚，肌肉牢密，堪耐风寒，不致疾病。"非常明确地讲述了晒晒太阳可帮助小儿防治疾病、促进其生长发育。古时的文人墨客对"冬日负暄"的称赞更是不绝于耳，冬日负暄即在冬天背朝太阳取暖。白居易认为冬日负暄如饮美酒，他在《负冬日》中吟到："杲杲冬日出，照我屋南隅。负暄闭目坐，和气生肌肤。初似饮醇醪，又如蛰者苏。外融百骸畅，中适一念无。旷然忘所在，心与虚空俱。"又如周邦彦的《曝日》："冬曦如村酿，奇温止须臾。行行正须此，恋恋忽已无。"

现代医学研究表明，日光中的紫外线对人体的影响很大，虽然紫外线我们肉眼看不到，但它却能杀死皮肤上的细菌，增强皮肤的弹性、光泽及抵抗力，并能刺激机体的造血功能，提高机体免疫功能，改善体内糖代谢，促进钙、磷代谢和体内维生素 D 的合成。而占日光 60%～70% 的红外线，却能透过表皮到达皮下组织，对人体起到热刺激作用，从而使血管扩张，加快血液循环，促进体内新陈代谢。故而，每次沐浴在日光之中时，人们似乎总能感觉到它直捣心胸，滋肝润肺，使身体豁然舒展、振奋。

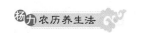

所以，在凛冬之际，晒太阳不失为一种低碳环保的养生大法。

3.冬季该如何进补

人体受寒冷天气的影响，机体的生理功能和食欲等均会发生变化。因此，合理地调整饮食，保证人体必需营养素的充足，对提高中老年人的耐寒能力和免疫功能，尤其是使那些患有慢性疾病或身体虚弱的人安全、顺利地越冬是十分必要的。

医学研究表明，冬天人们情绪容易低落，郁郁寡欢。当工作、生活遇到不顺心的事情就可能诱发抑郁症。所以冬天应做到精神安静，保护阳气，不过度消耗阴精，要保持良好的心态，多做一些自己喜欢的事情，遇到不愉快的事情要及时排解，疾病就不会找来。平时要做到早卧晚起，保证充足的睡眠，注意背部保暖，这样，有利于阳气潜藏，阴精蓄积，穿着也应注意保暖。

中医讲究"虚则补之，寒则温之"。所以冬季的膳食原则以多吃温性、热性的食物为主，用以提高人体的抗寒耐冻能力。冬季进补，应选富含维生素、蛋白质及易消化的食物。例如：玉米、糙米、黑豆、豌豆、小麦等主食；鸡肉、羊肉、牛肉、猪腰子及带鱼、鲢鱼、虾、鲤鱼、鳝鱼等肉类；芝麻、栗子、核桃、桂圆等果品。体质虚弱的老人小孩可常吃瘦肉、蹄筋、炖母鸡，喝些牛奶、豆浆以增强体质。

以下推荐几个冬季进补的食疗方：

（1）木耳炒肉片

食材：黑木耳干品 15 克，猪瘦肉 60 克。

做法：黑木耳用温水发好、洗净，猪瘦肉切片放入油锅中炒两分钟后，加入发好的黑木耳同炒，再加食盐适量，清汤少许，焖烧 5 分钟即可食用，每周 3 次即可。

功效：黑木耳益胃滋肾、调理中气，与猪瘦肉合用，可补益脾胃、调理中气。

中医认为，冬季已到了进补的大好时节。说到进补，很多人都理解为要吃营养价值高的贵重补品。其实进补是有讲究的，要"因人、因时、因地"进补，才能真正达到养生的目的。具体地说，就是要通过养精神、调饮食、练形体、适寒温、慎房事等综合调养方法，以达到强身健体的目的。

饮食宜忌：可多吃羊肉、牛肉、芹菜、白萝卜、土豆、大白菜、菠菜、苹果、桂圆等。忌生冷如海鲜等大寒之品及冷饮。

（2）当归生姜羊肉汤

食材：当归12克，生姜30克，羊肉250克。

做法：将羊肉洗净切块，同当归、生姜一同放入砂锅内，加水1200毫升共熬汤，羊肉烂熟后加调味品，饮汤食肉，每周1～2次。

功效：当归活血养血，生姜温中散寒，羊肉养血益肾，合用可补血益肾、温中补虚。

（3）当归枸杞炖羊肉

食材：当归15克，桂圆10克，枸杞子15克，羊肉500克。

做法：羊肉切块，加生姜用开水稍煮，捞出沥干，加入各药、上汤，隔水炖熟，饮汤吃肉。

功用：羊肉温热，含蛋白质、脂肪、糖、钙、磷、铁、维生素A等，有补阴壮阳、补虚劳、益气血的作用。桂圆补益心脾，可去羊肉膻味。当归补血养血、活血化瘀。当归枸杞炖羊肉可补阴壮阳，补益心脾。

4. 按摩保健过严冬

人体有五大保健部位，分别在背部、脊柱、前胸、腹脐和耳部。冬季每天做好对这五个部位的保健，能够促进新陈代谢、扶助正气，从而达到强身健体、祛病延年的效果。

部位一：背部

保健目的：提高免疫力，预防感冒。经常对背部肌肉进行刮痧、搓擦、捶按、拍打，可以疏通经络，宁心安神，可以帮助预防感冒，另外，搓擦背部对中老年慢性病患者有一定的辅助治疗作用。

保健方法：在每天早晚擦（搓）背、拍背或用保健锤敲背部（包括背部和颈部）；或进行背部按摩理疗，如背部刮痧、捏脊、拔火罐等。

部位二：脊柱

保健目的：促进消化，预防脊柱常见病。现在约有70%的人因平时缺乏

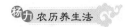

对脊柱的正确保健而使之产生了病变。脊柱有四个生理弯曲，最易发生病变的有颈部（颈椎病）和腰部（腰肌劳损、腰椎间盘突出症）。

保健方法：儿童厌食、偏食可以沿脊柱两侧夹脊穴按摩。每天晚上可以对脊柱进行按摩、刮痧、走火罐、轻轻拍打。在脊柱进行针刺、中医蜂疗及艾灸，对脊柱各段脊髓分出的神经疼痛及强直性脊柱炎有治疗效果。

部位三：前胸

保健目的：增强心肺功能及胸腺功能。胸腺位于器官前部，处于前胸的位置。一个人免疫功能的强弱，在一定程度上取决于胸腺素浓度的高低，对胸腺予以调理刺激，可以抗病防癌、强身延年。擦摩胸部能使"休眠"的胸腺细胞处于活跃状态，增强心肺功能。

保健方法：用右手按在右乳上方，手指斜向下，适度用力推擦至左下腹，来回擦摩 50 次；换左手用同样方法擦摩 50 次。然后，再用手掌根对着胸部中间上下来回擦摩 50 次；还可用两手掌交替拍打前胸后背，每次拍 100 余下，早晚各做一次。

部位四：腹脐

保健目的：消减腹部脂肪，防治便秘。腹脐部是养生专家很重视的保健"要塞"，中医称腹中央肚脐为"神阙"。对腹脐部按揉刺激，可益肺固肾，安神宁心，疏肝利胆，通利三焦，防病健体。揉腹还对动脉硬化、高血压、高脂血症、糖尿病、脑血管疾病、肥胖症有良好的辅助治疗作用。

保健方法：两手重叠，按于肚脐，适度用力，同时保持呼吸自然，顺时针方向绕脐揉腹。对于平日缺乏锻炼的人群，建议养成在闲暇时间或散步的时候双手掌交替拍打（频率为每秒钟一次）中下腹部 20 分钟，有促进腹部新陈代谢的作用。

部位五：耳部

保健目的：预防耳部冻疮，帮助养肾。中医讲肾开窍于耳，经常搓耳郭可以防治耳部冻疮，并能起到健肾壮腰、养身延年的作用。

保健方法：

提拉耳垂。双手食指放在耳屏内侧后，用食指、拇指提拉耳屏、耳垂，自内向外提拉，手法由轻到重，牵拉的力量以不感疼痛为限，每次 3 ~ 5 分钟。

手摩耳轮。双手握空拳，以拇、食二指沿耳轮上下往返推摩，直至耳轮充血发热。

提拉耳尖。用双手拇、食指夹捏耳郭尖端，向上提揪、揉捏、摩擦 15 ~ 20 次，使局部发热发红。此法有镇静、止痛、清脑明目、退热等功效。

5. 老人过冬要"五护"

（1）护脑

研究表明，约 70% 的中风患者在冬季发病。护脑的关键在于预防，首先要做好高血压、冠心病、糖尿病等原发病的治疗；其次是注意及时发现先兆症状，如突发眩晕、剧烈头痛、视物不清、失语、肢体麻木等，遇此症状应及时到（必要时需在家人的陪同下）医院就诊。

（2）护鼻

由于冬季严寒，人体新陈代谢减慢，鼻部的血运减少，鼻对冷空气的加温及清洁能力减弱。空气中的病菌容易直接进入肺内引起呼吸道感染，诱发哮喘等肺部疾病。鼻的防护主要包括鼻部按摩、鼻的清洁（每日清晨及睡前用凉盐开水洗鼻）、外出时戴口罩以减少冷空气对鼻的刺激等。

（3）护心

医学研究表明，冬季气温降低会导致冠心病发病率增高。冬季护心要加强体育锻炼，重视防寒保暖，对于本就有心脏病的老人，建议只在室内运动。

（4）护胃

因天气严寒可增加血液中组织胺的含量，加速胃酸的分泌，所以胃病极易在冬季复发。冬季护胃重点在于胃部防寒，饮食要温软、淡素，易于吸收，并做到少食多餐，忌食生冷，戒除烟酒。

（5）护肤

由于老年人的皮脂腺机能减退，在寒冷干燥气候极易产生皮肤瘙痒。主要防护措施有：少用肥皂，适当减少洗澡次数；不建议使用电热毯取暖，若用，温度不宜过高，时间不宜过长；适度锻炼身体，改善全身血液循环，促进汗腺和皮脂腺的分泌。

第六章

二十四节气养阴阳

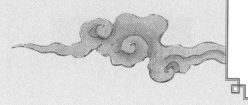

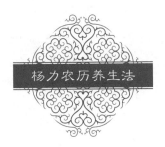

杨力农历养生法

一、从夏、商、周及春秋历法到神奇的十二消息卦

"三阳开泰"这个词语，对于我们每一个人来说都有特殊的意义。每逢春节，大家都会以"三阳开泰"作为最常用的吉祥话、祝福语。

"泰"是卦名，《周易·泰》："泰，小往大来，吉亨。"《宋史·乐志》："三阳交泰，日新惟良。"

那为何古人要用卦名来寓意新春伊始呢？这就要从《易经》和历法的关系说起。古代曾以卦纪年，两卦值一年，六十四卦恰值三十二年。《易纬·乾凿度》说："法干乾坤，三十二岁而周六十四卦，三百八十四交，万有一千五百二十拆，复于贞也。"

由此可见，古人正是应用易卦反映了宇宙万有客观规律。故《系辞》曰："观天之道，而四时不忒，圣人以神道设教，而天下服矣。"

一年中有 12 个月，在古代历法中，每一个月对应一个卦象，也就是十二消息卦。

夏商时期，周文王在狱中将"乾、兑、离、震、巽、坎、艮、坤"这"八卦"上下重叠，演绎成六十四卦。后人又将六十四卦中的"泰、大壮、夬、乾、姤、遁、否、观、剥、坤、复、临"十二卦，分属农历一至十二月。因为古人总结发现自然界阴阳两气的变化，农历五至十月，阳气渐渐消散，谓之"消"。十一月至四月，阳气渐渐生息壮大，谓之"息"。所以称之为"十二消息卦"。

在十二消息卦中，正月就是"泰"卦，"泰"卦的上卦是"坤"，"坤"即是地，下卦是"乾"，"乾"即是天，"坤"卦是三根"--"组成。属阴，就是"三阴"，"乾"卦是三根"—"组成，属阳，就是"三阳"，三阴对三阳，"泰"卦又比"临"卦上升了一阳。地在上，阴气下降，天在下，阳气上升，阴阳和合，天地相交，孕育出了春天。于是新春伊始就叫作"三阳开泰"，寓意吉祥如意。

虽然，泰卦对应的是十二月中的正月，但是十二消息卦的起始卦是复卦，复卦对应的是十一月，而十一月是阳气渐升的开始，里边蕴含的《易经》的

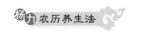

智慧，同时也和十二生肖的"子鼠"相对应。

复卦对应阴历十一月，节气是冬至。"复"的上卦是"坤"，"坤"为地，三根"--"组成，代表三阴；下卦是"震"，"震"即是"雷"，此卦上面两根"--"下面一根"—"组成，两阴一阳。"复"卦就是五阴在上，一阳在下，名曰"地雷复"，雷声已在地底下孕育，阳气已在地底下集结。因为它只有一阳，所以就称为"一元'复'始"。

有人会问，以卦象来解释月份有什么实际意义呢？卦象之内蕴含了阴阳变化规律，而阴阳就是天下大道，掌握了大道，就可以用来指导生活中方方面面的事情，包括我们的养生保健。

比如说，以复卦来看十一月的气候。从复卦的卦象上此时已经看到了一阳之象，虽然天气寒冷，但阳气已经悄然孕育。天地之间阳气渐升，人也应效法自然，顺天时，开始补充自己身体的阳气。所以人们常说冬季进补，就是指的这个时候，冬至前后。

姤卦对应阴历五月。此时卦中出现阴爻，虽然天气很热，但阴气已然出现，空气湿度加大，所以这个时节要驱赶体内的潮气，因此在很多地方，民间有端午节喝雄黄酒的习俗。

所以，虽然我们很多人不直接接触《易经》，但是《易经》的智慧已经影响着中国人的传统文化与生活习俗，和我们息息相关。

二、二十四节气与养生之秘

二十四节气起源于黄河流域，是根据太阳在黄道上的位置变化而制定的，其是指中国农历中表示季节变迁的24个特定节令，是中国传统文化的一部分。2016年11月30日，中国申报的"二十四节气"列入联合国教科文组织人类非物质文化遗产名录。二十四节气不仅能够反映季节的变化，指导农事活动，而且根据中医理论，人与自然界是"天人相应""形神合一"的整体，人类机体的变化、疾病的发生与二十四节气同样紧密相连。二十四节气养生就是根据不同节气阐释养生观点，通过养精神、调饮食、练形体等达到强身益寿的目的。关于二十四节气，有一首歌谣：

春雨惊春清谷天，夏满芒夏暑相连，秋处露秋寒霜降，冬雪雪冬小大寒。

那么，二十四节气具体是指什么呢？又都表示什么意义呢？二十四个节气的名称和顺序是：立春、雨水、惊蛰、春分、清明、谷雨、立夏、小满、芒种、夏至、小暑、大暑、立秋、处暑、白露、秋分、寒露、霜降、立冬、小雪、大雪、冬至、小寒、大寒。

说到这里，您可能会觉得很凌乱。其实不然，这中间是有规律的。其中立春、春分、立夏、夏至、立秋、秋分、立冬、冬至是用来划分一年四季的；"二分""二至"是季节转折点，"四立"表示季节的开始。小暑、大暑、处暑、小寒、大寒表示一年中最热、最冷的出现或结束的时期。白露、寒露、霜降反映气温下降的过程与程度；雨水、谷雨、小雪、大雪反映降雨降雪时期的程度；惊蛰、清明、小满、芒种反映季节和农作物的生长现象。具体来讲，每个节气的意思如下。

立春：立是开始的意思，立春就是春季的开始。

雨水：降雨开始，雨量渐增。

惊蛰：蛰是藏的意思，惊蛰是指春雷乍动，惊醒了蛰伏在土中冬眠的动物。

春分：分是平分的意思，春分表示昼夜平分。

清明：天气晴朗，草木繁茂。

谷雨：雨生百谷。如果雨量充足而及时，谷类作物就能茁壮成长。

立夏：夏季的开始。

小满：麦类等夏熟作物籽粒开始饱满。

芒种：麦类等有芒作物成熟。

夏至：炎热的夏天来临。

小暑：暑是炎热的意思，小暑就是气候开始炎热。

大暑：一年中最热的时候。

立秋：秋季的开始。

处暑：处是终止、躲藏的意思，处暑是表示炎热的暑天结束。

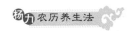

白露：天气转凉，露凝而白。

秋分：昼夜平分。

寒露：露水以寒，将要结冰。

霜降：天气渐冷，开始有霜。

立冬：冬季的开始。

小雪：开始下雪。

大雪：降雪量增多，地面可能积雪。

冬至：寒冷的冬天来临。

小寒：气候开始寒冷。

大寒：一年中最冷的时候。

我们要想把身体养好，二十四节气一定要记牢。比如说，每年8月8日、9日中的一天为立秋，这时候虽然天气仍然异常炎热，但是大自然却悄然进行着阴阳转换，暑气在悄悄退去，寒凉渐渐来临。如果生活中不注意，还是喜欢吃生冷的瓜果，就容易出现腹泻；如果夜间入睡不注意保暖，有可能造成腹部受凉。也就是说，二十四节气与养生之间存在着密切的关联。那其中的奥秘在哪儿呢？具体请看下文中每个节气的养生之法。

三、二十四节气养生法

（一）立春养生——防寒邪

立春，是二十四节气中的第一个节气，明、清官方历书中被归入正月节气，到达时间点在公历每年2月3日至5日（农历正月初一）前后。

1. 春打五九尽，春打六九头

"春打五九尽，春打六九头"是一句民间谚语，意思是说，立春这一天，不是在五九的最后一天，就是在六九的第一天。立春在五九最后一天，就叫作"春打五九尽"；立春在六九的第一天，就叫作"春打六九头"。所谓"五九""六九"，是一种汉族民间节气，称为数九，又称冬九九。"冬至"这天是"一九"第一天，"六九"第一天就是冬至后第四十六天（包括冬至当天）；

立春是冬至后的第三个节气（冬至、小寒、大寒），一般十五天一个节气，那么"立春"就是冬至后的第四十六天（包括冬至当天），所以立春一般都在六九的第一天，即"春打六九头"。但也有例外，有时候立春在五九最后一天，即"春打五九尾"，而不是"春打六九头"。

二十四节气，是根据天文学上的北斗七星所指的位置划分的。这一点咱们的先人非常了不起，在古代，人们缺乏先进的科学技术，却通过简单的工具和大量的观察，发现天空中的星星运动居然是有规律的，并总结出了一些经验，于是就有了古代发达的天文学知识。古人发现，北斗七星的位置和自然的气候有着密切的关系。北斗七星的斗柄转一周，大自然刚好经历了春、夏、秋、冬一个轮回，也就是一年。看北斗星斗柄的指向，就可以发现时间的变化，当斗柄指向东北的时候，立春节气就来到了。农谚提醒人们"立春雨水到，早起晚睡觉"，开春备耕要开始了。"春打六九头，耕牛满地走"，即立春以后，人们就要开始着手准备新一年的农事活动。

《月令七十二候集解》云："立春，正月节。立，建始也。五行之气往者过来者续于此。而春木之气始至，故谓之立也。立夏、秋、冬同。东风解冻。冻结于东，遇春风而解散；不曰春而曰冬者，《吕氏春秋》曰：东方属木，木，火母也。然气温，故解冻。蛰虫始振。蛰，藏也；振，动也。密藏之虫，因气至，而皆苏动之矣。鲍氏曰：动而未出，至二月，乃大惊而走也。鱼陟负冰。陟，升也。鱼当盛寒伏水底而遂暖，至正月阳气至，则上游而近冰，故曰负。"立春的十五天分为三候，"一候东风解冻；二候蛰虫始振；三候鱼陟负冰"。"东风解冻"，是指东风送暖，化解了大地冰封已久的寒冻。"蛰虫始振"，"蛰"是隐藏的意思，指潜伏在地下的动物都自冬眠中苏醒过来。"鱼陟负冰"，"陟"是上升的意思，鱼儿因为水温渐暖，就竞相浮游到水面，但水中仍有未溶解的碎冰，在岸上观看，就如同鱼儿背负着冰块在水中游动。

2. 要想身体好，顺应春时少不了

古人认为大自然中的阴阳是交互变化的。在春天里面，白天开始逐渐变长，太阳光也越来越足，阳气开始生发，到了秋天，白天开始越来越短，天气变得寒冷，阳气开始收藏，这是一年里面的阴阳变化。所以，从立春这天

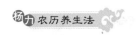

开始，我们进入了一个新的阶段。而我们的人体与自然界的环境是息息相关的，自然界发生的变化也在影响着我们人类自身，这是古代的人与天地相参的思想。春天万物生发，此时人也应该顺应天时，要保护生发之性，不能违背。我们要想健康，就要顺应这种阴阳变化。

3. 立春，这样吃养出好身体

立春期间，气温回升，日照时间、降雨量趋于增多。经过一整个冬天的收藏，人体也应该顺应这种生发之气，把身体内的阳气给生发出来。应当选一些具有辛甘发散特质的食物，注意少吃酸味的食物，以免肝气太旺。在一些地方，立春这天有"咬春"的习俗，"咬春"究竟咬的都是些什么呢？其实也都是一些有助于生发人体阳气的食物，通过"咬春"提醒人们在接下来的日子里，多吃这些食物对身体好。

一般在"咬春"的时候会选择吃豆芽和韭菜。豆芽被古人称为"种生"，豆芽最适合春季吃，能帮助五脏从冬藏转向春生。豆芽还具有清热的功效，有利于肝气疏通、健脾和胃。韭菜又叫"起阳草"，性温，有补肾、补阳的作用。春天气候冷暖不一，建议人们到春季不妨多吃一些春韭，以祛阴散寒。而且，春季人体肝气偏旺，会影响脾胃消化和吸收功能，胃溃疡、肠溃疡等疾病也容易在春天发作，因此一定要调理脾胃，而适当多吃春韭可增强脾胃之气，有助于消化和吸收。

需要注意的是，豆芽必须趁新鲜吃，最好不要隔夜。如果需要保存，应该放到塑料袋中封好，放在冰箱中冷藏，不要超过两天。消化不良或肠胃功能较弱的人吃韭菜容易"烧心"，不宜多吃。此外，韭菜的粗纤维较多，不易消化吸收，因此食用要适量。否则大量粗纤维刺激肠壁，往往会引起腹泻，所以要控制韭菜的摄入量，每天不要超过 200 克。

另外在立春后这段时间里，进补量要适度，最好是适当减少，注意饮食的清淡。因为春季有舒畅、升发、条达的特点，减少进补量可以使人体更好地适应春天的气候。同时，也要减少食盐的摄入量，因为咸味入肾，吃过多的盐容易伤及肾气，不容易保养阳气。春季，肝阳上亢的人容易出现头昏、眩晕的症状，如果出现这种情况，一定要及时就诊。

4.谨防"倒春寒",防止旧病复发

"乍暖还寒时候,最难将息",早春时节虽然气温有一定的回升,仍需要注意保暖。春天正是冷暖气流互相交争的时候,天气变化无常,昼夜温差还是比较大的,人体刚刚经过冬季的严寒,不能立即适应春季忽冷忽热的气温变化,如果过早减衣会导致流感等疾病的发生,体弱的儿童可能会感染白喉、百日咳等疾病。有句谚语说"未吃五月粽,寒衣不敢送",就是告诉我们春天应该"捂一捂",不要过早减衣,防止疾病的发生。

《灵枢·岁露论》说:"冬至……虚邪入客于骨而不发于外,至其立春,阳气大发,腠理开,因立春之日,风从西方来,万民又皆中于虚风,此两邪相抟,经气结代者矣。故诸逢其风而遇其雨者,命曰遇岁露焉,因岁之和,而少贼风者,民少病而少死。岁多贼风邪气,寒温不和,则民多病而死矣。"谚语有云:"百草回芽,旧病萌发。"可见,立春后是疾病多发的季节。立春的多发病有肺炎、肝炎、流脑、麻疹、腮腺炎、过敏性哮喘、心肌梗死、精神疾病等,因此这些患者要特别注意调养预防。

还应注意的是,立春对全国大多数地方来说仅仅是春天的前奏,春天的序幕还没有真正拉开。虽然立了春,但是华北大部分地区仍是很冷的,一片"白雪却嫌春色晚,故穿庭树作飞花"的景象。所以,我们养生也应当根据具体的天气情况而定,根据外部的环境,安排室外活动和衣物的增减。

(二)雨水养生——养好脾脏

在立春过后的十五天,迎来了二十四节气中的第二个节气——雨水。一般在每年的正月十五前后(也就是公历 2 月 18 日至 20 日)到来。

和二十四节气中的谷雨、小雪、大雪一样,雨水也反映了自然界的降水现象。雨水含有两层意思,一是象征天气回暖,降水量开始逐渐增多;二是在降水形式上,雪渐少了,雨渐多了。此时气温回升、冰雪融化、降水增多,故取名为雨水。

在雨水节气的 15 天里,"七九河开,八九燕来,九九加一九,耕牛遍地走",描述的正是雨水这个时间段的景象,意味着大自然的气候正在由冬天往

春天过渡，在春风雨水的催促下，广大农村开始呈现出一派春耕的繁忙景象。

1. 春雨贵如油

我国古代将雨水分为三候："一候獭祭鱼；二候鸿雁来；三候草木萌动。"雨水前后，农作物也开始恢复生长，对于水分的需求量非常大。尤其是越冬的小麦，春季的水量直接决定了小麦的产量，这时适宜的降水对作物的生长特别重要。所以雨水这个节气又意味着滋养、滋润的意思。雨水这天在民间有一项特具风趣的活动叫"拉保保"（保保就是干爹）。在古时候医疗水平不太发达，孩子的父母都希望能够给孩子认个干爹沾一沾福气，能够让孩子平安健康地成长。而雨水节气认干爹，意取"雨露滋润易生长"之意。

2. 春雨时节，冷暖空气交织

春天正是一年之中阳气初生的季节，这个时候阳气逐渐恢复，阴气逐渐变得衰弱。但是这种阴消阳长是一个逐渐而又曲折的过程。就像我们的改革开放，伴随着综合国力的逐渐增强，在实现全面小康的道路上，富裕的人越来越多，贫穷的人越来越少；但偶尔遭遇了金融危机、自然灾害，会导致已经致富的人再次返贫。自然界的阴阳也是这样，刚开始的时候，阳气还比较弱，抵抗不过阴气，就会出现阴阳交争的现象，表现在自然界就是冷暖空气的不断交替。

学过地理的人都知道，此时太阳的直射点逐渐向北而来。这时的北半球，日照时数和强度都在增加，气温回升较快。来自海洋的暖湿空气也开始活跃，并渐渐向北挺进。但与此同时，冷空气在这样的趋势中也不甘示弱，与暖空气频繁地进行着较量，既不甘退出主导的地位，也不肯收去余寒。这种变化无常的天气，容易影响人的身心健康，对高血压、冠心病、哮喘患者更是不利。有些患有冠心病的老年人，可能经受不住气温的剧烈变化，容易突发心肌梗死。医学研究表明，"倒春寒"的冷空气，可能是激发冠状动脉痉挛、促发心绞痛的罪魁祸首。实验证明，当吸入 5 ~ 10℃的冷空气时，冠心病病人的心电图上会出现类似于心绞痛的波形。民间也有"可度三九，难耐春寒"的说法，所以雨水时节更要加强保暖防护。

另外在春季，人体的皮肤腠理会相对变得疏松，对风寒的抵抗力也会降低。此时，应注意好脚踝、腿、脚的保暖。此时脑的血流量也会减少，人们往往会容易疲乏、困倦，提不起精神。这时，就应该多到户外呼吸新鲜空气。雨水后，也是过敏性疾病多发的日子。特别是患有慢性支气管炎、哮喘、皮肤病的人，更要额外注意。外面的柳絮、花絮的飞舞，也许会加重病情。因此，这类患者外出最好戴着口罩。

3. 雨水养生，养脾是关键

大家一定会有疑问，在中医的五行学说中，肝对应春季，为什么不是养肝？那是因为肝主生发，而肝为刚脏，肝气常有余的缘故。中医认为肝属木，木性可曲可直，条顺畅达，有生发的特性，故肝喜条达而恶抑郁，有疏泄的功能。脾（胃）属土，土性敦厚，有生化万物的特性；脾又有消化水谷，运送精微，营养五脏六腑、四肢百骸之功效，为气血生化之源。春季肝气旺盛，肝木易克脾土，且雨水节气过后，气温开始回升，随着降雨量的增多，湿度也逐渐升高，而脾脏最恶湿邪，寒湿之邪最易困着脾脏，同时湿邪留恋，难以去除。故春季养生不当容易损伤脾脏，从而导致脾胃功能的下降，诱发胃肠道疾病。

脾胃是生命之本、健康之本，为后天之本、气血生化之源。脾胃功能健全，则营养能被人体充分利用，反之则会导致营养缺乏，体质下降。历代医家、养生家都很重视脾胃的护养。古代著名医家李东垣更是提出："脾胃伤则元气衰，元气衰则人折寿。"因此在雨水节气前后，养生保健最关键的就是保护好中焦脾胃，且应当着重养护脾脏，而春季养脾的重点首先在于保持肝气调和顺畅。雨水过后，我经常会用 3 克茉莉花泡水喝。中医认为茉莉花具有和中理气、清热利湿、疏肝解郁、安神镇静、芳香辟秽的作用，对于这个节气再适宜不过了。

雨水时节，春雨初下，空气湿度上升，除了容易困脾之外，还容易引起肩关节、腰关节、膝关节的疼痛，因此平日还要注意清利身体内的湿邪。饮食上要少吃猪、牛、羊肉等过于肥甘厚腻的食物，应适当多吃些薏苡仁（可熬粥）、冬瓜、苦瓜、红小豆等食物，以祛痰湿。此外，我在夏季也经常做莲子赤豆茯苓羹来祛除身体内的湿邪，效果非常好。具体做法是：

材料：莲子 30 克，赤小豆 30 克，茯苓 30 克，蜂蜜 20 克。

步骤：将莲子泡发后，去皮、去心。将赤小豆洗净后，与莲子同入沸水锅中。先以大火煮沸，再煨炖至莲子、赤小豆熟烂。再加入研成粉状的茯苓，边加边搅成稠羹状。最后离火稍凉兑入蜂蜜，拌匀即成。

功效：莲子具有清心、醒脾、补脾、健脾的功效。赤小豆和茯苓也具有健脾利湿的作用。蜂蜜能够补益中气，养脾气，且具有调味的作用。三者合用专治雨水时节的脾湿。

（三）惊蛰养生——多吃梨，好处多

惊蛰，古时也称"启蛰"，因为汉朝第六代皇帝汉景帝名字叫刘启，为了避讳而将"启"改为了意思相近的"惊"字，是二十四节气中的第三个节气，每年 3 月 5 日（或 6 日）开始，至 3 月 20 日（或 21 日）结束，持续时间约为 15 天。

《月令七十二候集解》中说："惊蛰，二月节……万物出乎震，震为雷，故曰惊蛰，是蛰虫惊而出走矣。"许多动物会在冬天储存好食物，然后冬眠，藏伏于土中，不饮不食，称为"蛰"。而惊蛰是天气转暖，渐有春雷，所以"惊蛰"即上天以打雷惊醒蛰居动物的日子。虽然我们今天知道，冬眠的动物是因为由于气温逐渐回升才苏醒的，并不是被雷给震醒的，但我们在惊蛰之后的确会经常听到雷声，这预示着接下来的一年中必然风调雨顺、五谷丰登，是个好年景。如果说，立春和雨水是开始为农事活动做准备，那么惊蛰过后，农事就要开始繁忙起来了。唐诗有云："微雨众卉新，一雷惊蛰始。田家几日闲，耕种从此起。"农谚也说："过了惊蛰节，春耕不能歇。"

1. 惊蛰吃梨的习俗并不迷信

在惊蛰到来的这一天，有的地方流传着吃梨的习俗。有一个传说，是说这个习俗源于晋商。传说最早的晋商祖先是上党长子县人，明代洪武初年，带着他的两个儿子，用上党的潞麻与梨倒换祁县的粗布、红枣，往返两地间从中赢利，天长日久有了积蓄，在祁县城定居下来。后来到了雍正年间，其后人想要走西口、发展业务。这天正是惊蛰之日，其父亲就让临行的儿子吃梨，一来是梨与离同音，表示离别的意思。二是由于先祖贩梨创业，历经艰辛，定居祁县。今日惊蛰走西口，要不忘先祖，努力创业光宗耀祖。后来人们走西口也纷纷效仿吃梨，多有"离家创业"的意思。后来大家在惊蛰之日这天吃梨也就成了习俗。

其实学过中医的人，不难发现这里面还是隐藏了养生的智慧。从中医的角度讲，让儿子吃梨还有两层意思，一是西北地区气候干燥，经常吃梨可以润喉解渴，助益肺气。二是，春天正是肝气最旺的时候，我们在前面也提到过，肝在这个时候，最容易横逆犯胃，导致人的脾胃不佳。而吃梨能够助益脾气，令五脏和平，以增强体质抵御病菌的侵袭。

2. 惊蛰节气防虫、防流感

"春雷响，万物长"，惊蛰时节正是大好的"九九"艳阳天，气温回升，雨水增多。可是"春雷惊百虫"，春雷唤醒了万物的生长，自然也就包括病虫害、细菌、病毒之类的。温暖的气候条件利于多种病虫害的发生，也会造成细菌病毒的传播与蔓延。

惊蛰这一天，一些地区要吃炒豆，而在一些少数民族地区，人们则用玉米代替虫子，家家户户都炒玉米。而客家民间有"炒虫"习俗，以此来达到驱虫的目的。在部分地区，还有关于吃"炒虫"的盛大典礼，人们聚在一起比谁吃得多。吃得多的人表明在新的一年里，就会远离病虫害的困扰。

病虫在庄稼地里会啃食农民的庄稼，在人群中还会传播细菌和病毒，也就是中医上讲的邪气。特别是春天这种温暖的气候，非常利于邪气的扩散。你看每年的春天是不是各个地方经常会发生流感，像非典、甲型 H_1N_1 流感多数也在春季传播。所以在平时的生活中一定要特别注意预防邪气的侵袭，春天不要太早脱去厚衣服，饮食上注意多吃吃富含植物蛋白质、维生素的清淡食物，少吃辛辣之品，适当食用补养人体阳气的食物，增强自身的抵抗力。可多食鸭血、菠菜、芦荟、水萝卜、苦瓜、木耳菜、芹菜、油菜、山药、莲子、银耳等。我在这个季节会自己做桂花梨汁龟苓膏，其增强人体正气的作用非常突出。具体做法如下：

材料：雪梨1个，龟苓膏粉、椰奶、糖桂花各适量。

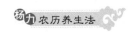

步骤：龟苓膏粉先用60毫升凉开水搅拌融化开。将300毫升热开水慢慢倒入，不断搅拌均匀。接着放入不锈钢锅中煮至黏稠状态，倒入有盖子的耐热容器，等待自然冷却。冷却后放入冰箱，冷藏就能成型。取出龟苓膏，用小刀划成方块状倒入玻璃盛器。将雪梨切丁放在龟苓膏上，倒入椰奶。最后均匀淋上糖桂花即可。

（四）春分养生——注意阴阳平和

农历二月份，是"仲春之月"。《月令七十二候集解》中讲道："春分，二月中。分者，半也，此当九十日之半，故谓之分。秋同义。"说在二月的中段，迎来了二十四节气之春分，这个时候春天已经过了一半。

学过地理的人都知道，春分时节，太阳的直射点在赤道。这个时候理论上，全球昼夜是等分的，也就是阴阳达到了平衡的状态。所以春分，古时又称为"日中""日夜分"。《春秋繁露·阴阳出入上下篇》说："至于中春之月，阳在正东，阴在正西，谓之春分。春分者，阴阳相半也，故昼夜均而寒暑平。"说的也正是这个道理。

1. 春分祭日

在古代，春分也是祭祀庆典的日子，在《周礼》就有天子日坛祭日的记载，《礼记》："祭日于坛。"孔颖达疏："谓春分也。"后来保留了古代帝王春天祭日、秋天祭月的礼制，并一直延续到清朝。北京在元朝时就建有日坛，现在北京保留的这座日坛建于明嘉靖九年（公元1530年）。到了春分这个节气，皇帝要在这个地方面向东方进行祭拜，这正是取了太阳从东方升起的意思。祭日的典礼非常庄重，皇帝通过祭拜，以求风调雨顺，五谷丰登。

2. 民众祭祖

清朝的潘荣陛在《帝京岁时纪胜》中有"春分祭日，秋分祭月，乃国之大典，士民不得擅祀"的记载。那么，普通民众会在这一天做什么呢？在广大的农村地区，人们一般会从春分开始到清明的这一段时间祭拜祖先，希望在新的一年中受到祖先的关照。在客家地区，祭祖扫墓的典礼更加隆重，一般先一起祭奠共同的祖先，再由各家分别祭拜分支后的祖先。甚至部分地区会从比春分更早一些的时候开始，最迟要在清明祭奠完。部分地区还有另一种说法，清明后墓门就关闭，祖先的英灵就感受不到后人的祭拜了。

3. 春分时节宜出游

春分该进行什么样的健身活动呢？欧阳修曾对春分有过一段精彩的描述："南园春半踏青时，风和闻马嘶，青梅如豆柳如眉，日长蝴蝶飞。"到了春分，各地的温度，一般都在0℃以上，花草都生长出来了，自然景色宜人，无论南方北方，春分节气都是春意融融的大好时节。不知你有没有这样的感受，春季很想往外面走一走，其实这也是一种养生的本能表现。《素问·四气调神大论篇》中记载："春三月，此谓发陈，天地俱生，万物以荣，夜卧早起，广步于庭，被发缓形，以使志生。"春天，我们应该顺应肝的舒张调达的本性，多去野外走一走，多去自然风光秀丽的地方看一看，可以让郁结于身体内的肝气给抒发出来，这样有利于养生。古时的民间活动上，春分一般算做踏青的正式开始，无论男女老少，人们都到郊外簪花饮酒。春分正值春季的中间，温度适宜，花红草绿，景色宜人。能够让人心情舒畅、思维敏捷、动作利索。现在有很多人喜欢在春天出去爬山，这是个好习惯，但应该注意的是，春天是阳气生发的季节，爬山不要过于劳累，太过劳累了容易损伤身体的阳气。有的人出去爬了一座高山，回来好几天都双腿疼，不想动弹，这是因为过多的劳动损伤了身体的阳气，同时肝主筋，而久行伤筋。所以，春季养生如果选择郊游爬山，应该尤其注意这一点。

4. 春分养生运动——放风筝

传说中鲁班根据墨翟的理念和设计制作了第一个风筝，至今已有2000多年的历史。那时的风筝并不是以纸制作，而是木制的，所以被称之为"木鸢"。到了汉代后期，随着造纸术的发明与改进，开始用纸糊风筝，称为"纸鸢"。清代诗人高鼎在《村居》中描写道："草长莺飞二月天，拂堤杨柳醉春烟，儿童放学归来早，忙趁东风放纸鸢。"人们还会在风筝上写祝福语，希望天神能够看到。

其实放风筝还蕴含了许多医学道理。首先，放风筝可以让人们多进行野外活动，可以疏解肝气。其次，放风筝的时候，人们双臂向上举着，有助于

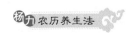

肝经通畅，防止发生肝病。最后，现代人伏案工作比较多，容易造成颈椎病，而放风筝的时候，头是一直抬起的，对颈椎病有预防保健和康复的作用。

5.喝春汤，吃春菜，春分饮食靠这些

朱淑真《春日杂书十首》中描写到，自己因为得了眼病，"写字弹琴无意绪，踏青挑菜没心情。"可以看出，古人在春分时节有在外挑野菜的习俗，到现在也一直延续了下来，现在的许多地方仍然保持着吃春菜的传统，在少数民族地区就有"春分吃春菜"的习俗。"春菜"是一种野苋菜，乡人称之为"春碧蒿"。逢春分那天，全村人都去采摘春菜。在田野中搜寻时，见到嫩绿的、细细一棵，约有巴掌那样长短的就是了。采回的春菜一般在家里与鱼片"滚汤"，名曰"春汤"。有顺口溜道："春汤灌脏，洗涤肝肠。阖家老少，平安健康。"春分，人们祈求的还是家宅安宁，身壮力健。

还有的地方，把莴笋叫作"春菜"，又叫千金菜，是一种典型的应季蔬菜，尤其是在春分前后最为新鲜美味。古人认为在春分时节吃春菜可以保佑全家人整年都平安幸福，所以慢慢地这个不成文的习俗就流传了下来。莴笋作为一种健康的绿色蔬菜，含有多种对人体有益的维生素和矿物质，可以及时地为人体补充营养。而且无论是处于生长发育关键时期的孩童，还是上了年纪的老人，都可以从春菜中快速的吸收铁元素，从而让气血更加强健。

《素问·至真要大论》中说春季应"谨察阴阳所在而调之，以平为期"，由于春分节气平分了昼夜、寒暑，人们在保健养生时应注意保持人体的阴阳平衡状态。饮食上注意协调、平衡膳食。此时，可以吃些菜花，它具有强壮身体、预防流感的作用；莲子能够固精气、强筋骨、补虚损、除寒湿，也可食用；具有补中益气、养脾胃、解毒功效的牛肚也是此时不错的选择。我建议在春分过后可以吃一个药膳叫作黄芪炖牛肚，具体做法是：

材料：牛肚1个，黄芪30克，葱、姜、蒜、小茴香、黄酒、酱油、醋、花椒各适量。

步骤：将牛肚洗净、略煮片刻，取出去内膜。将肚切成2厘米的条，与黄芪等调味品共炖至熟烂即成。

功效：牛肚可以健脾胃、补脾气；黄芪可以补益中气。二者同做可以补益脾胃，适用于脾胃虚弱、无食欲，身体疲劳、乏力的患者。

（五）清明养生——防肝郁、去心火

农历书曰："斗指丁为清明，时万物洁显而清明，盖时当气清景明，万物皆齐，故名也。"清明节是中国传统节日之一，又叫踏青节，在仲春与暮春之交，也是最重要的祭祀节日之一。清明时节，自古以来就是人们祭祖扫墓的日子，作为中国人更是重视"祭之以礼"的追思活动。

1.清明扫墓

在上一节我们提到，人们一般会从春分前后开始扫墓。到清明的时候就是最后一天的扫墓时间，但往往也是规模最大，最为隆重的。"三月清明日，男女扫墓，担提尊榼，轿马后挂楮锭，粲粲然满道也。拜者、酹者、哭者、为墓除草添土者，焚楮锭次，以纸钱置坟头。望中无纸钱，则孤坟矣。"在《清通礼》中也记载到："岁，寒食及霜降节，拜扫圹茔，届期素服诣墓，具酒馔及芟剪草木之器，周胝封树，剪除荆草，故称扫墓。"

2.清明踏青

踏青又叫春游，古时叫探春、寻春等。据考证这可能是吸收了上巳节的内容。上巳节古时在农历三月初三日举行，主要风俗是踏青、祓禊（临河洗浴，以祈福消灾），反映了人们经过一个沉闷的冬天后急需精神调整的心理需要。晋代陆机有诗为证："迟迟暮春日，天气柔且嘉。元吉隆初巳，濯秽游黄河。"即是当时人们在上巳节祓禊、踏青的生动写照。后来清明上坟都要到郊外去，在哀悼祖先之余，顺便在明媚的春光里踏足青青原野，也算是节哀自重、转换心情的一种调剂方式。

清明节气，太阳到达黄经15°，我国大部分地区的日均气温已升到12℃以上。此时正是春回大地，桃花初绽，杨柳泛青，凋零枯萎随风过的明朗清秀景致的再现，自然界到处呈现一派生机勃勃的景象，正是郊游的大好时光。此时，上完坟，人们也在郊外，借着祭祀时让祖先享用过的酒食，喝酒吃肉来疏解情绪。宋代高菊涧就在他的是《清明》中描写道："南北山头多墓田，清明祭扫各纷然。纸灰飞作白蝴蝶，血泪染成红杜鹃。日暮狐狸眠冢上，夜

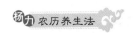

归儿女笑灯前，人生有酒须当醉，一滴何曾到九泉"。又比如大家所熟知的诗人杜牧在《清明》中说："清明时节雨纷纷，路上行人欲断魂。借问酒家何处有？牧童遥指杏花村。"也是描写了人们在清明节心情不畅，会在郊外饮酒赏春来抒发心中的抑郁之情。

直到今天，人们也都有清明节出游的习惯，其实这也是一种疏解肝气、防止春天发生肝经疾病的好方法。但是，清明时节，郊外的蚊虫逐渐增多，主要有蚊子、白蛉、跳蚤、臭虫等。皮肤被虫子咬了之后容易出现皮炎、疹子等，常发生于身体暴露部位，皮肤表现为局部红肿，在疹子中央常可见有叮咬痕迹。这时候大家会自觉瘙痒或奇痒，有时因搔抓继发感染。可以用薄荷叶、茶叶、西瓜皮等，敷在患处解毒止痒。

另外在踏青的时候，应该注意避免在外面过夜，以防止季节性感冒的出现。孕妇、儿童、老年人及一些身体虚弱的人，应该注意情绪不要波动太大。对花粉过敏的人，外出时应带好口罩。高血压人群注意不要剧烈运动。看到野菜，不要随意摘食服用，防止造成食物中毒，或其他胃肠道疾病。

3.饮食逐渐变清凉

在江南一带，清明时节有吃青团子的习惯。制作原料之一"浆麦草"，又叫"雀麦草"，这种植物很常见，是生长在南方的野生植物，捣烂后挤压出汁，用它和着糯米粉做出的青团子有种特别的清香，且香中带甜，令人回味无穷。到了清明时节天气逐渐转暖，此时心火开始逐渐旺盛。清心败火是雀麦草的主要功效，所以吃青团子具有预防心火过亢的作用。具体做法是：将浆麦草挤出汁，和糯米粉搅拌揉匀，做成团子即可。团子的馅心是用细腻的糖豆沙制成，在包馅时，另放入一小块猪油。团坯制好后，将它们入笼蒸熟，出笼时用毛刷将熟菜油均匀地刷在团子的表面，这便大功告成了。

也有的地区喜欢在清明这天吃乌稔饭，将采摘下来的乌稔树叶洗净，放入清水中煮沸，捞掉树叶，然后将糯米浸泡在乌稔汤中，浸泡9小时后捞出，放在蒸煮笼里蒸煮，熟时即可食用。乌稔树（也叫乌饭树）的绿色树叶泡制而成的乌稔饭，色香味俱全，具有开胃、健脾、祛湿的作用，是男女老幼四季皆宜的绿色食品，可以经常食用。

（六）谷雨养生——多吃香椿多健脾

《通纬·孝经援神契》中记载："清明后十五日，斗指辰，为谷雨，三月中，言雨生百谷清净明洁也。"谷雨是二十四节气中的第六个节气，也是春季的最后一个节气。一般会在每年的4月19日至21日到来。

《月令七十二候集解》中说："谷雨，三月中。自雨水后，土膏脉动，今又雨其谷于水也。盖谷以此时播种，自上而下也。"谷雨前后，天气较暖，寒潮天气基本结束，气温回升加快，降雨量增加，雨水适量有利于越冬作物的返青拔节和春播作物的播种出苗，古代所谓"雨生百谷"，反映了"谷雨"的现代农业气候意义，有利于谷雨春作物的播种、生长。《群芳谱》中的"谷雨，谷得雨而生也。"说的也就是这个意思。中国古代将谷雨分为三候："第一候萍始生；第二候鸣鸠拂其羽；第三候为戴胜降于桑。"是说谷雨后降雨量增多，浮萍开始生长，接着布谷鸟便开始提醒人们播种了，然后是桑树上开始见到戴胜鸟。

1. 谷雨禁蝎

在山西一带有在谷雨禁蝎的习俗。因为蝎子的生长发育和繁殖，与温度有密切的关系。气温下降至10℃以下，蝎子就不太活动了，气温低于20℃，蝎子的活动也较少，它们生长发育最适宜的温度为25～39℃之间。谷雨时温度刚好处于二三十度，所以蝎子外出活动的频率逐渐增加。我青年时期曾经在山西一带的农村住过，有的地方还是那种简单的砖土房子，蝎子很容易在墙角等地方安家，到了晚上出来活动，爬得屋里满墙都是，很是吓人。为了防止被蝎子蜇伤，人们会在谷雨到来这一天，画张天师符贴在门上，其上印有："谷雨三月中，蝎子逞威风。神鸡叼一嘴，毒虫化为水……"画面中央雄鸡衔虫，爪下还有一只大蝎子，画上印有咒符。

其实蝎子是一味临床上常用的中药，《开宝本草》中说："味甘、辛。性平，有毒。主治诸风疹及中风、半身不遂、口眼歪斜、语涩、手足抽搐。"全蝎为治风要药，具有祛风，镇惊及攻毒之功能。经常食用不仅有良好的祛风、解毒、止痛、通络的功效，而且对于消化道癌、食道癌、结肠癌、肝癌均有疗效。

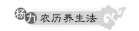

2. 室外活动防过敏

谷雨时节，天气逐渐变得温暖。北方地区的桃花、杏花等开放，杨絮、柳絮四处飞扬。与此同时，人们的室外活动也逐渐增加，过敏体质的人就要注意防止花粉症及过敏性鼻炎、过敏性哮喘等。在饮食上应减少高蛋白质、高热量食物的摄入。平时注意饮食起居的调摄，增强人体的正气。我经常嘱咐患者用防风3克、黄芪6克、白术6克泡水，也就是方剂中的玉屏风散，从立春一过就立即服用，具有益气扶正，防风驱邪的作用，对于容易过敏的体质具有一定的调节作用。

3. 谷雨吃香椿

香椿是椿树的嫩叶，又名椿芽、香椿头，古名栲、虎眼，是香椿树的幼芽。香椿一般分为紫椿芽、绿椿芽，尤以紫椿芽最佳。鲜椿芽中含丰富的糖、蛋白质、脂肪、胡萝卜素和大量的维生素C，营养及药用价值十分可观，其叶、芽、根、皮和果实均可入药，香椿具有提高机体免疫力、健胃、理气、止泻、润肤、抗菌、消炎、杀虫之功效。应提醒注意的是，因鲜香椿中亚硝酸盐含量较高，在制作食用前应用沸水焯一下后再食用。在北方谷雨前后是香椿上市的时节，这时的香椿醇香爽口、营养价值高，有"雨前香椿嫩如丝"之说，因此北方有谷雨食香椿的习俗。我到了这个时候，也经常做香椿煎蛋，这道菜具有祛风、清热解毒、止血的作用。具体做法是：

材料：香椿150克，鸡蛋两个，油盐等调味料适量。

步骤：把香椿芽下面的硬梗掐掉，清洗干净。起锅烧开水，放少许盐，放入香椿开锅后马上关火。香椿烫好后，过凉水后捞出，切成四五毫米的小段。在碗中打两个鸡蛋，打散，放入切好的香椿段、少许盐，搅拌均匀。起炒锅，放少许油，油五六成热时倒入调好的香椿蛋液。用中小火煎制，煎好以后翻面，继续煎另一面。另外一面煎好后，淋入少许香油出锅，放到案板上切成大小合适的三角块就可以了。

4. 谷雨养生要健脾利湿

谷雨节气，东亚高空西风急流会再一次发生明显减弱和北移，华南暖湿气团比较活跃，西风带自西向东环流波动比较频繁，低气压和江淮气旋活动逐渐增多。受其影响，江淮地区会出现连续阴雨或大风暴雨。由于降水量的增加，空气的湿度会不断地增大，再加上气温升高，容易导致湿邪困脾。而且春季，肝木旺盛，更容易影响脾胃，因此谷雨是胃病的多发期。在这个时节，胃病患者要特别注意保暖，防止加重病情。也不要自认为天气温暖就吃冷饮，要养护好自己的脾胃。同时由于谷雨季节空气湿度大，会容易加重风湿痛及神经痛等症状，这类患者一定要适量运动，注意休养，严重时一定要去医院就诊。

下面给大家推荐两个具有健脾利湿作用的食疗方：

（1）玉米须猪苓牛肉汤

材料：玉米须 30 克，猪苓 10 克，生薏苡仁 30 克，陈皮 5 克，黑豆 50 克，牛肉 100 克，生姜 10 克，大枣 10 枚。

做法：先将牛肉洗净，切成小块；其余用料洗净，和牛肉一同放入砂锅，加适量水，小火煮 2 小时，加精盐调味即成。

功效：此汤具有很好的清暑利湿、健脾益气的作用。

（2）陈皮冬瓜二豆粥

材料：冬瓜 250 克，陈皮 5 克，扁豆 30 克，黑豆 30 克。

做法：将冬瓜洗净、去皮、切片，与洗净的陈皮、扁豆、黑豆同入锅中，加适量清水，用小火煮至两种豆子都熟烂了，调入精盐即成。

功效：此粥能够健脾祛湿，到了夏天还能够清热消暑。

（七）立夏养生——养出好心气

立夏是农历二十四节气中的第七个节气，夏季的第一个节气。《月令七十二候集解》中记载："立夏，四月节。夏，假也，物至此时皆假大也。"这里的"假"，即"大"的意思，是说春天播种的植物已经直立长大了。明人《遵生八笺》一书中写有："孟夏之日，天地始交，万物并秀。"说的也就是这个意思。

在立夏的时候，北斗七星的斗柄正指着东南方向。温度明显升高，炎暑将临，雷雨增多，是标志农作物进入生长旺季的一个重要节气，是一个非常重要的农事活动节气。据记载，周朝时，在立夏这天，帝王要亲率文武百官到郊外"迎夏"，足见其对这个节气的重视。

1. 立夏吃鸡蛋

在许多地方一直有"立夏吃蛋"的习俗，有句俗语叫作"立夏吃了蛋，热天不疰夏"，什么是"疰夏"？相传从立夏这一天起，天气晴暖并渐渐炎热起来，许多人特别是小孩子会有身体疲劳、四肢无力的感觉，食欲减退、逐渐消瘦，称之为"疰夏"，而立夏吃蛋能预防"疰夏"，这又是为什么呢？

中医认为，鸡蛋性平、补气虚，有安神养心的功能，生病吃鸡蛋可以帮助恢复体力。立夏吃东西最补，吃一枚鸡蛋相当于吃一只鸡。立夏后，农事开始繁忙起来，人容易疲乏。吃一个立夏蛋，既是辛苦劳作前的犒赏，也是对平安和丰收的企盼。俗话说，"立夏吃鸡蛋，石头能踩烂"，意思就是说，吃了鸡蛋人特别有劲。由于鸡蛋不伤脾胃，一般人都适合，所以哪怕是有高血压等慢性病的人，立夏吃鸡蛋也是有益健康的。

但我们也应该注意，鸡蛋虽然是高营养食物，吃多了对身体也不好。多吃鸡蛋容易造成营养过剩，导致肥胖、增加肝脏与肾脏的负担。而蛋白质过剩会使泌尿系统负荷过重，食入过多蛋白质，还会在肠道产生大量的胺类、硫化氢等化学物质，对人体的毒害很大，很容易出现腹部胀闷、头晕目眩、四肢乏力、昏迷等症状，也就是常说的"蛋白质中毒综合征"。

另外，由于儿童的脾胃尚弱，给孩子吃鸡蛋，一定要煮熟，以吃蒸蛋为好，不宜用开水冲鸡蛋或给孩子吃溏心蛋，更不能给孩子吃生鸡蛋。因为鸡蛋中含有细菌和寄生虫卵，如果不充分煮熟，容易引起胃肠道疾病或感染寄生虫。

2. 立夏宜补心气

中医学理论认为，"心为一身之主，脏腑百骸皆听命于心，故为君主。心藏神，故为神明之用。心为阳脏而主阳气"也就是说心为阳中之太阳，心的阳气能推动血液循环，维持人的生命活动，使之生机不息，故喻之为人身之"日"。《医学实在易》称："盖人与天地相合，天有日，人亦有日，君火之阳，日也。"心的生理特性表现出：其一，心脏的阳热之气，不但维持了本身的生理功能，而且对全身有温养作用。我在夏天经常自己做桂圆粥来补养自己的心气。

材料：桂圆 25 克，粳米 100 克，白糖少许。

做法：将桂圆同粳米共入锅中，加适量的水，熬煮成粥，调入白糖即成。

功效：可补益心脾，养血安神。尤其适用于劳伤心脾、思虑过度之人，出现身体瘦弱、健忘失眠、月经不调等症。但是也应该视人体的个人身体差异而定，比如有的人心火旺，动不动就上火、舌尖上出现溃疡，就不适用。

（八）小满养生——清一清心火

小满是夏季的第二个节气。《月令七十二候集解》："小满，四月中。小满者，物致于此小得盈满。"夏熟作物的籽粒开始灌浆饱满，但还未成熟，正相当乳熟后期，只是小满，还未大满。小满一般在每年 5 月 20 日至 22 日之间到来。

南方地区有"小满、大满、江河满"的说法，反映了这一地区、这一时段降雨多、雨量大的气候特征。但在北方地区，有"小满不满，麦有一险"的俗语，就是说北方地区在这个时候容易遭受干热风的影响，水分大量蒸发，造成谷物干瘪，粮食减产。所以，小满时是我国古代指导农业生产的一个非常重要的节气。

1. 补个好午觉

《素问·四气调神大论》中说："夏三月，此谓蕃秀，天地气交，万物华实，夜卧早起，无厌于日。"夏天昼长夜短，人体也应该顺应自然界的昼夜变化规律，晚上到十点多睡觉，早上天亮就起床。

夏季由于昼长夜短，加上夜间温度较高，易导致睡眠不好。为了维持一天的精神与活力，睡午觉就显得非常的重要。一些人午睡采用坐姿，即趴在工作台上或课桌上，这是不利于消除疲劳的。因为人体处于睡眠状态时，全身肌肉松弛，血液循环减慢，头部供血减少。如果采用坐姿，人醒来后会感到头晕脑涨、耳鸣、视线模糊、面色苍白等大脑缺血、缺氧症状，所以建议大家采取平卧的姿势来休息。另外午餐时不宜喝酒、咖啡、浓茶等，以免兴奋而难以入睡，并且不宜餐后倒头便睡，应活动 10 分钟后再就寝。由于机体在睡眠的时候体温降低、血液重新分配，在苏醒的时候需要有一个调整的过程，因此睡醒后稍微躺 10 分钟再起床为宜。

2. 小满吃苦菜，清心火、去湿热

《诗经》中有这样一句记载："采苦采苦，首阳之下。"这个"苦"很可能就是指苦菜。人们在大热天，采苦菜来充饥。《周书》中说："小满之日，苦菜秀。"民谣有"春风吹，苦菜长，荒滩野地是粮仓"之说。在生产力不发达的年代，到了这个时候，各家都已经把上一年的存粮给吃光了。而新粮要等过一阵才会成熟，正是青黄不接的时候。而此时，正是苦菜长势良好的季节，人们纷纷采摘苦菜来充饥，并等待新一年的粮食成熟。在革命年代，我们的红军条件艰难，平日里吃不上粮食，也要靠苦菜来充饥。江西苏区有歌谣唱："苦苦菜，花儿黄，又当野菜又当粮，红军吃了上战场，英勇杀敌打胜仗。"这里的苦苦菜就俗称苦菜，也被誉为"红军菜""长征菜"。

其实这个苦菜，就是我们中医上说的败酱草，其苦中带涩，涩中带甜，新鲜爽口，清凉嫩香，营养丰富，含有人体所需要的多种维生素、矿物质等。夏季人们容易产生心火，而败酱草具有清热、凉血和解毒的功效，可是适当食用一些。

此外，小满过后，雨量增加，空气湿度加大，是各种皮肤病的高发期，如湿疹、足癣等，会造成皮肤瘙痒难耐，除了选择吸汗性强的衣袜、平时注意清淡饮食之外，还可以选择性地吃一些祛湿健脾的食物，如赤小豆、薏苡仁、绿豆、冬瓜、水芹、荸荠、黑木耳、藕等食物。

下面给大家分享两个我经常在小满后做的食疗方。

（1）芹菜拌豆腐

材料：芹菜 150 克，豆腐 500 克，食盐、味精、香油各少许。

做法：芹菜切成小段，豆腐切成小方丁。将切好的芹菜和豆腐均用开水焯一下，捞出后用凉开水冷却，沥净水待用。将芹菜和豆腐搅拌在一起，加入食盐、味精、香油拌匀即成。

功效：这道菜具有平肝清热、利湿解毒的作用，吃起来清凉适口，是非

常合适的夏令佳肴。

（2）荸荠冰糖藕羹

材料：荸荠 250 克，藕 150 克，冰糖适量。

步骤：荸荠洗净去皮，藕洗净切小块。砂锅中加水适量，将荸荠、藕同入锅内文火煮炖 20 分钟。加入冰糖再炖 10 分钟，起锅晾凉即可食用。

功效：荸荠俗称马蹄，因它形如马蹄而得名，又称地栗。称它马蹄，仅指其外表；说它像栗子，不仅是形状，连性味、成分、功用都与栗子相似，又因它是在泥中结果，所以有地栗之称。荸荠是寒性食物，既可清热生津、凉血解毒、利尿通便、祛痰，又可补充营养，在夏天经常食用，可以很好地清除体内的热邪。荸荠与藕同煮，能起到清热利湿、健脾开胃、止泻固精的作用。

（九）芒种养生——多补水

芒种是二十四节气中的第九个节气，夏季的第三个节气。到达时间在每年公历 6 月 5 日至 7 日，太阳到达黄经 75° 时。芒种一到，意味着初夏结束，仲夏正式开始。此时中国长江中下游平原将进入多雨的黄梅时节。

1. 芒种，忙种又忙收

元代吴澄在《月令七十二候集解》中写道："芒种，五月节，谓有芒之种谷可稼种。"意指大麦、小麦等有芒作物种子已经成熟，抢收十分急迫。"芒种"二字，也是被人因谐音解读为"忙种"，可见芒种时节正是农忙之时。诗句"芒种忙忙割，农家乐启镰"描述的正是芒种时节家家户户忙着收割庄稼的景象。

忙种、忙种，忙着收割、忙着播种。晚谷、黍、稷等夏播作物也正是播种最忙的季节。所以说，芒种是一个代表成熟与收获的节气。农谚有"芒种栽薯重十斤，夏至栽薯光根根"，说的就是不能错过芒种这个节气。一旦错过了播种的最佳节气后，农作物的存活率会很低。俗语"芒种插秧忙"说的就是芒种时期忙播种的景象。芒种时节人们又要收割又要播种，因此这一段时间农民最忙碌最辛苦。

"安苗"是芒种前后的习俗之一。每到芒种时节，农民种完了水稻，为了

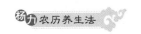

祈求秋天有个好收成，便举行安苗祭祀活动。人们用新麦蒸发包，把面捏成五谷六畜、瓜果蔬菜等形状，然后用蔬菜汁染上颜色，作为祭祀神灵的贡品。

2.缓解芒种时节困乏有妙招

在芒种时节，人是最容易感到困乏的。民谣"芒种夏至天，走路要人牵"，生动地描述了芒种时节人们的困乏、懒散、头脑不清爽的状态。此外，芒种时节天气炎热，雨水增多，湿热之气到处弥漫，使人身之所及、呼吸之所受均不离湿热之气。而湿邪重浊，容易困肠胃，使人易感到食欲不佳、精神困倦。缓解芒种时节的湿热之气有以下几个妙招。

（1）饮食清淡，祛湿除热

夏季饮食宜清补，芒种节气应多食用养阴生津的食物，如绿豆、冬瓜、木耳等。值得注意的是，清补并不意味着单吃素菜、水果之类，也不是追求饮食的绝对清与素。事实上，清补重在强调补养，是在补养的同时兼具解热消暑的效用，比如鸭肉，其最大的特点就是不温不热、清热去火，有滋阴养胃、健脾补虚、利湿的作用。

（2）吃苦饮酸

正所谓"苦夏食苦夏不苦"，一般苦味的食物都入心经、脾胃经，具有清热解暑、泄热养阴的作用。过了芒种之后我们可以适当地吃一些苦味的食物，例如苦瓜、莲子、荞麦等，对人体是大有裨益的。

一些酸味的水果具有祛暑益气、生津止渴的作用，如乌梅、山楂、葡萄、猕猴桃等。桑椹也是芒种时节的时令水果之一，中医学认为，桑椹味甘酸，性微寒，入心、肝、肾经，具有补肝益肾、生津润肠、乌发明目等功效。另外桑椹入胃，能补充胃液的缺乏，入肠能促进肠液分泌，增进肠蠕动，因此能促进食物的消化吸收。值得注意的是，桑椹性偏寒，脾胃虚寒的人或小孩不宜多吃。鲜食桑椹以紫黑色为补益上品，未成熟的不能吃。

（3）勤洗澡、勤换衣

芒种时气候开始炎热，是消耗体力较多的时节，大家要注意多喝水，补充水分。为避免中暑，芒种后要常洗澡，这样可使"阳热"易于发泄，洗浴以药浴最能达到健身防病之目的。但需注意一点，在出汗时不要立即洗澡，正如中国一句老话所说，"汗出不见湿"，若"汗出见湿，乃生痤痱"。

天气炎热，有些人喜欢光着脊梁，认为这样凉快，其实并非如此。众所周知，皮肤覆盖在人体表面，具有保护、感觉、调节体温、分泌、排泄等多种功能。如果光着脊梁、不穿上衣，皮肤就会直接从外界吸收热量，且不能通过蒸发汗液的方式达到散热的目的，因此会使人感到闷热。芒种过后，应该穿透气好的棉、丝织衣服，使衣服与皮肤之间形成微薄的空气层，而空气层的温度总是低于外界温度的，这样就可达到防暑降温的效果。另外，此时人体易出汗，在湿热的环境中，容易感染真菌而出现湿疹等皮肤病，为了预防皮肤感染，要注意个人卫生，衣衫要勤洗勤换。

（4）中午小憩

这个节气要顺应昼长夜短的季节特点，晚睡早起，适当地接受阳光照射但要避开太阳直射、注意防暑，以顺应旺盛的阳气，可利于气血运行、振奋精神。夏天日长夜短，夜间睡眠时间相对减少，而午睡则是适当的补充。俗话说"午睡一刻钟，夜补一小时"，这样既能预防"夏打盹儿"，还有利于养护心脏。特别是患有心血管疾病的长者，如果不注重午休，会引起血液黏稠度增加，甚至会增加心肌梗死的危险。当然，午睡时间也不宜过长，一般以半小时为宜。

（5）重视精神调养

此时大家在精神调养上应该使自己的精神保持轻松、愉快的状态，忌恼怒、忧郁，这样可使气机宣畅，通降自如，对缓解疲劳有很大的帮助。

3.芒种时节要防病

（1）防范热伤风

天气炎热，人体的表皮血管和汗腺孔扩张，出汗很多，入睡后易受凉感冒。暑天感冒俗称"热伤风"，空调病就属于"热伤风"的一种。预防"热伤风"要增强体育锻炼，并随早晚天气变化及时增减衣服。平时不要因贪图凉快而迎风或露天睡卧，也不要大汗而裸露吹风。进入芒种以后，尽管天气已经炎热起来，但由于我国经常受到来自北方冷空气的影响，有些地区的气温仍很不稳定。比如东北地区在此期间有时还会出现4℃以下的低温，华北地区

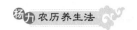

有时也可出现10℃左右的低温，即使是长江下游地区也曾出现过12℃以下的低温，因此在芒种时节春天御寒的衣服不要过早地收起来，必要时还要穿着，以免受凉。

（2）防冬病潜伏

一些冬季常见病、多发病，其致病因素往往产生于夏季，只是由于夏季天气炎热，人的阳气旺盛，病邪没有立即发作，只是潜伏于体内。到了冬季，天气寒冷，人体阳气有所收敛，病邪蓄势而发，则会出现产生各种疾病。有关节痛及肢体麻木等患者在夏天最好不要穿短衣短裤，不要洗冷水浴或游泳，禁睡地板以及在室外露宿，避免风寒湿气伏积于经络之中，导致冬季病发。

（十）夏至养生——要防暑

夏至，古时又称"夏节""夏至节"。夏至是二十四节气中的第十个节气，夏天的第四个节气，一般在每年阳历6月21日前后。这一天是北半球白昼最长、黑夜最短的一天。

1.关于夏至，你需要了解它的历史

夏至是二十四节气中最早被确定的一个节气。公元前七世纪，先人采用土圭测日影，就确定了夏至。《恪遵宪度抄本》中记载："日北至，日长之至，日影短至，故曰夏至。至者，极也。"夏至这天，太阳几乎直射北回归线，我们所在的北半球白昼达到最长。夏至以后，太阳直射地面的位置逐渐南移，白昼逐渐变短。需要注意的是，"至"不是到来的意思，而是极致的意思。

夏至时值麦收，古时人们在此时庆祝丰收、祭祀祖先，以祈求丰年。因此，夏至作为节日，纳入了古代祭神礼典。《周礼·春官》记载："以夏日至，致地方物魅。"周代夏至祭神，意为清除荒年、饥饿和死亡。夏至日正是麦收之后，农人既感谢天赐丰收，又祈求获得"秋报"。有的地方举办隆重的"过夏麦"，也是古代"夏祭"活动的遗存。

《礼记》中描写夏至，用了很清新的笔墨："夏至到，鹿角解，蝉始鸣，半夏生，木槿荣。"《月令七十二候集解》中说："夏至，五月中。《韵会》曰：夏，假也；至，极也；万物于此皆假大而至极也。"宋代《文昌杂录》云："夏

至之日始，百官放假三天。"《辽史》中有"夏至之日谓之朝节，妇女进彩扇，以粉脂囊相赠送"的描述。

2.警惕夏至"夏三极"魔鬼时间

夏至前后的午时，是一年中阳气盛极、热极、气升极的极端时候，也称"夏三极"，更有医家称之为"魔鬼时间"，易出现高血压、脑出血、心绞痛、心动过速、房颤等心脑血管病。所以这时候要避免过劳、过怒、过热、酗酒等，每天午睡必不可少。

3.夏至吃碗面

夏至时节，人们一般会选择便于制作、热量低、清凉的食品作为主要饮食，因此面条就成了一般家庭饭桌上的"常客"。在中国北方流行一句谚语："冬至饺子夏至面。"在江南一带，很多地方也有夏至吃面的风俗，民谚有云："吃过夏至面，一天短一线。"因此，夏至吃面可以说是一种流行于全国大部分地区的风俗了。夏至后不久便是初伏，所以夏至面也叫"入伏面"。

面的品种比较多，如阳春面、打卤面、炸酱面、三鲜面等。一般面条是用硬小麦和全麦面粉制作的。《本草拾遗》说"小麦面，补虚，实人肤体，厚肠胃，强气力"。现代研究表明，面条内含有丰富的碳水化合物，能提供足够的能量。同时，面条中还含有钙、铁、钾等人体必需的物质，因此面食广受人们欢迎。

下面我来介绍一下夏至凉面的做法。

材料：面条300克，香椿芽50克，胡萝卜50克，黄瓜1根，芝麻酱、盐、醋、蒜适量。

步骤：先把黄瓜、香椿芽、胡萝卜洗净。将胡萝卜、香椿芽切成末，黄瓜切成细丝。在干净的碗中放入两勺芝麻酱并加凉开水稀释，再加入蒜泥和醋，搅匀。锅里放水，开锅放入面条煮3分钟。煮熟后盛出来过一下凉开水。把面条盛到碗里，放入黄瓜丝、胡萝卜、香椿芽，浇上蒜泥、芝麻酱拌匀。

功效：夏至天气炎热，吃一些爽口的食物能增进食欲，尤其是凉面，既能降火开胃，又不至于因寒凉而损害健康。也有人爱在夏季吃热面，这有利于多出汗，以祛除人体内滞留的湿气和暑气。此外，夏季受凉后往往会出现鼻塞、恶寒、头痛、身重等症状，煮一碗热面，加些葱白及胡椒，趁热服用，有一定辅助治疗的作用。需要注意的一个细节是，面要吃，汤的营养更不要忽略。因为面在水煮的过程中有很多营养成分溶解在汤里，所以大家在吃面的时候不要忘记喝汤。

4.夏至已至，养生须知

夏至是阳气最旺的时节，在此时节的养生，一定要顺应夏季阳盛于阴的特点，注意保护阳气。俗话说"夏至阴生"，也就是说，夏至时期，阴气已经开始生长。在此节气中，阳气覆盖于其上，阴气始生于其下，喜阴的生物开始滋生，而喜阳的生物则开始死去。在此阴阳交替之际，人体容易患各种疾病。所以，在此时节合理的养生保健非常重要。

（1）饮食养生

在夏至后，饮食要以清泄暑热、增进食欲为目的，因此要多吃苦味食物来清补。《吕氏春秋·尽数》指出："凡食无强厚味，无以烈味重酒。"唐朝的孙思邈提倡人们"常宜轻清甜淡之物，大小麦面，粳米为佳"，又说"故善养性者……常须少食肉，多食饭"。在强调饮食清补的同时，宜多吃具有祛暑益气、生津止渴的食物，勿过咸、过甜，也不要过多地吃冰冷和油腻的食物。

在炎热的夏季，人体新陈代谢旺盛，损失水分较多，最易伤津耗气，若不及时补水就会严重影响健康，易使皮肤干燥、皱纹增多，加速人体衰老，还容易引起泌尿系统的各种疾病。所以我们一定多喝水，每天要喝到七八杯白开水，不要等口渴时再喝，且口渴后不宜狂饮。水是人体不可缺少的重要成分，夏天的时令蔬菜，如生菜、黄瓜、西红柿等的含水量较高，新鲜的水果，如桃子、西瓜等水分含量为80% ~ 90%，都可以用来补充水分。但应该注意少喝含有各种添加剂的果汁、汽水等饮料。

（2）起居养生

在此时节，为顺应自然界阴阳盛衰的变化，一般宜晚睡早起，并利用午休来弥补夜晚睡眠的不足。年老体弱者则应早睡早起，尽量保持每天有7小时高质量的睡眠。午休时间不宜过长，一般半个小时至一个小时即可。睡眠时注意不要躺在空调的出风口下，使用空调时，室内外的温差也不宜过大。

天气热，要尽量避免在强烈的阳光下进行户外工作或活动，特别是午后高温时段。在进行户外工作或活动时，要避免长时间在阳光下曝晒，同时要采取防晒措施，如打伞、戴遮阳帽、涂防晒霜、穿浅色或素色的服装等。

（3）运动养生

夏至时节应顺应自然界的气候变化，以养阳为主。可以选择强度适中的运动方式，如散步、慢跑、太极拳等。最好在清晨或傍晚天气较为凉爽时，在空气清新处运动。

（4）情志养生

丘处机在《摄生消息论》中说："更宜调息静心，常如冰雪在心，炎热亦于吾心少减，不可以热为热，更生热矣。"嵇康的这段话告诉我们，在炎热的夏天，应当调整呼吸，使心神安静，如能想像着心中存有冰雪，便不会感到天气极其炎热了。也就是说，我们不应当被炎热扰乱心神而烦躁，那样的话会感觉天气更加炎热。《素问·四气调神大论》有云："夏三月……使志无怒，使华英成秀，使气得泄，若所爱在外，此夏气之应，养长之道也。"所以说，在夏天要使人的精神像自然界的万物一样郁郁葱葱，蓬勃向上，保持心情愉悦，切忌发怒，使机体的气机宣畅。

（十一）小暑养生——养心是关键

小暑是二十四节气中的第十一个节气，夏天的第五个节气。每年公历7月6日至8日之间，太阳到达黄经105°时为小暑节气。《说文解字》中将暑解释为热，小暑，即不十分热。小暑虽不是一年中最炎热的时节，但紧接着就是大暑，是一年中最热的时候，民间有"小暑大暑，上蒸下煮"之说。

1. 小暑传说及习俗

据史书记载，小暑前后正好是六月初六"天贶节"，"贶"即"赐"，即天赐之节。这是因为宋代皇帝会在伏天向臣属赐"冰麨"和"炒面"，故称天贶节。六月六也是佛寺的一个节日，传说唐三藏西天取经之时，不慎将所有经书丢落到海中，捞起来晒干才保存了下来，因此寺院所藏经书会在这一天被翻检曝晒，这一天也就被称作翻经节。

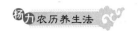

俗话说："热在三伏。"小暑是进入伏天的开始。伏，即伏藏，古人有"隐伏避盛暑"的说法，就是说人们应当减少外出以避暑气。关于伏日，在先秦时期便有伏日祭祀的习俗。古书上说，伏日所祭为"其帝炎帝，其神祝融"。传说炎帝为太阳神，祝融则是火神。传说炎帝让太阳发出足够的光和热，从而使五谷孕育生长，自此人类衣食无忧。人们为了感谢他的功德，便在最热的时候纪念他，因此就有了"伏日祭祀"的传说。很多地区有小暑"食新"的习俗，即在小暑过后尝新米，农民将新割的稻谷碾成米后，做好饭祭祀五谷大神和祖先，表示对大自然以及祖先的感恩。

2. 小暑时节要养心

小暑时节，天气炎热，人们容易烦躁不安，爱犯困，没精神。且随着气温越来越高，人们应该警惕心力衰竭。心衰通常是由高血压、冠心病、糖尿病等心脑血管疾病引起。因此，对应这一时节的特点，在养生健康方面，应该根据季节与五脏的关系，养护好心脏。心为五脏六腑之主，有"心动则五脏六腑皆摇"之说，因此对心的养护尤为重要。平时要心平静气，注意顾护心阳，以符合"春夏养阳"之原则，确保心脏机能的旺盛。

《灵枢·百病始生》曰："喜怒不节则伤脏。"即情绪表达太过、不及都会对脏腑有所损害，如喜过则伤心，继而精神涣散，思想不能集中，甚则精神失常等。心为五脏六腑之大主，一切生命活动都是心功能的集中表现，心神受损必定涉及其他脏腑。

在小暑期间，要保证充足睡眠，并且调节好心态，戒躁、息怒。越是天热，遇事越要心平气和。遇到不顺心的事要学会情绪转移，使心情舒畅、气血和缓。故夏季养生重点突出"静心"，心静自然凉。

3. 小暑吃喝要知道

小暑节气的饮食可概括为"三花、三叶、三豆、三果"。"三花"指金银花、菊花和百合花。金银花能清热解毒、凉血利咽；菊花有疏风、清热明目、解毒的功效；百合能养阴润肺、清心安神。小暑期间暑气大，一些人会出现头晕、乏力、烦躁不安等中暑症状，三花可以用来泡茶，能够消暑散暑。"三叶"是指荷叶、淡竹叶和薄荷叶。荷叶有清热利湿、健脾助阳的作用；淡竹叶有清热、除烦、利尿的功效；薄荷叶能够清热凉血、疏风散热，三叶都适合冲泡，可以消散暑气，清解内热。"三豆"是指绿豆、赤小豆和黑豆。绿豆能清热、排毒、祛湿；赤小豆能养心、除体内湿气；黑豆能祛风、解毒、益寿，三豆均可排毒祛湿。"三果"则为西瓜、苦瓜和冬瓜。西瓜能清热解毒、除烦止渴、利小便；苦瓜能清热去火、平稳血压；冬瓜可以清胃热、排毒排湿，在小暑时节吃三果有利于祛除体内的火气。除此之外，还有几种适合小暑养生的食物。

（1）芒果

农谚有"小暑吃芒果"的说法，小暑前后是芒果最成熟、最美味的季节。由于芒果中含有大量的维生素，所以食用芒果有滋润肌肤之功。另外，芒果有益胃、止呕的作用，小暑时节食用，具有清肠胃的功效，对于晕车、晕船也有一定的止吐作用。

（2）姜

俗话说"冬吃萝卜夏吃姜，不劳医生开药方"。小暑期间，食欲不振较为常见，而生姜有利于食物的消化和吸收，对于防暑度夏有一定的益处。伤风感冒时，喝姜汤有助于驱逐体内的风寒。中医认为，生姜能"通神明"，即提神醒脑。中暑时，喝姜汁也有一定的疗效。

（3）黄鳝

民间有老话，"小暑的黄鳝赛人参"，由此可见，小暑时节的黄鳝最为滋补。《本草纲目》中说黄鳝有补血、补气、消炎、消毒、除风湿等功效。黄鳝还可降低血液中胆固醇的浓度，对心血管疾病有一定好处。

（4）藕

自古以来，民间素有小暑吃藕的习俗。在清咸丰年间，莲藕就被钦定为御膳贡品。"藕"与"偶"同音，"佳偶"意为好的配偶，所以人们用食藕祝愿婚姻美满。藕中含有大量的碳水化合物及丰富的钙、磷、铁及多种维生素，具有清热、养血、除烦等功效，适合夏天食用。

我国地大物博，而夏季又正是万物生长的时候，因此应季可口的食品最多。如《东京梦华录》中关于宋代开封风俗的记载："是月时物，巷陌路口……

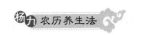

大小米水饭、炙肉、干脯、莴苣笋、芥辣瓜儿、义塘甜瓜、卫州白桃……"
虽然这段时间可口的食品较多，但我们也要注意合理饮食，要有节制，不可
贪食、过量。比如夏季常吃的水果——西瓜就不能多食，因为西瓜性寒，吃
多了易容伤及脾胃，引起腹痛或腹泻。脾胃虚寒、消化不良及有胃肠道疾患
的人应少吃或不吃西瓜。

4.谨防"暑湿"伤人

小暑是进入长夏的第一个节气，长夏在五脏中属脾，长夏最大的特点是
湿气太重。中医认为，脾喜燥恶湿，故脾最怕湿邪来犯，受"湿邪"的侵袭
容易出现周身乏力、脾胃不和、恶心出汗、手足水肿、大便稀溏等症状。

民间有"冬不坐石，夏不坐木"的说法。小暑时期，气温高、湿度大。
久置露天里的木料，如椅凳等，经过露打雨淋，含水分较多，表面看上去是
干的，但是经太阳一晒，温度升高，便会向外散发潮气，在上面坐久了，能
诱发痔疮、风湿和关节炎等疾病。所以，尤其是中老年人，一定要注意不能
长时间坐在露天放置的木料上，以防湿邪入侵。另外，《颐身集》记载："夏
季心旺肾衰，虽大热不宜吃冷淘冰雪、蜜水、凉粉、冷粥。饱腹受寒，必起
霍乱。"因此，不要大量饮进冷水或冰镇饮料，以免寒湿之邪经口入体。

很多人认为夏天出汗多就不需要运动了，这其实是一种错误的观点。其
实夏日也应维持适量的运动，以帮助除去体内的湿气，保持身体健康。一般
可以在早晚没有阳光的时候做户外运动，以免中暑、晒伤。

（十二）大暑养生——去暑热

大暑是二十四节气中的第十二个节气，夏天的第六个节气，到来时间在
公历每年的7月22日至24日之间。这时正值"中伏"前后，是一年中气温最高、
农作物生长最快的时期。古有谚语：小暑不见日头，大暑晒开石头。《历书》
里记载："大暑，斯时天气甚热于小暑，故名大暑。"

1.大暑三候来报到

我国古代将大暑分为三候："一候腐草为萤，二候土润溽暑，三候大雨时
行。"初候，腐草为萤。世上已知的萤火虫约有两千多种，被人们分为水生与

陆生两种。陆生的萤火虫于枯草上产卵，大暑时，萤火虫卵化而出，因此古人误认为萤火虫是由腐草变化而来。轻罗小扇扑流萤，萤火虫在静夜袅袅穿梭之时，凉爽的秋天已经不远了。第二候，土润溽暑。溽，湿也，土之气润，故蒸郁而为湿；暑俗称龌龊热是也。第二候是说，大暑时节，天气闷热，就连脚下的泥土也温润潮湿起来，大地犹如一个巨大的蒸笼。第三候意为在这一时期，时常有大的雷雨出现，这大雨使暑湿减弱，天气也渐渐转凉，慢慢地向立秋过渡。前候湿暑之气蒸郁，今候则大雨时行，以退暑也。

太阳到达黄经120°之时为"大暑"节气。《通纬·孝经援神契》："小暑后十五日斗指未为大暑，六月中。小大者，就极热之中，分为大小，初后为小，望后为大也。"也就是说，"大暑"与"小暑"一样，都是反映夏季炎热程度的节令，暑热程度从小到大。"大者，乃炎热之极也。"大暑是一年中最炎热的时节，大暑之后便是立秋，正好符合了物极必反的规律，可见大暑的炎热程度了。陆游有诗云"万瓦鳞鳞若火龙，日车不动汗珠融。"便是形容这样的酷热天气。

大暑三候也反映了这一时节的气象灾害，如旱、涝等。在我国华南以北的长江中下游等地区，如苏、浙、赣等一带处于炎热少雨季节，滴雨似黄金。有"伏里多雨，囤里多米""伏不受旱，一亩增一担"的说法。而在我国的华南西部地区虽然高温出现也最频繁，但雨水却最丰沛，是雷阵雨最多的季节。有谚语"东闪无半滴，西闪走不及"来形容这里的雨快、雨多。大暑期间的高温是正常的气候现象，此时，若没有充足的光照，喜温的水稻、棉花等农作物生长就会受到影响。但连续出现长时间的高温天气，水稻等农作物的成长就会受到很大的影响。

2. 冬病夏治少不了

大暑是全年气温最高、阳气最盛的时节，在养生保健中常有"冬病夏治"的说法，对于那些每逢冬季发作的慢性疾病，如慢性支气管炎、肺气肿、支气管哮喘、腹泻、风湿痹病等阳虚证，在夏季养生尤其应该细心调养，重点防治。

3. 药粥滋补应知道

夏季的饮食调养是以暑天的气候特点为基础，由于夏令气候炎热，易伤

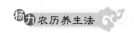

津耗气，因此常可选用药粥滋补身体。《黄帝内经》有"药以祛之，食以随之""谷肉果菜，食养尽之"的观点。这段论述是"药粥疗法"最早的理论基础。中医侧重"药食同源"，俗话说，就是科学地将药物与食物结合，借以补养身体、防治百病，能起到很好的作用。明代著名的医家李时珍也特别推崇药粥养生。他在《本草纲目》中引用了张耒《粥记》的内容："张安道每日起食粥一大碗，空腹虚，谷气便作，所补不细，又极柔腻，与肠胃相得，最为饮食之妙也。"《医药六书》曰："粳米粥为资生化育坤丹，糯米粥为温养胃气妙品。"

大暑时节的药粥应以清解暑热为主，选择绿豆、冬瓜、薏苡仁、山药等食材来熬粥都是不错的选择。下面我们来介绍一种典型的消暑粥——绿豆粳米粥。

材料：绿豆 60 克，粳米 100 克。

步骤：将绿豆放入温水中浸泡 2 个小时。用浸泡好的绿豆和粳米一起加1000 毫升清水煮粥，熟后即可食用。

功效：据《本草纲目》记载，绿豆能"厚肠胃。作枕，明目、治头风头痛。除吐逆。治痘毒，利肿"。因此单用绿豆来熬粥也有很好的效果，加上粳米效果更佳。此粥可每日早晚各吃一次，有祛热毒、止烦渴、消水肿的作用，特别适合老人和儿童食用。

4. 做到下面这些，夏季暑热便会跑

由于大暑前后，温度相对较高，人体会感觉不舒服，即使大汗淋漓也解不了热，反而容易中暑。因此，大暑养生首先要避开闷热天气下的过度劳动，尽量少出门、少活动，但不能不运动。我们可以在早晚温度较低的时候进行一些强度不大的有氧运动，如健走、瑜伽、游泳等，以便让体内的湿气散发出来。当然，每个人可根据自身状况及喜好选择适合自己的运动方式及运动时间。

高温天气会带来身体上的不适，应多喝白开水，注意合理安排工作，注意劳逸结合，避免在烈日下曝晒，睡眠要充足。当出现心悸、胸闷、注意力不集中、大量出汗、全身乏力、头昏、四肢麻木、口渴、恶心等症状，有可能是中暑的先兆。此时，应立刻将中暑者抬到阴凉通风的地方，最好同时给病人服用绿豆汤或者淡盐水。如果情况较严重，则要立即送往医院治疗。

大暑时的炎热天气还会对心理和情绪产生负面影响，出现心烦意乱、无精打采、思维混乱、焦躁易怒等不良情绪，这种现象被称为"夏季情感障碍症"，俗称"情绪中暑"。"情绪中暑"对人们的身心健康危害很大，特别是老年体弱者，情绪障碍会使他们出现心肌缺血、心律失常和血压升高，甚至会引发猝死。越是天热，越应做到心平气和，以避免不良情绪的影响。应保持乐观情绪，戒躁戒怒；遇到不顺心的事，要学会一笑而过，这样才能预防"情绪中暑"。

5. 大暑时节应谨防"因暑贪凉"

明代汪绮石在《理虚元鉴》中云："夏防暑热，又防因暑取凉。"意在告诫我们在酷热的夏季，解暑的同时一定要注意保护体内的阳气。炎炎夏日，人体出汗较多，毛孔处于开放状态，此时机体最容易受外邪侵袭。但是我们往往会贪图凉快，总是往阴凉的地方去。在室内，空调、电扇开不停，室内外温差过大，造成人体体温调节失常，导致受凉。中医认为生冷食物、冰品、凉性蔬果，会让肠胃消化吸收功能停滞。因此，不能经常吃冷食，从冰箱里拿出来东西要放一会儿再吃，不要睡凉地板。同时，不宜无限量食用凉性蔬果。

我们一定要注意保护好体内的阳气，在避暑的同时不能过分贪凉。

（十三）立秋养生——开心就好

立秋是我国二十四节气中的第十三个节气，也是天干地支纪年法中未月的终结以及申月的开始；时间在农历每年七月初一前后（也就是阳历8月7日至9日之间）。古语"秋"指的就是指暑去凉来，意味着夏天的结束以及秋天的开始。到了立秋时节，树木开始落叶，小草开始枯黄，万物生机也慢慢减退，因此也就有了"一叶落，而知天下秋"的说法。

1. 立秋节气的由来

我们的老祖宗将立秋分为三候，一候为五天，立秋一共十五天。"初候凉风至"，立秋之后，我国大多数地区刮的风多以北风为主，南风逐渐减少。而北风则会给人们带来驱散暑气的丝丝凉意。"二候白露降"，立秋之后，虽然晚上已经比较凉爽，但白天的温度依然很高，所以昼夜温差会很大，清晨空气中的水蒸气会在室外植物上凝结成一颗颗晶莹的露珠。"三候寒蝉鸣"，由于天气渐渐凉爽，温度适宜，蝉在这个时候常常吃饱喝足了闲着没事儿，在微风吹动的树枝上得意地鸣叫着。

2. 立秋有八防

（1）防"秋老虎"避暑邪

立秋之后，虽然天气开始转凉，昼夜温差比较大，但是白昼的温度依然会很高，有时暑热更甚。此时此刻，防暑降温依然必不可少，不能有丝毫怠慢，要谨防暑邪入体。

预防措施：

第一，清热解暑的食品必不可少，绿豆汤、莲子羹、薄荷粥都是很不错的选择。还可以多吃一些新鲜水果、蔬菜，既可补充无机盐，又可补充维生素。

第二，少食寒凉之物，比如西瓜、梨、黄瓜、葡萄等，其性味寒凉，多吃可能伤及脾胃，所以要少吃。在夏季我们都喜欢吃清凉爽口的食品，已经会导致我们的脾胃虚弱，此时若再贪凉，则会落下病根。

推荐避暑药膳：

百合绿豆粥

食材：绿豆80克，百合80克，糯米50克，白糖50克。

做法：将绿豆、百合、糯米去杂质，洗净备用。锅置于旺火上，加1200毫升清水煮沸，下入绿豆、百合煮熟软，再放糯米煮稠，撒入白糖搅匀即可食用。

功效：百合润肺止咳，清心安神；绿豆解毒清热，与糯米同煮具有清热解毒、清暑利尿的功效，对于中暑，急、慢性支气管炎、支气管哮喘的病人均有好处。

（2）防霉变

立秋之后，降雨量加大且温度依然不低，空气中湿度很大，所以衣服、食品很容易产生霉变。如果我们吃了霉变的食物，就有可能会引发胃肠疾病，如肠炎、痢疾等，会出现腹泻、呕吐等情况；而若是我们穿了发霉的衣物，也有可能会引发皮肤疾病。

预防措施：

食物尽量一次吃完，不要吃剩饭；若是发现蔬菜、水果、肉类发霉，应将发霉的个体全部舍弃，不可因小失大；衣物要勤换、勤洗、勤晾晒。

（3）防"空调病"

由于天气炎热，许多家庭和办公室都开着空调，人们在享受清风凉意的同时，也容易患上"空调病"。尤其在立秋之后，天气早晚比较凉，稍不注意，就会出现腹痛、吐泻、流鼻涕、打喷嚏、腰肩疼痛等症状，这都是"空调病"的表现。

预防措施：

第一，减少空调开放的时间，提高空调温度设定。立秋以后，早晚天气偏凉，空调开放时间不宜过长，夜里最好不开或只开除湿。这样，既可降温祛暑，又可预防空调病。

第二，久处于空调环境中的人们可以经常喝点姜汤。生姜具有发汗解表、解毒、温胃止呕三大奇效，可有效防治"空调病"。

第三，患有慢性病如哮喘、慢性支气管炎的患者及胃肠功能较弱的人，最好不要开空调。

（4）预防感冒、发烧

秋季是传染性疾病的高发期，尤其是孩子，往往会出现发热症状，有时还会出现脸色苍白、情绪不稳定、恶心呕吐、腹泻等其他病症。

预防措施：

第一，初秋夜晚记得盖被子，太过贪凉会导致腹泻、头重等症状出现。

第二，不要猛吹电扇、空调，也不要对着头吹；在树荫下、凉亭中、阳台上乘凉的时间不宜过长。

第三，千万不要快速饮进大量冷开水或冰镇饮料，以免雪上加霜。

（5）防咽喉炎

立秋时节，是咽喉炎的高发期，大多是感冒引起的咽部红肿、疼痛。咽

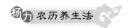

炎、喉炎多发与天气变化有关。秋天温度逐渐降低，空气比较干燥。如果出现明显的咽部不适，我们应该注意多喝温热水，多吃些滋阴润喉之品，如百合、银耳、黑木耳、梨等，平时用嗓较多的人更要保护好嗓子，尽量减少说话量。另外，建议容易上火的人少吃辛辣食物，以免刺激嗓子引诱咽喉炎的发生。

推荐药膳：

麻油蛋汤

食材：新鲜鸡蛋 1 只，麻油 10 克。

做法：将鸡蛋打入杯中，加麻油搅匀，冲入沸水约 200 毫升。趁热缓缓饮下，以清晨空腹为宜。

功效：调理和治疗慢性咽炎。

（6）防过敏

秋风阵阵，凉意习习，有时高温闷热，有时又秋雨连绵，导致阴霾、闷湿的气候特点。在如此剧烈变化的环境中，身体难免有所不适，也就比较易患上"秋季气象过敏症"，表现为纳差腹胀，失眠多梦，困倦乏力，记忆力减退，头晕目眩，心悸多汗，容易激动、焦虑等等。

预防措施：

第一，加强体育锻炼，提高机体免疫能力。秋天应适当"秋冻"，坚持每天用冷水洗脸、洗澡等，以提高脸、鼻、喉对冷空气的适应能力。

第二，时刻注意天气变化，及时增减衣服，防止受凉感冒。

第三，平时注意饮食的调理，以适应时令节气的变化，可以多食些润肺生津、养阴清燥的食品，如淡茶、绿豆汤、多种药粥、鱼肉禽蛋、海带、紫菜、梨等。

推荐药膳：

萝卜花生羹

食材：白萝卜半个，花生米 15 克，香菜末、精盐各适量（看个人口味酌情添加）。

做法：白萝卜蒸熟，打成泥状，放入水和调料，烧成羹；留少许香菜末，和花生米一同撒在羹中即可。

功效：增强机体免疫力，抑制癌细胞的生长，预防癌症。

注意：阴胜偏寒体质者不宜多食。服用人参、西洋参时不要同时吃萝卜，以免药效相反而起不到补益作用。

（7）防筋骨痛

到了秋季，不少中老年人常会觉得关节疼。为什么夏天对着空调吹一点事儿都没有，而夏天一过，吹吹电风扇就能把骨头吹疼？这是由于夏季人体出汗多，肌肉毛孔疏松，吹空调时间过长，寒气入里，秋天一到，阳气不足，不通则痛，就会出现关节肿胀、疼痛的症状，严重者连走路都会觉得不舒服。

预防方法：夏季吹空调时注意不要对着身体使劲吹；晚上睡觉记得御寒。

（8）防"秋瓜坏肚"

立秋之后还要谨防"秋瓜坏肚"。不论西瓜还是香瓜、菜瓜，都不能任意多吃，否则会损伤脾胃阳气。夏季大量食瓜虽然不至于造成脾胃疾患，却会使肠胃抗病力有所下降。若是立秋后再大量生食瓜果，势必加重湿邪，损伤脾阳，腹泻、下痢等急慢性胃肠道疾病就会随之发生。

预防方法：立秋之后尽量少吃或不吃生冷瓜果。

3. 立秋有四养

（1）起居调养："早睡早起"莫贪凉

立秋之时天高气爽，此时我们应该"早卧早起，与鸡俱兴"。早早入睡以顺应天地阳气之收敛，早早起床是为了使肺气得到舒展，还可防止收敛之太过。在这个节气中增加睡眠时间是很有道理的，不但可以补偿夏日的睡眠不足，还可以加强自身免疫力。一般来讲，秋季时期晚上21点至22点入睡，早晨5点至6点起床比较合适。

同时，入秋之后，昼夜温差比较大，我们的免疫力会大大降低。如果长时间吹空调、风扇，或是在比较凉的夜间睡凉席，都可能导致身体酸疼、腹泻等健康问题，且关节炎、颈椎病、肩周炎、椎间盘突出等疾病，都很容易因为受凉而复发。

（2）饮食调养："少辛多酸"慎进补

立秋时节是天气由热转凉的交接节气，也是阳气渐收，阴气渐长，由阳

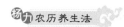

盛逐渐转变为阴盛的时期；是万物成熟收获的季节，也是人体阴阳代谢出现阳消阴长的过渡时期。根据中医"春夏养阳，秋冬养阴"的原则，立秋时节为人体最适宜进补的时候，人们可以根据这一节气的特点，科学地摄取营养和调整饮食，以补充夏季的消耗，但不能"乱补"。

立秋进补的主要原则是少食辛味，多食酸味，尽量少吃那些葱、姜、蒜、韭菜、辣椒等，以及辛辣、油炸、酒和干燥的膨化食品等辛味之物，可以多食酸味水果和蔬菜以助养肝，以防肺金过强，克损肝木。还要适当食用一些具有健脾、清热、利湿的食物或药物，可使体内湿热之邪从小便排出。

推荐药膳：

滋阴养胃生地粥

食材：生地黄 20 克，大米 80 克，白糖少许（依据个人口味适量添加）。

做法：生地黄（鲜品洗净切碎后，加 100 毫升清水在火上煮沸约 30 分钟，滤出药汁，再加水煎煮一次，两次药液混合后浓缩至 100 毫升，备用。）将大米洗净煮成白粥，趁热加入煎好的生地汁，搅匀，食用时加入适量白糖调味即可。

（3）运动调养：适当运动莫过度

立秋之后，天气凉爽，是体育锻炼的大好时期。但秋季运动量不宜过大，宜选择轻松平缓的项目。尤其是老年人、儿童和休质虚弱者，要防止出汗过多，使阳气耗损。因为秋季养生离不开"收、养"这一原则，要把保养体内的阴气作为首要任务，运动也应顺应这一原则。

（4）精神调养：安神养气莫悲秋

"秋风秋雨愁煞人"，一入秋，我们就容易触景生情。这并不完全是审美和心理方面的原因，也有着一定的生理因素。医学研究表明，人体大脑底部的松果体，能分泌褪黑激素，它可以诱导睡眠，也会使人意志消沉，抑郁不欢。而松果体分泌褪黑激素的量与日照时间有关，入秋以后，日照时间减少，强度减弱，这种激素分泌量则会增多，情绪自然就容易消极，精神也容易萎靡不振。除此之外，在低温的条件下，人的新陈代谢和生理机能都会处于低迷状态，这易导致内分泌紊乱，从而进一步导致情绪低落、注意力不集中，甚至出现心慌心悸、失眠多梦等症状。

要想克服悲秋情绪，在自身精神调养上，我们应培养乐观豁达的胸怀，时刻保持心情舒畅。可以多参加一些有意义的活动，以丰富自己的业余生活，别让自己闲下来，人一旦闲下来，就容易胡思乱想。还要多呼吸呼吸新鲜空气，看看美景，想些美好的事物，做些自己喜欢做的事情。

（十四）处暑养生——防燥防乏

二十四节中的处暑一般在每年阳历的 8 月 23 日前后（8 月 22 日至 24 日），处暑是反映气温变化的一个节气。"处"字在这里的意思是躲藏、终止，所以"处暑"就是表示炎热的暑气结束了。

《月令七十二候集解》中说道："处，止也，暑气至此而止矣。"所以说处暑表示酷热即将散去，暑气将于这一天结束，我国大部分的地方气温也开始逐渐下降。处暑与小暑、大暑、小寒、大寒等节气不同，它是代表着天气由炎热向寒冷过渡的节气，这是一个分界点。处暑以后，我国除了华南和西南地区外，大部分地区的雨季即将结束，降水逐渐减少，天气就此变样。

1.处暑有三候

在我国古代，人们将处暑分为三候："一候鹰乃祭鸟；二候天地始肃；三候禾乃登。"就是说在这个节气中鹰隼开始大量捕猎其他鸟类；天地间万物开始凋零，草木始枯；"禾乃登"中的"禾"指的是黍、稷、稻、粱类农作物的总称，"登"即成熟的意思，就是说此时农作物开始成熟。简简单单的一句话就将自然界中天气以及动植物的变化描写得淋漓尽致，我们养生也要以此为据，以便顺应天时。

2.处暑要双防

（1）防秋燥

处暑之后，雨水逐渐减少，天气往往比较干燥，我们的皮肤开始变得紧绷，甚至慢慢开始起皮脱屑，毛发也枯燥无光，头皮屑会变多，嘴唇常常干燥甚至裂口，有时会出现大便干结等，这种现象就是"秋燥"。处暑的"秋燥"属于温燥，由于气候变化较大，常使某些疾病在这时候复发或加重，如哮喘、

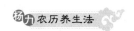

过敏性鼻炎等等。此外，因为昼夜温差比较大，我们也极易感冒。预防方法如下：

吐纳防燥

中医认为"肾液为唾"，唾液的盈亏与肾的盛衰息息相关。因此，我们应常做漱泉术，既防燥邪，又保肾元。漱泉术就是每日清晨洗漱完毕后闭目静坐一会，先叩齿36下，然后用舌在口中搅动，待唾液满口后分3次咽下，并吸气至丹田，再缓缓将气从口中呼出，呼气时口唇微张，但不要发出声，如此反复18次，然后两手做握拳的动作，左右各3次。若按此法早晚各做一次，对我们预防秋燥大有裨益。

（2）防秋乏

俗话说得好，春困、秋乏、夏打盹。"处暑"之后，我们都往往会有懒洋洋的疲劳感，这就是"秋乏"，秋乏是一种生理现象。"处暑"节气正处在由热转凉的交替时期，自然界的阳气由疏泄趋向收敛，人体内阴阳之气的盛衰也随之转换，当阴气渐盛之时，则秋乏随之而来。预防方法如下：

常梳头

人的头部有多个穴位，经常梳理头发、刺激头皮，可以扩张皮下毛细血管、促进新陈代谢、保持头脑清醒、消除疲劳，是预防秋乏的不二之选。

3. 处暑宜三"动"

（1）慢跑

慢跑是一项很理想的秋季运动项目，能促进血液循环，改善心功能；能够改善脑的血液供应和脑细胞的氧供应，减轻脑动脉硬化，使大脑能正常地工作；还能有效地刺激代谢，增加能量消耗，有助于减肥健美。一天之中，我们如果抽出1小时到室外呼吸新鲜空气，其中40分钟左右用来慢跑，就能使体质增强，精力也会日益充沛起来。

（2）登高

所谓登高就是爬山，秋日登高不仅能使肺通气量和肺活量增加，还能使血液循环增强，脑血流量增加。当然登高也要因人而异，对年老体弱者，不可一味地强调这种保健效果，登高时间要避开气温较低的早晨和傍晚，登高速度要缓慢。高血压、冠心病等患者更要量力而行，以防产生不测。

（3）冷水浴

冷水浴，就是用 5 ~ 20℃之间的冷水洗澡，而秋天的自然水温就在这一范围之内。冷水浴可以加强神经的兴奋性，使得洗浴后神清气爽，头脑清醒；冷水浴可以增强人体对疾病的抵抗能力，被称作是"血管体操"；洗冷水澡还有助于消化功能的增强，对慢性胃炎、胃下垂、便秘等病症有一定的辅助治疗作用。但是洗冷水浴必须采取循序渐进的方式，即洗浴部位要由局部到全身，水温要由高到低，洗浴时间也要由短到长。

4.处暑养生六大要点要记牢

要点一：适当秋冻

处暑之后，虽然温度有所下降，但我们也不要急于增加衣服。俗话说"春捂秋冻"，就是说我们的体温在初秋时不宜太高，否则不利于身体收敛阳气。但是这也不是一成不变的，夜里气温较低时，外出要增加衣服，以保护体内阳气。

要点二：保证充足的子午觉

处暑是热凉交替的时期，自然界的阳气开始由疏泄趋向收敛，人体阴阳之气的盛衰也在转换，所以，从养生的角度来看，我们此时的起居作息也应该做出相应的调整。

医学研究发现，夜间 0 ~ 4 点，体内各个器官的功能都降至最低点；中午 12 ~ 13 点，是人体交感神经最为疲劳的时间。所以保证有质量的子午觉，可以让我们保持精力旺盛，也可在冬天来临之前保存能量，养精蓄锐。并且老年人睡子午觉可降低心、脑血管病的发病率。因此，子午觉既有防病保健的意义，又符合养生道理。年轻人保证充足的睡眠不仅可以让学习、工作效率得到提高，同时也可以减少"秋乏"的出现。

要点三：少开空调常通风

处暑之后，天气就不再那么炎热，白天只要室内温度不是太高就不要开空调。常开空调会导致空调病的发生，影响我们的身体健康。平时可以多开开窗，使室内空气流动，让秋凉之气荡涤暑期留在房内的湿浊之气，给我们

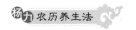

营造一个良好的生活环境。

要点四：多吃养护脾胃的食物

饮食与疾病往往联系十分密切，俗话说"病从口入"。处暑之后，昼夜温度变化十分明显，我们的肠胃受到忽冷忽热的刺激，很容易生病，已经患有慢性肠胃病的患者，往往会出现反酸、腹胀、腹泻、腹痛等症状。如果饮食不注意，这种不适的情况还会进一步加重，因此在饮食方面一定要谨慎，多吃一些养护脾胃的食物。

要点五：预防感冒

处暑后，温差大，尤其若是下了一场雨，雨前雨后的温度变化极易引发风寒或者风热感冒。所以我们要时刻关注天气变化，及时调整着装。

要点六：护脐

处暑节气来临，天气渐凉，我们也要适时对身体重要部位进行防护。众所周知，"寒从脚起""养生先养脚"，但我们却常常忽视了肚脐也很容易受寒。肚脐部位有丰富的神经末梢和神经丛，但它的表皮最薄，皮下没有脂肪组织，所以对外部刺激特别敏感，很容易受到寒邪的入侵。如果防护不够，很容易引起腹泻等肠胃疾病，甚至还会导致女性的宫寒不孕。

5. 十大药膳为您在处暑保驾护航

处暑应该吃什么，怎么吃才健康，这个问题至关重要，但大家对此可能也十分困惑。下面我就给大家介绍十款养生药膳，让大家在处暑不仅吃得好，而且吃得健康。

（1）雪梨大米粥

材料：新鲜雪梨2个，大米150克。

做法：把雪梨去皮切成丝，将大米淘洗干净；把雪梨丝放入汤锅，加2000毫升清水，煮开后放入大米，煮至米烂即可食用。

功效：梨具有润喉生津、润肺止咳、滋养肠胃等功能。而雪梨大米粥性味温和，可清热润燥，尤其适合肠胃虚弱的老人和小孩。

（2）燕麦南瓜粥

材料：燕麦30克，大米50克，小南瓜80克。葱花、盐根据个人口味适量添加。

做法：把南瓜洗净，削皮，切成小块；把大米淘洗干净，用清水浸泡半小时。将大米放入锅中，加水 500 毫升，开大火煮沸后换小火煮 25 分钟；然后放入南瓜块，小火煮 10 分钟；再加入燕麦，继续用小火煮 15 分钟。最后加入盐、葱花等调料。

功效：南瓜不但补血，而且含有丰富的果胶，可增强胃肠蠕动，帮助食物消化，还能黏附和消除体内的细菌、毒素和其他有害物质。

（3）沙参粥

材料：沙参 30 克，粳米 60 克，冰糖 30 克。

做法：将沙参捣碎，加水煎取药汁后去渣；将药汁与粳米同入砂锅，再加水 500 毫升，以小火煮粥，待粥将熟时，加入冰糖稍煮片刻即可。

功效：滋阴清热、润肺养胃、祛痰止咳。

（4）石斛粥

材料：新鲜石斛 40 克，粳米 60 克，冰糖 30 克。

做法：将石斛放入锅中，加水 200 毫升，以小火煎 20 分钟，取汁约 100 毫升；将药汁与粳米同入砂锅，加水 400 毫升左右煮成稀粥，放入冰糖搅匀。

功效：此粥可滋阴养胃，止渴生津。适用于温热病后，阴津耗伤所致的心烦口渴、虚热不退、胃脘隐痛、不思饮食、呃逆、干呕等。

（5）大枣杏仁红豆粥

材料：大枣 10 枚，杏仁 50 克，红豆 50 克，大米 200 克。

做法：将杏仁和红豆提前用清水浸泡一夜。将所有食材放入锅中，加水 2000 毫升，大火烧沸，后转小火煮 30 分钟。这样就可以吃到香滑浓稠又健康的大枣杏仁红豆粥了。

功效：大枣有保肝护肝的作用；杏仁能促进消化和吸收，也有缓解便秘的功效，还可以体内降低胆固醇水平；红豆能清热利湿。大枣杏仁红豆粥可以益气养心、润肺排毒、清火养颜。

（6）蔗浆粥

材料：甘蔗汁 150 毫升，粳米 50 克。

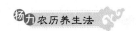

做法：将新鲜甘蔗洗净后榨取甘蔗汁 150 毫升。将粳米入砂锅，加清水 300 毫升左右，以小火煮粥。待粥将熟时，调入蔗浆搅匀，稍煮片刻即可。

功效：此粥可滋阴生津、润燥止渴。适用于阴津不足所致的心烦口渴、肺燥干咳、食欲不振、反胃呕吐、大便燥结及热性病后期津伤所致的唇舌干燥、形体消瘦等。要注意，脾胃虚寒及糖尿病患者，均不宜服。

（7）小米红枣粥

原料：小米 50 克，大红枣 10 枚，雪梨 50 克，枸杞 10 克，冰糖 20 克。

做法：将小米淘洗干净，红枣洗净后去核，雪梨洗净后去皮去核，切小块备用；将小米和红枣加 2000 毫升水，搅拌均匀后大火煮 15 分钟后，转小火煮至小米粥黏稠；放入雪梨块后再煮 5 分钟，关火后撒入枸杞加入冰糖搅拌均匀即可食用。

功效：小米性凉味甘、咸，入肾、脾、胃经，可滋阴养肾、健脾和胃，搭配红枣、大米等补气补血的食材食用更具有良好的滋补功效。

（8）柿饼饭

材料：柿饼 50 克，粳米 200 克，白砂糖 50 克。

做法：将柿饼冲洗干净，切成小块，将粳米用清水淘洗干净；将柿饼粒和粳米蒸熟，撒入白糖即可食用。

功效：此饭可以益气、养胃、降逆。适用于胃气虚，或气阴两虚所致的不思饮食、胃胀不适、呃逆呕吐者。

（9）百合红枣粥

原料：山药 100 克，百合 50 克，大枣 20 枚，薏苡仁 30 克及大米 100 克。

做法：将山药、百合、大枣、薏苡仁、大米洗净，加水 2000 毫升煮粥。

功效：百合滋阴降火；山药补肾益肺；薏苡仁健脾利湿；红枣补气养血明目。与大米一同煮粥可以健脾益肺，养血滋阴。

（10）松子酒

原料：松子 80 克，黄酒 500 克。

做法：将松子仁用中火炒香，捣成泥状，备用。将黄酒倒入小坛，放入松子泥。将小坛置小火上煮沸，关火待冷却后，加盖密封，放阴凉处。3 天后开封，用细纱布滤去渣，装干净瓶中。

用法：每餐前用开水送服 30 毫升。

功效：此酒能滋阴润燥、益气生津。适用于气阴亏虚所致的形消体瘦、气短懒言、头晕目眩、心烦口渴、干咳少痰、心悸盗汗、皮肤干燥瘙痒、大便秘结等症。需要注意，便溏、滑精及胸闷、苔腻、咳吐痰浊量多者，不宜服用。

（十五）白露养生——开始防寒

白露是二十四节气之中的第十五个节气，一般在每年阳历的 9 月 7 日至 9 日之间。《月令七十二候集解》中对"白露"的诠释是："秋属金，金色白，阴气渐重，露凝而白也。"我们要想在白露保养好自己的身体，就必须清楚了解白露的气候特点，针对白露的特点，相应地调整我们的饮食起居，唯有如此，才是科学养生。

1. 白露的特点

古人将白露分为三候："一候鸿雁来；二候玄鸟归；三候群鸟养羞。"每候五天，一共十五天。意思是说，在白露的第一阶段，会有鸿雁南飞避寒；在白露的第二阶段，燕子也南飞了；到了白露的第三阶段，鸟类们都开始贮存干果粮食以备过冬。由此可见，白露实际上是天气转凉的象征。俗语有云："处暑十八盆，白露勿露身。"这两句话的意思是说，处暑的时候天气依旧炎热，每天还在用一盆冷水洗澡，处暑过后十八天，到了白露，就不要赤膊裸体了，否则是会着凉的。

2. 白露养生全攻略

（1）衣——春捂秋冻要有度

俗话说，春捂秋冻，但春捂秋冻是要有度的，否则不但起不到应有的养生的效果，还会影响我们的身体健康。"白露秋分夜，一夜冷一夜"，就是说凉爽的秋天已经到来了，炎热的夏天已经过去了。但在我国有些地区，这时候的天气仍然炎热，不少人晚上睡觉还会开空调，或者洗洗冷水澡。到了这个时节，仍然将自己的皮肤大面积暴露在空调的冷风下，是很容易感冒的。

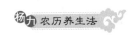

中医也有"白露身不露，寒露脚不露"的说法，也就是说白露时节一到，穿衣服就不能再赤膊露体了。另外，白露之后天气寒热多变，温差很大，尤其是早晚温差十分明显，很容易诱发伤风感冒等疾病，或者导致旧病复发。

（2）食——养肺润燥不可少

白露之后，阳气渐渐收敛，阴气渐渐增长，天气已经转凉，日夜温差愈发增大，夜里有露珠产生。由于此时要养肺润燥，饮食宜多食用滋阴润肺的食物，如梨、百合、甘蔗、芋头、沙葛、萝卜、银耳、蜜枣等等。但是饮食时要特别注意，白露不宜进食太饱，以免肠胃积滞，变生胃肠疾病。下面为大家推荐两个养生药膳：

无花果炖瘦肉

食材：无花果 10 个，瘦肉 250 克，怀山药 20 克，百合 10 克。

做法：将以上食材全部放入砂锅，加适量水，先用大火煮沸，再以小火熬煮约 2 小时，调入精盐即成。

功效：清热润肺，健脾理气。无花果具有清热解毒，化痰去湿的功效；怀山药主伤中补虚，除寒热邪气，补中益气力，长肌肉，久服耳聪目明；百合可解毒、理脾健胃、利湿消积、宁心安神、促进血液循环等功效，主治咯血、虚烦惊悸等症，对医治肺络疾病和保健抗衰老有特别功效。

养血糯米阿胶粥

食材：阿胶 30 克，糯米 60 克，红糖 50 克。

做法：用糯米煮粥，备用；将捣碎的阿胶放入煮熟的粥中煮 5 分钟，边煮边搅匀；放入红糖，再煮 3 分钟即可。

功效：阿胶补血止血、滋阴润燥。用于血虚萎黄，眩晕心悸，心烦不眠，肺燥咳嗽。故此粥养血止血，可治于阴血亏虚所致的头晕眼花、面色无华、心悸气短、失眠健忘、月经后期、经少色淡、经闭不行、漏下不止、胎动不安、胎漏下血、久咳咯血、吐血衄血、大便出血及肺结核咯血、支气管扩张出血等。

（3）住——早睡早起莫贪凉

白露是标志着天气转凉的节气，虽然也许白天的气温仍然很高，但夜晚却会十分凉爽，昼夜温差比较大。如果要是遇到下雨天则气温下降更为明显，因此，要注意早晚添加衣被，不能袒胸露背，睡卧不可贪凉，所谓的"白露勿露身，早晚要叮咛"正是这个道理。如非必要，尽量不要开空调，不要为图一时爽快，而给了寒邪入侵人体的机会。

（4）行——运动锻炼不可少

白露时节支气管哮喘等病发病率很高，有些体质容易过敏的患者，很容易犯症状像感冒的"花粉热"。因此，这个节气可以加强体育锻炼，每天进行散步、慢跑，周末可以登山，以提高自身身体素质，加强自身免疫力。同时，适当的运动可以使我们保持愉快的心情，避免秋季触景伤怀、心情抑郁。

（十六）秋分养生——注意凉燥

秋分，是农历二十四节气中的第十六个节气，时间一般为每年的 9 月 22 或 23 日。南方的气候由这一节气起才始入秋。在这一天，太阳直射地球赤道，所以一天 24 小时昼夜均分，各 12 小时。《春秋繁露·阴阳出入上下》云："秋分者，阴阳相半也，故昼夜均而寒暑平。"所以我们在秋分这个节气的养生也要遵循阴阳平衡这一原则。

古代先贤根据自然界现象将秋分分为三候："一候雷始收声；二候蛰虫坏户；三候水始涸。"古人认为雷是由于天地间阳气盛而发出的声音，而秋分过后阴气开始渐渐超越阳气，所以雷声渐消。第二候是说由于天气变冷，气温下降，蛰居的小虫开始藏入巢穴当中，并且用细土封住洞口，防止寒气侵入。第三候中"水始涸"说的是秋分之后降水量减少，空气干燥，所以湖泊河流中的水量变少，甚至干涸。这秋分三候很好地总结出了秋分之后气候的特点：阴气增长，天气变冷，降水减少，空气干燥。我们养生也要根据这些气候特点做出相应规划。

1. 恰当饮食防秋燥

李时珍曾讲："饮食者，人之命脉也。"这是告诉我们要想延年益寿，就应该了解食物的性能和饮食的作用。秋分时节，在饮食方面要注意多吃以清

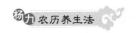

润、温润为主的食物，比如芝麻、核桃、糯米等。因为秋分的"燥"不同于白露的"燥"，秋分的"燥"是"凉燥"，而白露的"燥"是"温燥"。还有一些秋天上市的果蔬品种如藕、荸荠、甘蔗、秋梨、柑橘、山楂、苹果、葡萄、百合、银耳、柿子等都是极好的。润燥虽然必不可少，但亦不可过度，否则过犹不及。瓜果虽好，但不可贪吃，进食水果总量每天最好不要超过500克。因为水果大多具有寒凉之性，此时天地之中本就阴盛阳衰，多食寒凉会引起腹泻等症，故有"秋瓜坏肚"一说。

推荐饮食：

（1）蜜饯双仁

原料：炒甜杏仁50克，炒核桃仁200克，蜂蜜500克。

做法：第一步，将炒甜杏仁放入锅中，加水500毫升左右，煎煮1小时；第二步再向锅中加核桃仁，继续煎煮；第三步，待锅中将干时加蜂蜜，拌匀至沸即可。

功效：杏仁苦温宣肺、润肠通便；核桃仁补肾、固精强腰、温肺定喘、润肠通便；蜂蜜主心腹邪气、诸惊痫，安五脏诸不足，益气补中、止痛解毒、和百药。共用具有补肾益肺，止咳平喘，润燥的作用。

（2）当归炖母鸡

原料：当归30克，母鸡1只。

做法：将母鸡宰杀去毛、去肚肠；将当归填入鸡腹，放入砂锅中，加水2500毫升（具体加水量取决于鸡的大小，水将鸡埋住即可），先大火煮沸，打去浮沫，再小火煨至烂熟；食肉喝汤。

功效：补血益气，和胃止痛。

（3）萝卜杏仁煮牛肺

原料：萝卜500克，苦杏仁10克，牛肺250克。

做法：萝卜切块，杏仁去皮尖。牛肺用开水烫过，再以姜汁、料酒旺火炒透。瓦锅内加水适量，放入牛肺、萝卜，杏仁，煮烹30分钟即成，可以吃肺饮汤。

功效：补肺清肺，降气除痰。

2.秋分时节加"秋衣"

从秋分开始，我国大部分地区都进入了凉爽的秋季，此时降雨量虽然不大，但降雨次数却仍然不少，并且每次降雨都会伴随着显著的降温。俗语"一场秋雨一场寒，十场秋雨好穿棉""白露秋分夜，一夜冷一夜"说的就是这个理。此时由于天气转凉，一早一晚温差比较大，我们人体免疫力也会下降，这时候寒邪极易乘虚而入，使人感染疾病。所以建议大家要时刻注意天气变化，及时添加衣服，预防感冒。

3.秋分动一动，病邪全赶跑

秋分节气虽是运动的好节气，但这个时候我们的身体正处于内敛调养时期，所以运动也应该顺应秋收这一原则，选择一些简单的运动，谨防出汗过多，耗损津液。我们想运动时，尽量还是选择轻松的运动，比如打打太极拳、五禽戏都是不错的选择。下面给大家介绍一个健身按摩小体操：

第一步，仰卧，背下垫一张健身软垫。将两小腿反屈，双脚尽可能贴靠臀部，用左手在腹部做顺时针揉按约20次。

第二步，站姿，双脚分开与肩同宽。双手交叉上举，掌心向上，同时呼气。边呼气边向一侧屈体，充分牵拉对侧肌肉，反复做数次，左右交替练习20次。

第三步，站姿，双脚分开与肩同宽。双手叉握上举，掌心向上，同时呼气。边呼气边后仰，充分伸展腹肌。反复做数次。

第四步，坐地，双手背后支撑，双腿伸直。弯曲右腿，将右脚交叉放在左膝外则。边呼气边用左臂的肘部压右膝的外侧。然后将身体右转，目视右后方。左右交替反复练习20次。

第五步，仰卧，屈右膝，边呼气边向左侧转下肢，同时头部向右侧转。反复做20次，左右交替练习。

4.穴道按摩，助您睡眠

涌泉穴为肾经上的第一个穴位，按摩涌泉穴有助于改善睡眠，对失眠的人群效果很好。涌泉穴位于足底部，在足前部凹陷处，第二、第三趾趾缝纹头端与足跟连线的前1/3处。如果睡前用温水泡脚，再按摩足部涌泉穴10分钟，效果最佳，睡得更香。经常按揉不仅对人的睡眠有好处，还可补肾健脑、增强智力，延年益寿。其按摩方法为：

（1）揉涌泉

用拇指端或中指端在穴位上点按、旋揉，每组揉30 ～ 50次，一般做三组即可，也根据自己的适应情况而定。

（2）推涌泉

用对侧拇指指腹自小脚趾根部经涌泉斜向然谷推揉，或者用同侧手拇指自小脚趾根部经涌泉穴向然谷穴抹按，另一手大拇指可以助力抹按。推或抹的方向均顺着肾经的走向操作。顺经为补，逆向为泻。每组推 100 ～ 500 次。

5. 秋分吃螃蟹，讲究真不少

秋分前后，螃蟹黄肥肉满。我们多会在此时节一饱口福。但此时因贪图美味，吃出病的人不在少数，下面我给大家介绍几个吃蟹要点。

要点一：河湖蟹要买活的，死的不能食用。新鲜的螃蟹，蟹壳呈青灰色，蟹螯和蟹腿完整，腿关节有弹性，蟹的两端壳尖无损伤。选蟹时我们要做到"五看"：一看颜色；二看个头；三看肚脐；四看蟹毛；五看动作。蟹的颜色要青背白肚、金爪黄毛；个头要大而老健；肚脐要向外凸出；蟹脚上要蟹毛丛生；动作要敏捷活跃。

要点二：螃蟹一定要吃熟透的，生蟹或夹生蟹不能吃。螃蟹身上携带多种寄生虫和病菌。蒸煮螃蟹时要注意，在水开后至少还要再煮 30 分钟，煮熟煮透才可能把蟹肉的病菌杀死。还有一点也是很重要的，吃时必须除尽蟹鳃、蟹心、蟹胃、蟹肠四样物质，这四样东西含有多种细菌、病毒、污泥等，食之不洁。

要点三：脾胃虚寒者慎食。螃蟹性寒，虚寒者不宜多食，更不能与柿子、生梨等寒性水果同食，以免引起腹痛、腹泻、呕吐等症，吃的时候可蘸姜末醋汁，以去其寒气。

（十七）寒露养生——由凉转寒要注意

寒露是二十四节气中的第十七个节气，是干支历酉月的结束以及戌月的起始；时间点在阳历每年 10 月 8 日或 9 日前后。《月令七十二候集解》中说道：
"寒露，九月节。露气寒冷，将凝结也。"寒露指的是这个节气的气温比白露
时更低，地面的露水更加寒冷，都要凝结成霜了。寒露时节，我国绝大多数
地区均已进入秋季，东北和西北地区甚至已进入或即将进入冬季。

我国古人将寒露分为三候："一候鸿雁来宾；二候雀入大水为蛤；三候菊
有黄华。"意思是说，此节气中第一候时，鸿雁排成一字或人形队列大举南迁，
以避寒就温；第二候时由于深秋天寒，各种鸟类大都不见了，而古人发现海
边突然出现很多的蛤蜊，并且蛤蜊贝壳的条纹及颜色与雀鸟很是相似，所以
便以为是雀鸟进入大海之中变成了蛤蜊；第三候的"菊有黄华"是说，在此
时菊花已普遍开放。

1. 寒露养生要点

《素问·六元正纪大论》讲到"五之气，惨令已行，寒露下，霜乃早降。"
寒露后雨水渐少，天气更加干燥，昼热夜凉，露水更冷，即将结霜。我们养
生也要从这几方面入手。

自古以来称秋为金秋，金主肃杀。而肺在五行中属金，故肺气与金秋之
气相应。金秋之时，燥邪尤甚，此时燥邪之气极易侵犯人体而耗伤肺之阴液，
如果调养不当，人体会出现咽干、鼻燥、皮肤干燥等一系列的秋燥症状。所
以我们在此时应以滋润肺阴为主，防范寒露之凉燥伤身。

寒露之后，气候由热转寒，天地万物随寒气增长而逐渐凋零。在自然界
中，阴阳之气开始转变，阳气渐退，阴气渐长，我们人体的生理活动也要适
应自然界的变化，以确保体内的阴阳平衡。此时昼夜温差比较大，我们应做
好适当的御寒，早晚注意加衣，以防寒气入体，诱发关节疼痛等症。

另外，秋季万物凋零的情景在寒露之后更加显著。此时由于气候渐冷，
日照减少，风起叶落，易使人顿生凄凉伤感之情，对我们的情志会有不良影
响。而人体的情志与身体健康状况息息相关，《三因极一病证方论》则将喜、
怒、忧、思、悲、恐、惊正式列为致病内因，情志不畅很容易给我们的身体
带来危害。寒露时节的草木枯败、天地萧索之景，会使我们心中莫名产生一
种悲凉之感。若悲哀太甚，可致心肺郁结，意志消沉。正如《黄帝内经》所说：

"悲则气消。"悲痛欲绝，还能引起昏厥或突然死亡。容易悲伤的人，比其他人更容易得癌症或别的疑难重症，所以排解"悲秋"情绪也是我们寒露养生的一大要点。我们可以适时与亲朋好友一起散散心，排解一下秋愁，以免它给我们身体带来负面影响。

2. 寒露饮食要点

寒露饮食重在滋润。适当多吃一些性味甘、淡、滋润的食品，既可补脾胃，又能养肺润肠，还可防治咽干口燥等症。在饮食上还应少吃辛辣刺激类食品，因过食辛辣会伤人体阴液。适当多吃些芝麻、核桃、番茄、莲藕、牛奶、百合、银耳、萝卜、沙参等具有滋阴润燥、益胃生津作用的食品。同时室内要保持一定的湿度，注意补充水分，多吃雪梨、香蕉、哈密瓜、苹果、桑椹、提子等水果，以防燥邪伤体。

3. 寒露进补食谱

（1）芝麻菠菜

原料：鲜菠菜500克，熟芝麻15克，盐30克，香油30克，味精10克（依据个人口味，适量添加）。

做法：菠菜去根洗净，在开水锅中滚烫一下（5秒左右即可）；捞出浸入凉水中，凉后捞出沥干水分，切成段，放入盘内；分别加入盐、味精、香油，搅拌均匀，再将芝麻撒在菠菜上即可食用。

功效：芝麻有补血明目、祛风润肠、生津通乳、益肝养发、强身体、抗衰老之功效。菠菜能养血、止血、敛阴、润燥，可治衄血、便血、坏血病、消渴引饮、大便涩滞等。一同食用能补肝益肾，开胸润燥。

（2）黄精鸡翅

原料：黄精60克，鸡翅10只，大豆50克，核桃仁、海带各30克，调味品适量（依据个人口味自由添加）。

做法：将黄精洗净，放入砂锅内，加适量清水，熬取汁液。将大豆洗净，放入热水中浸泡一夜；将海带洗净泡发，切成条状；将鸡翅洗净。锅中放水1000毫升，下入鸡翅，再放入黄精汁、大豆、海带和调味品，加锅盖煮30分钟以上即可。

功效：黄精鸡翅有健脾润肺、滋阴益精、补脑增寿的作用，是补肺佳品。

（3）月季雪梨银耳羹

原料：月季花3朵、贝母5克、雪梨2个、银耳50克、冰糖100克。

做法：将月季花洗净，贝母用醋浸，雪梨切片，银耳泡软后去掉硬根。锅内加水，放入梨、银耳、贝母、冰糖，煮半小时。最后加入月季花稍煮片刻，随意饮食。

功效：益气、滋阴、止咳，适用于肺虚咳嗽、短气干咳等症。

（4）海带炖鸭

原料：净鸭500克、净海带150克。

做法：将鸭剁成小块，海带切成方块。再将鸭和海带在开水中焯一下。加水烧开，捞去浮沫，加入大葱末、姜末、料酒、花椒用慢火炖至烂熟，再加入精盐、胡椒粉、味精，调味即可。

功效：鸭子本是凉性食品，具有滋阴养胃、利水消肿的作用，适宜于滋阴养津以防秋燥。

（5）香菇冬瓜球

原料：香菇200克，鸡汤500毫升，淀粉50克，冬瓜300克，植物油、精盐、姜、味精、麻油各适量。

做法：将香菇水发、洗净；冬瓜去皮、洗净，用钢球勺挖成圆球待用；姜洗净、切丝。再将锅内放入适量植物油烧热，下姜丝煸炒出香味，入香菇继续煸炒数分钟后，倒入适量鸡汤煮开。将冬瓜球下锅烧至熟时，用水淀粉勾芡，翻炒几下放入味精、淋上香油，即可出锅。

功效：香菇性寒、味微苦，有利肝益胃的功效，冬瓜味甘，性微寒，无毒，有利尿消肿、清热、止渴、解毒、减肥等作用。一同食用能补益肠胃、生津除烦。

4.寒露时令水果

（1）梨

梨子在寒露时节会大量上市，它味甘微酸，性凉，能润肺、清心，具有养阴补液、润肺止咳、养血生肌、清热降火之功效。对肺热咳嗽、麻疹及老

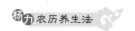

年咳嗽、支气管炎等症有较好的治疗效果。

（2）香蕉

寒露时节气温忽高忽低，人们易多发感冒。医学研究表明香蕉能够改善人体免疫系统的功能，提高人体抵抗力，特别对病人、老年人很有效果。因此，在日常生活中，不妨每天吃几根香蕉，通过提升身体的抗病能力来预防流行性疾病。

（3）桃

桃肉味甘、酸，性温，归胃、大肠经，具有养阴、生津、润燥活血的功效；主治口渴、便秘、痛经、虚劳喘咳、疝气疼痛、盗汗等症。多吃一些对预防秋燥伤体大有好处。

（4）柑橘

柑橘一般在寒露时节大量上市，它不但酸甜可口，还有很高的药用价值。柑橘性凉，味甘、酸；具有生津止咳、润肺化痰等功效，适用于身体虚弱、热病后津液不足、烦渴等症，治疗肺热咳嗽尤佳。

（5）柿子

中医认为柿子味甘、涩，性寒，归肺经。《本草纲目》中记载"柿乃脾、肺血分之果也"。其味甘而气平，性涩而能收，故有健脾涩肠，治嗽止血之功。但柿子不可多吃，柿子含有大量的糖类量，如果吃太多柿子会对我们的牙齿和口腔都有不利影响。

（十八）霜降养生——暖好腿脚

霜降，是二十四节气中的第十八个节气，时间在每年阳历10月23日左右，是秋季的最后一个节气，意味着秋天的结束与冬天的开始，霜降时节，养生保健尤为重要，民间有谚语"一年补透透，不如补霜降"，足见这个节气对我们养生的重要影响。

1. 霜降时令物语

《月令七十二候集解》对霜降的记载是："霜降，九月中。气肃而凝，露结为霜矣。"《二十四节气解》中也有"气肃而霜降，阴始凝也"的说法，都是说霜降之后，气温骤寒，露水都开始凝结成了霜。此时此刻，凉爽的秋风已吹到花城广州，东北北部、内蒙古东部和西北大部，平均气温已在0℃以下。"霜降杀百草"，严霜打过的花草，不会残存一点生机，从此枯败。

霜降有三候，我国古时候将其总结为："一候豺乃祭兽；二候草木黄落；三候蜇虫咸俯。""豺乃祭兽"是说豺、狼此类动物从霜降开始就要储备食物以备过冬了。第二候说的是百草从此枯黄，散失生机；树木也开始落叶。第三候说的是，由于此时寒气肃凛，昆虫都垂头而不食矣。此时节大自然都处在一个向冬天过渡的阶段，我们人类也应该顺应天时准备御寒，为健康地度过寒冷的冬天做些准备了。

2. 穴位按摩暖腿脚

霜降时节天气逐渐变冷，如果自身保暖做得不到位，就会导致老寒腿、关节痛等疾病的发生或者加剧，会给我们的生活带来诸多苦恼。所以我们在外出登山、欣赏深秋美景的时候，一定要注意保暖，尤其要保护好我们的膝关节，切不可运动过量。在遇到寒冷刺激时，血管容易收缩，血液循环会变差，往往就会诱发骨关节疼痛，故在天冷时应注意保暖，必要时可以戴上护膝。老年人运动时，不宜做屈膝动作时间较长的运动，要尽量减少膝关节的负重。另外我们在做运动时应尽量避免大汗淋漓，因为出汗的时候，皮肤腠理往往大开，就给寒邪侵入人体制造了机会。

下面给大家介绍一个保护关节暖腿脚的按摩方法，此方法简单易学，长期使用，不但可以保护我们的腿脚不受寒邪的侵扰，而且对于多年的老寒腿也有一定的治疗效果。具体按摩方法如下：

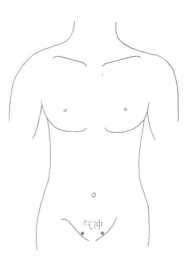
气冲

（1）气冲穴

此穴位于大腿根内侧，在此穴位的下边，可以摸到一根跳动的大动脉。在按摩时，先按揉气冲穴，然后按揉跳动的动脉处，一按一松，按、松之间隔两秒，交替进行，一直揉到感觉腿脚有热气下流为止，此法不但可促进腿部血液循环，还可以刺激腿部神经，对腿部机体大有益处。

（2）心俞穴

此穴位于左右肩胛骨中间、脊梁骨两侧大筋的部位，两侧各按揉36次，每一侧都是顺、逆时针各转18次。

（3）肾俞穴

肾俞穴处于人体的腰间，在和肚脐几乎呈一条水平线的脊椎两侧旁开两指处，两侧各按揉36次，每一侧都是顺、逆时针各转18次。

（4）涌泉穴

此穴是人体足底穴位，位于足前部凹陷处，第二、三趾趾缝纹头端与足跟连线的前三分之一处，为全身腧穴的最下部，乃是肾经的首穴。按摩以感觉到热为限度，之后再搓揉脚趾。

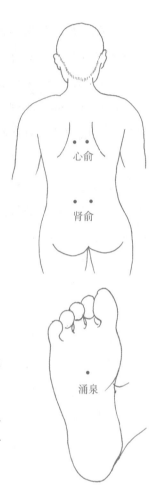

以上四个穴位用上述方法，每晚睡前按摩一次即可。坚持半个月你就会明显感觉到腿脚的温暖舒适，并且腿脚也会比以往灵便不少。

3. 健脾和胃祛湿邪

秋季从立秋到霜降之间有6个节气。此时，夏天的暑气仍然没有完全离我们远去，秋天的雨水已经很多了，此时须防湿气困伤脾阳而出现水肿或腹泻等症状。要是夏秋脾伤于湿，就会为冬天慢性支气管炎等疾病的发作种下病根，所以在霜降时节健脾和胃、祛除夏秋积蓄在我们体内的暑湿就显得尤为必要。我们唯有赶在秋天的尾巴上除去了湿邪，才会健康度过冬季。

秋季养生主要应以祛湿化滞、和胃健脾的膳食为主。如莲子、薏苡仁、冬瓜、莲藕、山药等。下面给大家推荐一个食疗方：

健脾和胃祛湿猪骨汤

原料：猪颈骨400克，胡萝卜1根，玉米1根，山药300克，薏苡仁30克，芡实 30 克，白扁豆 30 克，姜片 6 ~ 8 片，盐少许（依据个人口味适量添加）。

做法：将薏苡仁、芡实、白扁豆洗净，提前泡三个小时。玉米斩为四块，山药、胡萝卜去皮切滚刀块，姜片 6 ~ 8 片备用。猪颈骨斩块（没有猪颈骨，腔骨也可以）和凉水同时下锅，开锅后撇去浮沫。将玉米、山药、胡萝卜、姜片一起下锅，大火煮开后关小火煲 2 个小时，加少许盐调味即可。（注：煲汤盐不能多放，也可以适量加鸡精）。

功效：玉米具有调中开胃、益肺宁心、清湿热、利肝胆，延缓衰老等功能。胡萝卜能补肝明目、清热解毒。山药可补脾养胃、生津益肺、补肾涩精。薏苡仁能利湿健脾、舒筋除痹、清热排脓。芡实能固肾涩精、补脾止泄。白扁豆味甘，性微温，有健脾化湿，利尿消肿，清肝明目等功效。一同煲汤可以健脾和胃，祛湿补肾。

4. 霜降补一补，一年身体棒

俗语有云"补冬不如补霜降"，而霜降究竟应该怎么补呢？霜降时节在金秋之季，于五行中属金，五时（春、夏、长夏、秋、冬）之中为秋，在人体五脏（肝、心、脾、肺、肾）之中属肺，根据中医顺应四时而养生的观点，在四季五补（春要升补、夏要清补、长夏要淡补、秋要平补、冬要温补）的大纲下，此刻则应以平补为原则。而如何平补呢？下面我给大家推荐几款养生药膳。

（1）白果萝卜粥

材料：白果 8 粒，白萝卜 100 克，糯米 100 克，白糖 50 克。

做法：将萝卜洗净切丝，放入热水焯熟备用。将白果洗净与糯米同煮，直至糯米开花。加入白糖文火再煮 10 分钟，拌入萝卜丝即可出锅食之。

功效：白果敛肺定喘、止带浊、缩小便，用于痰多喘咳、带下白浊、遗尿、尿频。白萝卜味甘、辛，性凉，入肝、胃、肺、大肠经；具有清热生津、凉血止血、下气宽中、消食化滞、开胃健脾、顺气化痰的功效。糯米味甘，性温，入脾、胃、肺经，具有补中益气、健脾养胃、止虚汗之功效。一同煮粥可以固肾补肺，止咳平喘。

（2）橄榄栗子鹌鹑汤

原料：橄榄 6 枚，栗子 10 颗，鹌鹑 1 只，胡萝卜 1 根，瘦肉 100 克。

做法：将橄榄洗净，用刀稍拍扁。把栗子放入开水里泡5分钟，捞起去衣。将胡萝卜洗净去皮，切厚片。洗净宰好的鹌鹑，将瘦肉洗净切块，和鹌鹑一起氽水，捞起冲净。煮沸清水，放入所有材料，大火煮20分钟，后转小火煲一个半小时，下盐调味即可食用。

功效：橄榄有生津、止渴、治咽喉痛、解酒、解毒的作用；栗子和鹌鹑健脾补胃、滋阴养肾、性质温和，再加上能清热解毒、清肺利咽的橄榄共煲为汤水，更添滋润养颜之功效。

（3）萝卜丝鲫鱼汤

原料：鲜鲫鱼2条、白萝卜1根、葱、姜、油、浓缩鸡汁、料酒、盐各适量。

做法：鲫鱼去鳞、腮和内脏，洗净、拭干水，在鱼身侧面各斜划三刀；将白萝卜去皮洗净，切成细丝；葱切成段，姜去皮切片。烧热的锅内加3勺油，爆香姜片，放入鲫鱼煎至双面呈金黄色，盛起待用。锅内注入3碗清水，倒入萝卜丝与鲫鱼一同煮沸，改小火炖煮30分钟至汤呈奶白色。放入葱段，加入2汤匙浓缩鸡汁、1汤匙料酒和1/2汤匙盐搅匀调味，即可出锅。

功效：萝卜有健脾和胃、化痰止咳之效，与能补气血、温脾胃的鲫鱼一同炖煮成汤，很适合大家霜降时节饮用，因为萝卜丝鲫鱼汤不仅可以化痰止咳、开胃消食、消脂瘦身，还可以提高人体免疫力、预防感冒。

（4）银耳老鸽汤

原料：老鸽1只，干银耳50克，枸杞子15粒，姜2片，盐15克。

做法：干银耳浸软后去蒂沥干；枸杞子泡软洗净；老鸽洗净，切大块备用；烧开适量清水，放入老鸽、枸杞子和姜片，用中火煲约1小时至熟。加入银耳，再煲30～40分钟至汤浓，以适量盐调味，即可盛上桌。汤表面的浮油，可待汤煲成后熄火，待冷却后浮油凝固在汤表面时，用匙羹除去，再把汤煮沸便可。

功效：银耳味甘、淡，性平，无毒，既有补脾开胃的功效，又有益气清肠、滋阴润肺的作用；枸杞子有补血、养心安神的作用；生姜有温胃散寒的作用；老鸽肉瘦，皮下脂肪少，煲后的汤水清甜而不腻，消化力弱的人也能享用，具有补益身体、拔毒生肌的作用。所以，此汤有健脾开胃、滋润养颜、补益身体的作用。

（5）花生百合糯米粥

材料：百合20克，陈皮5克，花生仁30克，糯米各100克。

做法：百合、陈皮洗净，与花生仁一同入砂锅，加适量水，以文火煮烂后，入糯米煮成粥即成。

功效：百合养阴润肺、清心安神；陈皮理气健脾、调中、燥湿化痰；花生仁健脾和胃、润肺化痰，所以此粥具有健脾益气补虚、温中暖胃的功效。

（十九）立冬养生——注意避藏阳气

立冬，立，是建始的意思；冬，含有终的意思；立冬，万物开始收藏也。立冬是一个非常重要的节气，也是人们进补的大好时机。我们人类虽没有冬眠这一生理状况，但却流传着立冬补冬之习俗。中医理论认为，这一节气的特点是阳气潜藏，阴气盛极，草木凋零，昆虫伏藏，万物活动趋向休止，以冬眠状态养精蓄锐，为来春生机勃发做准备，我们的养生自然也要遵循这一特点。

1. 立冬时令物候

立冬，是二十四节气之一，作为干支历戌月的结束以及亥月的起始，时间点一般在阳历每年11月7日或8日。我国古代人们将立冬分为三候："一候水始冰；二候地始冻；三候雉入大水为蜃。"意思是在这个节气里水已经开始结冰了，土地也开始冻结。"雉入大水为蜃"中的"雉"指的是野鸡一类的飞禽，"蜃"指的是中国神话传说的一种海怪，形似大牡蛎（也有说是水龙）。这句话的意思是说，立冬以后，野鸡一类的大鸟便不多见了，而海边却可以看到外壳与野鸡的线条及颜色相似的大蛤，所以古人认为野鸡到立冬后便变成大蛤了。

古籍《月令七十二候集解》中对"冬"的解释是："冬，终也，万物收藏也。"意思是说立冬之后，秋季自然界中的粮食瓜果都已经采收完毕，入库收

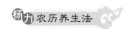

藏，而且此时动物也已藏起来准备冬眠。故而，立冬不仅仅代表着冬天的来临，还隐含着万物收藏，规避寒冷的意思。所以我们在冬季要想保持一个良好的健康状态，就要从规避寒邪、恰当进补两方面入手。

2. 寒邪环伺，谨防关节炎

立冬之后，天气寒冷，若是我们防范保温不到位，很容易被寒邪侵入己身。故而此时亦是关节炎的高发季节，骨性关节炎的发病机理十分复杂，除自然的生理退化之外，潮湿、寒冷等气候环境因素，是诱发和加剧骨性关节炎进展的重要原因。

（1）注意保暖，抵御寒邪

要想抵御寒邪，最直接的方法就是注重自身保暖。其中特别要注意四肢末梢的保暖。这是因为四肢末梢血液循环差，对外界温度变化敏感，最容易被冻伤。因此在冬季外出时要戴上手套、帽子，穿保暖的棉鞋。患有膝关节炎疾病的人外出时最好戴上护膝，防止膝关节受凉。温度的突然变化会刺激关节周围的神经，诱发关节疼痛。因此，从温度较高的环境到温度较低的环境时要特别注意，如从暖气的室内到寒冷的室外，要注意添加衣服保暖。

（2）自我按摩，缓解关节疼痛

步骤一：找揉痛点。患者仰卧，用食指、拇指沿髌骨周边、膝关节扩张部、内外侧关节间隙、膝后腘窝等处按压，找到膝关节前后内外侧的所有痛点，点揉所有疼痛点。每个痛点的点揉均由轻至重，再从重至轻，点揉 50 次即可。

步骤二：推动髌骨。患者身体仰卧，用双手拇指放在髌骨一边，然后轻轻用力向上、下、左、右四面八方推动髌骨至极限，并维持 20 秒左右，然后放松髌骨至原位，反复做 2 ～ 3 次。此法有助于解除髌骨关节的粘连，纠正髌骨关节的不稳定。

步骤三：股四头肌导引。患者坐在床上，髋关节屈曲 90° 坐直，双下肢轮流上举，每侧 20 ～ 50 次，直至大腿股四头肌酸痛。每天 2 次，经操练后股四头肌肌力增强后，可在踝部吊重物，从 1 公斤开始逐渐加重至 5 公斤。此导引可增强股四头肌肌力，有利于增加膝关节的稳定性和力量。

步骤四：推拉按摩导引。患者坐在床上或凳子上，用双手抱住大腿上部，然后用力向下推到踝关节，然后再向上拉至大腿上部，反复 10 次，每侧下肢各做 10 组。此导引可促进下肢的血液循环，在股四头肌导引后做可以迅速解除肌肉酸痛，缓解疲劳。在晚上临睡前做，可缓解夜间由于关节腔内压增高引起的膝痛。

步骤五：按摩髌骨导引。患肢伸直放松，患者双手按压在髌骨上，使髌骨在股骨髁面上轻轻转动，顺、逆时针各转 15 次，反复做 3 组，每天 2 遍。此导引可促进髌股关节面的新陈代谢，缓解膝关节的疼痛。

步骤六：跪膝导引。患者跪在床上，臀部逐渐开始下压，直至臀部碰到足跟，维持一段时间。刚开始做此动作困难者，可跪得浅一点、时间短一点，一般 30 秒至 1 分钟，以后可以逐渐延长至 3 分钟，反复 5 次，每天 2 遍。此导引可松解膝关节粘连，改善伸膝装置的挛缩和痉挛，可以增加髌骨的活动，减少髌股关节的压力，促进髌股关节软骨的新陈代谢和修复。

步骤七：拉膝导引。患者如果不能完成跪膝导引，可以先尝试拉膝导引。患者俯卧在床上，用手拉患肢的腿裤，使膝关节逐渐屈曲并维持一段时间，逐渐延长时间，逐渐增加膝关节的屈曲度数，直至可以做跪膝导引。拉膝导引的锻炼方法同跪膝导引，适用于膝关节炎严重、伸膝装置挛缩不能正常屈曲膝关节的病人，其作用亦与跪膝导引相同。

3. 立冬如何进补

立冬之后，我们的身体为了抵御严寒，会散发大量热量，消耗身体内很多物质。若不进补，会造成我们身体的虚弱，进而人体正气亏损，外邪易侵，容易生病。所以我们此时应该进补，但如何进补呢？这也是很有讲究的。《饮膳正要》里面讲："冬气寒，宜食黍，以热性治其寒。"也就是说，冬季寒冷，少食生冷之物，但也不宜燥热，有的选择性地食用一些能够滋阴潜阳且热量较高的膳食为宜。另外《四时调摄笺》里所说："冬月肾水味咸，恐水克火，故宜养心。"所以此时也应少食咸，多吃点苦味的食物，道理是冬季之时肾经旺盛，而肾主咸，心主苦，少食咸以免肾水过旺而伤心阳。俗语说"药补不如食补"，下面我就为大家推荐几道合理进补的膳食。

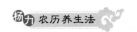

（1）糖醋带鱼

原料：带鱼 500 克，姜 2 片，葱 1 根切段，蒜茸 1 勺，糖及醋各 4 勺，水 3/4 杯，生粉 1 勺，酒 1 勺。

做法：将带鱼冲洗干净，抹干水分，切块，用少许盐、酒稍腌，扑上生粉。锅下油，将带鱼放入油锅内炸约 10 分钟，至色金黄，达到外焦里嫩时捞出，沥干油分，装盘。下油爆香蒜茸、姜片及葱段，再倒入糖醋料煮开，趁热将糖醋汁淋在鱼身上。

功效：增强体质，提高机体免疫力。

（2）虫草蒸老鸭

原料：冬虫夏草 5 枚、老公鸭 1 只、黄酒、生姜、葱白、食盐各适量。

做法：老鸭去毛、内脏，冲洗干净，放入水锅中煮开至水中起沫捞出，将鸭从头顺颈劈开，放入冬虫夏草，用线扎好，放入大钵中，加黄酒、生姜、葱白、食盐、清水适量，再将大钵放入锅中，隔水蒸约 2 小时鸭熟即可（也可用气锅蒸）。

功效：本方以虫草为主，助肾阳，益精血；以老鸭为辅，滋阴补虚。方中一偏于补阳，一偏于补阴，两者合用，共咸补虚益精，滋阴助阳之功。

（3）龙马童子鸡

原料：虾仁 15 克，海马 10 克，童子鸡 1 只，料酒、味精、食盐、生姜、葱、水豆粉、清汤各适量。

做法：将童子鸡宰杀后，去毛杂、洗净、装入大盆内备用。将海马、虾仁用温水洗净，泡 10 分钟，分放在鸡肉上，加葱段、姜块、清汤适量，上笼蒸至烂熟。出笼后，拣去葱段和姜块，加入味精、食盐，另用水豆粉勾芡收汁后，浇在鸡的面上即成。服用时，食海马、虾仁和鸡肉。

功效：温肾壮阳，益气补精。适用于阳痿早泄、小便频数、崩漏带下等。

（4）核桃红参炖鹧鸪

配料：核桃肉 80 克，红参 5 克，鹧鸪 1 只，猪瘦肉 100 克，生姜 3 片。

做法：鹧鸪宰洗净，去脏杂、尾部。与各物一起下炖盅，加冷开水 1250 毫升（约 5 碗量），加盖隔水炖约 3 小时便可，用时方下盐。此为 3 ～ 4

人用量。

功效：温肺益气，补脑益智。

（5）山药木耳炒青笋

配料：山药 100 克，干木耳 50 克，莴笋 100 克，红椒 10 克，葱花 20 克，盐、香油、鸡精、米醋、糖少各少许。

做法：将山药去皮切片，在滴有白醋的水中浸泡一会后，加入有少许盐的沸水中快速焯烫一下，然后捞出控干；木耳入温水中，加入少许盐和干淀粉，泡至发起，然后去掉根部，撕成小块，也入沸水中快速焯烫一下；莴笋去皮、切片，红椒洗净切片；锅入油，热后爆香葱花，倒入莴笋，红椒和木耳翻炒片刻，其间可淋入少许水；放入山药片快速翻炒，调入鸡精、盐、糖、醋和香油，炒匀关火

功效：山药可补脾养胃，生津益肺，补肾涩精；木耳益气，轻身强志，还能疗痔；青笋清热利尿，活血通乳。一同食用可以清热生津、益气补虚。

（二十）小雪养生——避免抑郁

小雪，是二十四节气中的第二十个节气，一般在每年的阳历的 11 月 22 或 23 日。步入小雪节气之后，我国广大地区西北风呼啸而至，气温开始下降，逐渐降到冰点以下，但此时天气尚未过于严寒，虽然开始降雪，但降雪量不会很大，所以称之为小雪。

1. 小雪的时令物候

《群芳谱》中讲："小雪气寒而将雪矣，地寒未甚而雪未大也。"意思是小雪时节天气寒冷，自然界开始降雪，但由于大地尚未冻透，所以虽降雪，却是小雪，故而小雪是反映天气现象的节令，表示着降雪的时间和大小。值此之际，天地间阴气下降，阳气上升，导致天地不通，阴阳不能交合，万物失去生机，天地闭塞而进入严冬。黄河以北地区会出现初雪，人们是时候该御寒保暖了。

我国古代将小雪分为三候："一候虹藏不见；二候天气上升地气下降；三候闭塞而成冬。"初候虹藏不见，讲的是这个时节由于很少有下雨情况的发生，

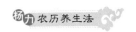
所以彩虹人们就看不到了；二候天气上腾，说的是天地之中阳气上升、阴气下降，导致天地不通、阴阳不交，万物失去生机。三候闭塞成冬，是说由于天气的寒冷，万物几乎停止移动和改变，所以古人就称之为"闭塞成冬，万物不通"。

由以上我们就可以发现此节气的主要特点是气候寒冷，雨少而燥，天地不交，气凝而滞。我们养生就要针对以上几点，做出相应的防范措施。

2. 艾灸驱寒壮阳气

中医理论认为，艾灸可疏通经络、调和营卫，借灸火的温和热力及药物作用，通过经络的传导，以温通经脉、调和气血、协调阴阳、扶正祛邪，达到治疗疾病、防病保健、养生美容之功效。《灵枢·官能》说"针所不为，灸之所宜"，《医学入门》亦说"药之不及，针之不到，必须灸之"。可见灸法在我国已有两千多年的历史了，其安全性高，用后一般无不良反应，故而冬季用来温阳补气、祛寒止痛、补虚固脱、温经通络、消瘀散结、补中益气最好不过了。

下面为大家推荐一个简单有效的灸法——周天灸。其采用三年陈艾制成直径为6～10厘米的艾条，主要灸以下五个穴位。

（1）中脘穴

中脘是胃经募穴，八脉交会穴之腑会，在剑突与肚脐连线的中点。本穴为任脉上部经气先聚集后下行之处，对胸腹体表气血有提纲挈领的作用，可用治一切腑病（胃、胆、胰腺、大小肠），尤以胃的疾患为先，有补益、疏理中焦气机之效。

（2）神阙穴

神阙位于肚脐的位置。脐，俗称肚脐眼。以现代医学的观点看，"脐"只是初生儿脐带脱落后遗留下的一个瘢痕组织；但中医认为，脐中是一个具有治病作用的重要穴位，名叫"神阙"。此穴被认为是经络之总枢，经气之汇海，能司管人体诸经百脉。

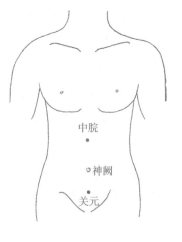

（3）关元穴

关元在任脉上，肚脐下三寸处，是保健要穴，有强壮作用，还有培肾固本、补益元气、回阳固脱之功效。

（4）八髎穴

八髎穴位于骶部，骶骨储存着先天之精，是性能量储存的仓库。灸骶骨，上可以循督脉升清、升阳气，下可以接任脉温中、暖腹部下焦，加强性功能，促进恢复人们的生育能力、防治男科妇科病，并且将先天之气补起来，气化下焦阴邪，使肾间清气上升、上济心火，达到心肾相交的目的。

周天灸的核心思想是扶阳，恢复人体的肾气，将这个先天之本调理壮实，所以非常重视灸八髎穴，如果舍弃了这个重点，就不是周天灸了。

舌根发白、无名指没有月牙、臀部畏风怕凉，此三条具备，则是艾灸八髎最适宜人群，可以起到立竿见影的效果。

（5）大椎

大椎穴位于颈部第七颈椎下凹陷处，是手足三阳、督脉交会处。督脉为诸阳之海，统摄全身阳气；而太阳主开，少阳主枢，阳明主里，故本穴可清阳明之热，启太阳之门，和解少阳之枢以驱邪外出而主治全身热病及外感之邪。

做完艾灸后一定要将左右脚踝各搓 200～300 下，引热下行，这样就不容易使虚火上冲而导致上火的表现。

3. 小雪气滞防抑郁

中医讲究天人合一，《素问·上古天真论》曰："虚邪贼风，避之有时，恬淡虚无，真气从之，精神内守，病安从来？"另《素问·生气通天论》曰："清静则肉腠闭拒，虽有大风苛毒，弗之能害。"这都是说人们唯有对外防患邪气入体，对内保持神志清明、情思畅达，才能做到身康体健，病邪不侵。

小雪节气的前后，由于此时天气向上，地气向下，两不相交，天地气滞，所以自然界常常是阴冷晦暗的。而天气的晦暗阴冷往往会影响人们的心情，

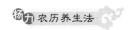

特别是那些患有抑郁症的人群更容易加重病情，以下方法可以帮助大家远离抑郁。

（1）多晒太阳防抑郁

中医理论认为，冬季日照时间减少，天气严寒，天地之间阳气减少，自然界处于"阴盛阳衰"状态。人类也不能例外，正是由于人体内阳气缺乏，才导致人疲懒体倦，精神抑郁，故冬天常晒太阳，能起到壮人阳气、温通经脉，排除抑郁的作用。

（2）以色乐人、以文书情、以乐愉人

清代医学家吴尚说过："七情之病，看花解闷，听曲消愁，有胜于服药者也。"多看美景，多听音乐，让优美的景色、美妙的旋律增添生活中的乐趣，排解消极情绪。另外，文字是一种表达情绪的上佳工具。比如写信，即使所挂念的人不能收到信息，但执笔者在书写的一刻抒发了情感，就会有释放的感觉。

4. 小雪食疗进补方

药王孙思邈在《备急千金要方·食治篇》中说："食能排邪而安脏腑，悦神爽志以资气血。"在这阴盛阳衰的小雪时节，我们适当进补，不仅可以御寒保暖、驱散寒邪，更能补益阳气，远离病患。

（1）鸡汁粥

材料：小母鸡1只（1500～2000克），粳米100克，食盐适量（据个人口味而定）。

做法：将母鸡宰杀剖洗干净，切成小块于锅中，加水2500毫升熬60分钟取浓汁。以原汁鸡汤分次与粳米同入砂锅，先以武火煮沸，再改用文火煮粥，待粥将熟时，加入食盐，搅匀稍煮片刻即可。

功效：补气益血、强身壮体。应用于年老体弱、病后产后气血亏虚之形体消瘦、气短乏力、面黄无华、神疲懒言、头晕眼花、食欲不振、心悸气短等。

（2）冬瓜炖羊肉

原料：冬瓜250克，羊肉200克，香菜25克，香油5克，精盐5克，葱1根，生姜4片，胡椒粉、味精各适量。

做法：将羊肉切成小块，下沸水中焯烫透，捞出洗净；将冬瓜去皮、瓤洗净，切成"象眼块"，下沸水焯烫透，捞出沥净水分；香菜择洗净，切末备用。汤锅上火烧开，下入羊肉、葱、姜、精盐，炖至八成熟时，再放入冬瓜，炖至熟烂时，将葱、姜块拣出不要，加味精，撒胡椒粉、香菜末，淋香油，出锅即可。

功效：羊肉味甘，性温，入脾、肾二经，可益气补虚、温脾暖肾、是一种良好的滋补强壮品。冬瓜炖羊肉是冬季滋补的佳肴，尤其是气虚者非常适用。

（3）莲藕炖鲤鱼

原料：莲藕 500 克，鲤鱼 1 条（400～500 克），生姜 3 片。

做法：莲藕洗净，去节、切段；鲤鱼宰洗净，慢火煎至两边微黄。然后与生姜一起放进瓦煲内，加入清水 2500 毫升（约 10 碗水量），武火煲沸后改为文火煲约 2 小时，调入适量食盐便可。

功效：莲藕生品清热生津，凉血止血；熟用补益脾胃，益血生肌。鲤鱼适宜食欲低下、工作太累和情绪低落者食用，同样适宜患心源性水肿、营养不良性水肿、脚气水肿、妇女妊娠水肿、肾炎水肿、黄疸肝炎、肝硬化腹水、胎动不安、产后乳汁缺少、咳喘等病症者食用。

（4）枸杞红枣乌鸡汤

原料：乌骨鸡 1000 克，大葱 1 根，陈皮 50 克，高良姜 30 克，草果 20 克，枸杞 20 克，红枣 10 枚，料酒 50 克。

做法：将乌骨鸡清洗干净，剁成块。将大葱切段；把陈皮、高良姜、草果用纱布包起来。砂锅内放上水，将纱布包和鸡块放进去，加料酒、葱、枸杞、红枣同煮。旺火煮沸后改用中小火炖熟、炖烂，然后捞出纱布包和葱段即可。

功效：乌骨鸡可以温中益气、补肝益肾、延缓衰老、强健筋骨，对于女性缺铁性贫血、月经不调也有很好的改善作用。

（5）核桃猪腰

原料：猪腰 500 克，生姜 15 克，葱 15 克，精盐 5 克，麻油 25 克，核桃仁 70 克，鸡蛋清 2 个，干淀粉 50 克，料酒 25 克，菜油 750 克（实耗 80 克）。

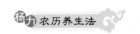

做法：腰片用料酒、精盐、姜片、葱段拌匀入味。用蛋清调匀淀粉待用。猪腰对剖，剞成十字刀花，切成三块。核桃仁用开水泡胀，剥去外皮，切丁。生姜洗净切成片，净锅置火上，加入菜油，待油温烧至六成热时，将核桃丁摆在腰花上，裹上蛋清淀粉下锅炸成浅黄色捞起。待全部炸完后，等油温上升至八成热时，再将腰块全部教入油锅内炸成金黄色，沥去余油，淋入麻油，装盘即成。

功效：具有补肺肾、定虚喘的功效。

（二十一）大雪养生——御寒为本

大雪，是二十四节气中的第二十一个节气，时间一般在阳历的每年12月7日或8日，也是干支历亥月的结束以及子月的起始。古人云："大者，盛也，至此而雪盛也"。大雪的意思是此时的天气更加寒冷，降雪量也不是小雪可比的了。

1. 大雪的时令物候

我国古代将大雪分为三候，五日为一候："一候鹃鸥不鸣；二候虎始交；三候荔挺出。""一候鹃鸥不鸣"，鹃鸥为鸟类，意为这个季节，天气寒冷，飞禽无踪，走兽无影，连寒号鸟也停止了呼叫。寒号鸟是最懒惰、最爱啼叫的鸟类，不爱筑巢。它因为经受不住寒气入体，禁不住发出一声声的哀鸣。但是，到了大雪节气，连寒号鸟也不再悲鸣了，说明天气已冷到了极点。大自然间一片安宁，正为"冬藏"。"二候虎始交"，哺乳类食肉动物虎的发情交配期一般在11月至翌年2月，正是大雪节气。"三候荔挺出"，仲冬雪季，万物沉寂，一种叫荔的兰草，也感受到阳气的萌动而抽出新芽，在此时独独长出地面。

中医理论认为，阴阳互根互用，可以相互转化，阴极生阳，阳极生阴。大雪期间天气冷到极致，阴气盛极，然而就在这万物潜藏之季，自然界的生机却开始萌发，虎类交配，荔草抽枝，挺过了大雪，阴气就开始慢慢退却，春天还会远吗！

2. 大雪养生首御寒

大雪时节，除华南和云南南部无冬区外，我国辽阔的大地已披上冬日盛装，真可谓"千里冰封，万里雪飘"，黄河两岸，长城内外，一片银装素裹。

此时东北、西北地区平均气温已达 –10℃以下，黄河流域和华北地区气温也稳定在 0℃以下，所以我们养生的首要就是御寒保暖，以防寒邪入体，给我们的机体带来伤害。御寒不是随随便便在自己身上加几件棉衣就可以的事，御寒也是有侧重点的，唯有掌握了这些关键点，才可让寒邪无懈可击。以下便是防御寒邪的八大重点部位：

部位一：头部

头为一身之主宰，诸阳所会，百脉汇通之地，是人体的重中之重，且头部还是最不善于留住热量的部位。一旦受到寒邪侵袭，极易给我们的身体带来各种疾病。天越冷越要给头部保暖，冬季外出一定要戴帽子，最好是能盖住前额的。头部出汗后不要立刻摘下帽子，应先到室内慢慢消汗，避免冷风直吹。此外，每天清晨梳头百余次，使头皮微热，有利于头部经络气血通畅，促进诸阳上升，气血不衰。

部位二：鼻子

鼻子也经常裸露在外，冷空气刺激鼻黏膜，会导致黏液分泌减少，毛细血管会变脆，从而导致病菌进入肺内，严重可造成呼吸道感染。所以冬季外出时最好戴个纯棉口罩。另外天冷时，可每天按摩鼻翼，两手拇指外侧相互搓热后，沿鼻梁、鼻翼上下按摩 30 下。早起前、晚睡前各做 3 次，可增强鼻部血液循环，提高耐寒能力。

部位三：耳朵

耳朵皮肤薄，且耳郭没有皮下脂肪的保护，在寒冷的环境中极易长冻疮。因此外出时我们可以戴上耳包，或用宽大的帽子、围巾遮住耳朵。另外坚持每天早、中、晚按摩揉搓耳郭，每次 5～10 分钟，一直要揉到发热发烫为止。

部位四：脖子

颈部上承头颅，下接躯干，还是咽喉要道，更是连接人体心、脑血管的必经之路，一旦脖子受寒，颈椎病、咽炎、脑血管病就会接踵而来。因此冬天，外出一定要戴围巾。

部位五：背部

中医认为背为阳中之阳，如忽视背部保暖，就容易受风寒之邪入侵，耗伤人体阳气，导致免疫功能下降，变生疾病。冬天最好加穿一件棉背心或毛背心，以保护背部不受寒。

部位六：腰部

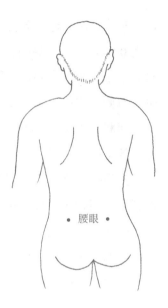

腰是肾之腑，肾喜温恶寒，所以腰部也很怕冷，一旦腰部受寒，男性往往会腰膝酸软、阳痿早泄；女性则容易出现月经紊乱、痛经等。因此冬季一定要注意腰部保暖，避免暴露腰部。平时可用双手搓腰：两手对搓发热后，紧按腰眼处（位于第三腰椎棘突下旁开3.5寸凹陷处），每天早晚各一次，每次做80遍，能温煦肾阳、促进气血运行。

部位七：膝部

膝部受凉可导致关节局部肌肉和血管收缩，引起关节疼痛。保护膝关节的关键是保暖防寒，戴上护膝，或选择膝部加厚的毛裤，注意运动不要过量。

部位八：双脚

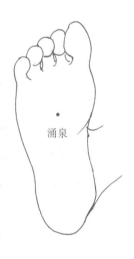

脚是全身最怕冷的部位，"脚冷则全身冷"。脚部御寒最好的办法就是每天用热水泡脚。这样可以促进周身血液循环，使全身都暖和起来。每次泡脚20分钟，水温42℃左右最佳。另外按摩脚掌的涌泉穴（涌泉穴位于足前部凹陷处第二、三趾趾缝纹头端与足跟连线的前三分之一处，当你用力弯曲脚趾时，足底前部出现的凹陷处就是涌泉穴），在床上取坐位，双脚自然向上分开，或取盘腿坐位，然后用双手自然轻缓地拍打涌泉穴，最好拍到脚底有发热的感觉，这样可以起到调理脏腑、疏通经络的作用。

3.穴位按摩护心脏

大雪时节是心脏病的高发期，因为寒冷常常引起我们冠状动脉收缩，导致心肌缺血，加重心脏负荷，对于心脏功能不好的老人，或是患有心脏疾病的人群，此时就容易诱发心脏疾病。所以在大雪时节，心脏不好的人群要特别注意防寒，保护好自己的心脏不受寒邪的侵扰，而本就患有心脏疾病的人们就要随身携带应急药品（如速效救心丸、硝酸甘油片等），以防不测。下面我给大家介绍三个关于按摩心脏要穴方法，长期操作，不但可以预防心脏病，对心脏病患者也有一定的帮助。

要穴一：内关穴

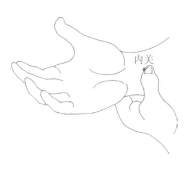

内关穴位于前臂正中，腕横纹上 2 寸，在桡侧腕屈肌腱同掌长肌腱之间取穴。用一定的力压揉，大家可以体会一下，你会感觉到有明显的酸痛，这就能起效了。如果你按上去什么感觉都没有，不会起效的。平时保健每天按摩 2 ～ 3 次就可以了，每次按摩时间 5 ～ 10 分钟，不用太长，两边的内关穴可以交替进行。心慌、胸闷、胸痛，或者是经常出现晕厥，都可以来按摩这个穴位。

要穴二：至阳穴

至阳穴位于第七胸椎棘突下凹陷中。按摩方法是用大拇指顶着这个穴位，顶到局部有酸痛的感觉为止，这个穴位缓解心绞痛是非常快的。一顶一松，每日早晚各 20 次。

要穴三：鸠尾穴

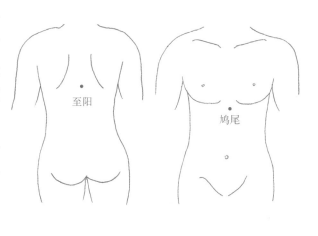

鸠尾穴，位于脐上七寸、剑突下半寸。按摩方法与至阳穴同，也是用大拇指顶着这个穴位，顶到局部有酸痛的感觉为止，一顶一松，每日早晚各 20 次，此穴也可缓解心绞痛，对心脏皆有很好的保健作用。

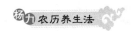

4. 大雪食补不可少

大雪天寒地冻，人体的阳气内敛，生理活动也有所收敛。养生的主要原则是"养肾防寒"。肾元是人体生命的核心，肾气旺，人的生命力就强，机体才能适应严冬的变化，而保证肾气旺的关键就是防止严寒气候的侵袭。此时，肾不但要为维持冬季热量支出准备足够的能量，还要为来年贮存一定的能量，以待开春进发生机，所以此时养肾尤为重要。下面为大家推荐几个冬季养肾的食疗方法。

（1）党参蚝豉排骨汤

原料：蚝豉 10 粒、猪排骨 200 克、党参 40 克、姜 5 克。

做法：将蚝豉清洗干净，锅中放入适量水烧开，放入蚝豉煮 2 分钟，捞出备用；锅中放入适量水，放入猪排骨煮开，煮至变色，捞出洗去血沫；在汤煲中放入适量水（约 1200 毫升），放入蚝豉、党参、排骨、姜，煮开后转小火煲 2 小时，用盐调味即可。

功效：党参质润气和，能健脾补肺，益气、养血、生津，可增强身体抵抗力、降低血压。与排骨等一起煮汤，具有滋阴养血、补五脏、活血充肌之功效。

（2）枸杞核桃芝麻鸡丁

原料：枸杞子 90 克，核桃仁 150 克，黑芝麻 50 克，嫩鸡肉 600 克。

做法：将去皮的核桃仁用温油炸透，加入枸杞，即起锅沥油；锅烧热注入素油，待油五成熟时，投入鸡丁，炒熟；投入核桃仁及枸杞子炒匀即成。

功效：养肝益肾、健脾益胃。

（3）山药枸杞鸡汤

原料：怀山药 30 克，枸杞子 15 克，母鸡半只（约 500 克），生姜 3 片，精盐适量。

做法：母鸡洗净切块，与怀山药、枸杞子、生姜一同放入砂锅，加清水1500 毫升，先用大火煮沸，再用小火熬煮 1.5 ~ 2 小时，调入精盐即成。

功效：养阴健脾、益肾补虚。

（4）大枣肉桂糕

原料：白术 10 克，干姜 1 克，黄芪 15 克，大枣 30 克，肉桂 8 克，面粉 500 克，白糖 150 克，发面、碱水各适量。

做法：将白术、黄芪、干姜、大枣、肉桂放入砂锅内，加适量清水，用大火烧沸后，转用小火煮 30 分钟，去渣留汁；再将面粉、白糖、发面放入盆内，加药汁和适量清水，揉成面团，待面团发酵后，加碱水，试好酸碱度，然后做成糕坯；将糕坯上笼用大火蒸 30 分钟即可。

功效：健脾温肾、和胃益气。

（二十二）冬至养生——护肾为本

冬至，又称"冬节""贺冬"，我国二十四节气之中的第二十二个节气，与夏至相对应。一般在每年的 12 月 21 日至 23 日之间。古人对冬至的说法是："阴极之至，阳气始生，日南至，日短之至，日影长之至，故曰冬至。"意思是说冬至之日，太阳处于南回归线上，此时白天最短，人的影子最长，天地间阴气达到极点，阳气开始已经生发出来了。

1.冬至时令物候特点

我国古人将冬至分为三候：一候蚯蚓结；二候麋角解；三候水泉动。一候蚯蚓结是指，传说蚯蚓是阴屈阳伸的生物，此时阳气虽已生长，但阴气仍然十分强盛，土中的蚯蚓仍然蜷缩着身体。二候麋角解讲的是，古人认为麋与鹿随同科，但阴阳属性不同，麋的角朝后生，所以为阴，而冬至一阳生，麋感阴气渐退而角解下。三候水泉动是指，水为天一之阳所生，阳生而动，冬至一阳初生，所以山中的泉水可以流动并且温热。

由以上自然界的现象可知，冬至的主要特点就是虽阴气强盛，但阳气已生。俗语有云：冬至一阳生。意思是从冬至这一天阳气就开始生发出来了，不再像大雪之时的萌动了。冬至这个"一阳生"不是生，是地球吸收太阳的热能进入地球的中心，冬至以前是收缩到极点的状态，"冬至一阳生"重新放射出来，地球的热能放射慢慢上升了。而我们的人体也有顺应天时的一阳生，只要把握住这初生的一阳，适当调摄，就对健康有益。

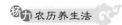

2.冬至前后要警惕"冬三极"魔鬼时间

我们前面讲过,夏至要注意"夏三极",而冬至前后的子时,是一年中阴气盛极、寒极、气降极的极端时候,也称"冬三极"魔鬼时间,易出现脑梗死、心肌梗死、心动过缓、房室传导阻滞、低血压、低血糖等疾病,这时候应避免受寒、过累、饥饿,做到早睡晚起。

3.冬令进补正当时

到了十一月冬至时节,天地间阳气重新生出来,人体内的阳气也开始慢慢壮大,从此日之后阳气只会一日比一日强。这个时候人体内阳气蓬勃生发,消化力特别强,补品吃进去,营养容易吸收,所以此时最应进补。

而我们应该如何进补呢?冬至之后,多吃温性食物,少食甚至远离寒凉食物,对于平衡人体阴阳、增强抵抗力是非常重要的。宜食一些清淡的食物,不宜吃味浓厚、过咸和肥腻的食物,不可过食太过辛辣刺激的食品。羊肉、牛肉、狗肉有温补的效果,能预防"三九寒冷";花生、核桃、栗子、榛子和杏仁之类的坚果,有御寒的作用,可增强体质、预防疾病;猕猴桃、甘蔗、柚子、大枣、橘子、苹果、桂圆等水果不仅能滋阴养肺、润喉去燥,还能补充人体必要的营养物质,会使人顿觉清爽舒适。

下面是我为大家准备的冬至进补食谱:

(1)羊肉炖白萝卜

原料:白萝卜500克,羊肉250克,姜10克、料酒50克,食盐适量。

做法:将白萝卜、羊肉洗净切块备用,锅内放入1000毫升清水,烧开,将羊肉入锅,开锅后五六分钟捞出羊肉,水倒掉。重新换水烧开后放入羊肉、姜、料酒、盐,炖至六成熟,将白萝卜入锅至熟。

功效:益气补虚,温中暖下。对腰膝酸软,困倦乏力,肾虚阳痿,脾胃虚寒者更为适宜。

(2)赤豆糯米饭

原料:糯米300克,花生米50克,赤豆50克,葱末10克,香芹末10克,熟芝麻20克,腊肉50克,盐5克,鸡粉少许,水1000毫升。

做法:把糯米先用水泡发,滤干水分,赤豆提前一天泡软备用,花生米去皮，准备姜末香芹末、熟芝麻，腊肉切片过水备用。热锅下油，爆香腊肉，撒姜末，倒入糯米、花生米、赤豆不断翻炒，最后撒少许盐和鸡粉拌匀了，倒入电饭锅，水一定不能放多了，刚好和腊肉糯米齐平即可。等电饭锅跳闸后，开盖撒上熟芝麻和香芹末即可。

功效：糯米味甘、性温，能够补养人体正气，吃了后会周身发热，起到御寒、滋补的作用，最适合在冬天食用。

（3）粟米桂圆粥

原料：粟米 100 克，粳米 50 克，桂圆肉 15 克。

做法：将粳米淘洗干净、放入铝锅内，将粟米去壳、淘洗干净入锅，加入桂圆肉，加水适量，置武火上烧沸，再用文火熬熟，加入白糖搅匀。

功效：粟米入肾、脾、胃经。《本草纲目》说："煮粥食益丹田，补虚损，开肠胃。"桂圆营养丰富，是珍贵的滋养强化剂，适量食用，能强健体魄、延年益寿、开胃健脾。可见，冬季以粟米桂圆粥为食，有补心肾、益腰膝的作用，适用于心肾精血不足，心悸、失眠、腰膝酸软者。

（4）榄菜腰果鸡柳

原料：整鸡腿 4 只，洋葱 1 个，青椒 1 个，蒜蓉 1 汤匙，葱花 2 茶匙，熟腰果 15 颗左右，黑榄菜 2 汤匙，姜片 2 块，植物油适量，米酒 1 汤匙，老抽 3 茶匙，生抽 1 汤匙，辣椒油 1～2 茶匙，酱油、生粉、糖、盐、水和油适量。

做法：将鸡用适量酱油、糖和盐先腌 10 分钟，然后用适量生粉、水和油再腌 5 分钟。快火下油起锅，爆香蒜蓉、葱花、姜片，下鸡块快火炒香，待外表至金黄再加少许水，盖上盖焖 2 分钟或至全熟，盛起备用。快火下油起锅，爆香洋葱，加少许盐略炒至软，再加入鸡块略炒，下米酒快速炒匀后再焖 30 秒，再加入余下汁料快手炒匀，最后加入腰果、黑榄菜，熄火拌匀即可。

功效：坚果是植物的精华部分，一般都营养丰富，蛋白质、油脂、矿物质、维生含量较高，对促进人体生长发育、增强体质、预防疾病有极好的作用。

（5）六味牛肉饭

原料：牛肉（后腿）500 克，粳米 500 克，草果 3 克，砂仁 3 克，荜茇 3

克，高良姜 3 克，陈皮 3 克，胡椒 3 克，姜 30 克，黄酒 10 克，盐 5 克，味精 2 克

做法：牛肉洗净，加料酒稍浸后，放入沸水烫焯，捞出后切片。将胡椒、荜茇、陈皮、草果、砂仁、高良姜等放入锅内，加清水 800 毫升，煎汁备用。生姜切片，粳米洗净，放入锅内，加入上述各味药的煎汁，加牛肉片、生姜片、精盐、味精和适量的清水，煮成饭。

功效：气血双补、补虚养身。

4. 节欲护肾要牢记

《泰定养生主论》曰："三十者，八日一施泄；四十者，十六日一施泄，其人弱者，更宜慎之，人年五十者，二十日一施泄。……能保持始终者，祛疾延年，老当益壮。"意思是说 30 岁的人，8 天 1 次房事；40 岁的人，16 天 1 次房事，如果人的身体本就羸弱，就应该更加谨慎；人到了 50 岁，20 天 1 次房事为宜，保持严格节制而有规律的性生活，是健康长寿的必要保证。

而在冬至之时，我们身体内的阳气才刚刚兴起，就像一朵刚刚燃起的小火苗，我们此时应该呵护它，而不是过度地使用它。房事不节，则会劳倦内伤伤肾气。肾为先天之本，肾精充足，五脏六腑皆旺，抗病能力强，身体健壮则人能长寿。反之，肾精匮乏，则五脏虚衰，多病早夭。所以我们此时应节欲护肾。

5. 冬至艾灸助一阳

冬至一阳生，此时阳气初生，力量比较薄弱，艾灸即是要将这种初生阳气坚固在体内，慢慢生发生长，为体所用。只有我们人体内阳气充足，才能达到防范疾病，延年益寿的养生目的。

艾灸部位：神阙穴，即肚脐，又名脐中，是人体任脉上的要穴。

艾灸时间：冬至前后各四天，加冬至一共九天。

方法步骤：将三年陈艾条的一端点燃，对准神阙穴（脐窝正中），间隔一定距离进行熏烤，使肚脐处皮肤有温热感而无灼痛为宜。每天一次，每次 10 ~ 15 分钟。

功效：回阳固脱、升阳举陷、消瘀散结、防病保健、延年益寿。

（二十三）小寒养生——祛寒升阳

小寒是二十四节气中的第二十三个节气，是干支历子月的结束以及丑月的起始，时间一般在阳历的 1 月 5 日至 7 日之间。小寒与大寒、小暑、大暑一样，都是表示气温冷暖程度的节气。《月令七十二候集解》："小寒，十二月节，月初寒尚小，故云。月半则大矣。"小寒是说此时天气已经很冷，过了小寒，就是三九"冰上走"。

1. 小寒的时令物候

我国古代将小寒分为三候，每候 5 天，共 15 天，"一候雁北乡，二候鹊始巢，三候雉始鸲"。意思是在小寒的一候期间，大雁开始由南向北迁徙，古时人们认为大雁是顺阴阳而迁移，此时我国地区阳气已经生发，所以大雁顺时北归。二候鹊始巢，说的是此时喜鹊已经开始筑巢，阳气生发，喜鹊筑巢，吸引配偶，繁衍后代。三候雉始鸲是说，此时野鸡开始鸣叫，因为它感受到了阳气的存在。

小寒正处于三九寒天之中，虽被称为小寒，实际上它却是比大寒还要寒冷。这时我国东北部地区的平均气温在 –30℃ 左右，极端最低气温可低达 –50℃ 以下，午后最高气温平均也不过 –20℃，实在是一个寒冰的世界。秦岭、淮河一线平均气温则在 0℃ 左右，即使处于江南地区，平均气温一般也在 5℃ 上下。总之一句话，这是一个寒冷的时节，我们养生保健要从御寒保暖驱寒邪、健康食补升阳气为主。

2. 恰当食疗祛寒升阳

俗语有云："冷在三九，热在三伏。"小寒时节，天气严寒阴邪盛，此时要特别注意在日常饮食中多用一些温热食物以补益身体，防御寒冷气候对人体的侵袭。日常食物中属于热性的食物主要有辣椒、肉桂、花椒等；属于温性的食物有糯米、高粱米、刀豆、韭菜、茴香、香菜、芥菜、南瓜、生姜、葱、大蒜、杏子、桃子、大枣、桂圆、荔枝、木瓜、樱桃、石榴、乌梅、香橼、佛手、栗子、核桃仁、杏仁等。

寒为阴邪，容易伤害人体阳气，另外寒主收引凝滞。故而小寒食疗养生基本的原则仍是《黄帝内经》中的那一句经典：春夏养阳，秋冬养阴。冬日

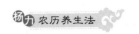

万物敛藏，养生就该顺应自然界收藏之势，收藏阴精，使精气聚集于内，以润五脏。下面为大家推荐几道养生菜：

（1）红枣阿胶瘦肉汤

食材：猪瘦肉200克，阿胶10克，红枣10颗，生姜1块，食盐6克，水800毫升。

做法：将猪瘦肉洗净后切片备用，阿胶洗净后用刀背拍碎，红枣洗净后用剪刀剪成小块后去核备用，生姜切片备用。把全部食材放入炖盅，加入两碗清水，电饭锅中放水，把炖盅放入隔水炖2小时，炖的过程中注意往电饭锅中加水。用筷子搅散阿胶，再加盖继续炖半小时后关火加少量食盐调味后即可食用。

功效：红枣具有滋阴补阳，补血之功效。阿胶经常吃对男女都有非常好的美容效果，头发乌黑、有光泽、有弹性，面部无斑、皱纹少，而且补血效果好，可以减缓衰老，延年益寿。

（2）鸽蛋益寿汤

原料：枸杞子10克，黄精各10克，鸽蛋5个，冰糖10克。

做法：将枸杞子、黄精洗净切碎，待用。锅中注入适量清水，加入以上食材，煮沸后约15分钟把鸽蛋打破后逐个下锅内，同时将冰糖入锅同煮至熟即成。

功效：枸杞子养肝、滋肾、润肺，主治肝肾亏虚、头晕目眩、目视不清、腰膝酸软、阳痿遗精、虚劳咳嗽、消渴引饮。黄精味甘，性平，能滋肾润肺，补脾益气。两物与鸽蛋同煮，可补肝肾、益气血、润肺滋阴。

（3）五元补鸡

原料：母鸡1只，桂圆肉30克，荔枝肉30克，黑枣30克，莲子30克，枸杞子30克，冰糖30克，料酒、盐、葱、姜适量。

做法：鸡去毛、去内脏，洗净。桂圆肉、荔枝肉、莲子洗净。黑枣洗净、去核。桂圆肉、荔枝肉、莲子、黑枣、枸杞子、冰糖放鸡腹内。鸡放钵内，加料酒、盐、葱、姜，蒸2小时左右直至熟烂。

功效：《随息居饮食谱》认为鸡肉能"补虚，暖胃，强筋骨，续绝伤，活血调经，托痈疽，止崩带，小便频数，主娩后虚羸"；莲子补脾、养心、益肾；

荔枝肉生津、益血、理气；黑枣健脾、益气、和胃；枸杞子补肝肾；桂圆肉益心脾，补气血，安神。上述各味共煮，成五元补鸡，具有补五脏，益气血功能，为滋补强身佳肴，适用于气血虚弱，病后体虚。食后能增加营养，增进食欲，强壮身体。

（4）羊肉枸杞煲

原料：羊肉 250 克，枸杞子 10 克，葱、姜各 10 克，盐 2 克，胡椒粉适量。

做法：将羊肉洗净切块，入砂锅，放入葱段、姜片、枸杞子，再放入冷水、微量盐，加热至沸，改微火煲制 30 分钟左右，加入剩余的盐及胡椒粉调味即可。

功效：补肾气，壮元阳。适用于肾虚劳损，阳气衰败所致阳痿、腰脊疼痛、头晕耳鸣、听力减退、尿频、遗尿者。

（5）当归生姜羊肉汤

原料：当归 20 克，生姜 30 克，羊肉 500 克，黄酒、调料各适量。

做法：将羊肉洗净，切为碎块，加入当归、生姜、黄酒及调料，炖煮 1 ~ 2 小时，食肉喝汤。

功效：温中补血、祛寒强身。适用于神疲乏力、面色苍白、畏寒怕冷的人群。

3. 小寒养生小技巧

技巧一：多动动

俗语有云："冬天动一动，少闹一场病。冬天懒一懒，多喝药一碗。"这说明了冬季锻炼的重要性。所以我们在冬季更要坚持体育锻炼，以取得养肝补肾、舒筋活络、畅通气脉、增强自身抵抗力之功效。因为冬季外界寒冷，并且为了适应冬藏之道我们还不能运动太过，所以我们可以进行一些室内运动，比如：练练瑜伽、打打太极、跳跳绳、踢踢毽子等，这些都是不错的选择。

技巧二：晒晒太阳

小寒时节，虽天气寒冷，但也不是不见日光。在阳光明媚的冬日，不仅可以使我们心情愉悦，还可以提示我们体内的阳气，真可谓一举两得。现代医学研究表明，晒太阳能够预防皮肤病。皮肤适当接受紫外线的照射，可以有效杀除皮肤上的细菌，增加皮肤的抵抗力。晒太阳还能够促进人体的血液循环、增强人体新陈代谢的能力、调节中枢神经，从而使人体感到舒展、舒适。晒太阳还能够提高男性雄性激素水平，增强性欲，提高精子质量。

技巧三：泡泡脚

在寒冷季节，每晚睡前用热水泡泡脚，真可谓是一种享受，并且对我们的身体健康也大有裨益。冬天由于寒冷的刺激，脚部血管收缩，血液运行发生障碍，容易易诱发多种疾病。热水泡脚可以改善局部血液循环，驱除寒冷，促进代谢，最终达到养生保健的目的。

（二十四）大寒养生——保阴潜阳，护肾藏精

大寒，是全年二十四节气中的最后一个节气。每年公历1月20日前后。《授时通考·天时》引《三礼义宗》："大寒为中者，上形于小寒，故谓之大……寒气之逆极，故谓大寒。"在这个时候，北方寒潮南下频繁，风大、低温，我国中北部地区出现地面积雪不化，冰天雪地、天寒地冻的严寒景象。

1.大寒时令物语

我国古时将大寒分为三候："一候鸡乳；二候征鸟厉疾；三候水泽腹坚。"意思是说，到了大寒节气的一候，便可以孵小鸡了；二候，鹰隼之类的鸟，正处于捕食能力极强的状态中，盘旋于空中到处寻找食物，以补充身体的能量抵御严寒；三候，也就是一年的最后五天内，旷野水中的冰一直冻到水中央，且最结实、最厚。

由自然界中的物候现象可知，大寒时节，天寒地冻。是为一年中严冬的最后时节，鸟兽都在极力捕食，抵抗寒冬，挺过一年寒冬中最艰难的几天，迎接新春的到来。《吕氏春秋·尽数》提到："天生阴阳寒暑燥湿，四时之化，万物之变，莫不为利，莫不为害。圣人察阴阳之宜，辨万物之利以便生，故精神安乎形，而年寿得长焉。"就是说顺应自然规律并非被动地适应，而是采取积极主动的态度，掌握自然界变化的规律，以防御外邪的侵袭。我们人类也要在顺应自然的同时，积极抵御寒邪，不可有丝毫的懈怠，不能因为最后

几天的疏忽，功亏一篑，使我们一年的养生大业前功尽弃。而大寒时节如何巩固我们一年的辛勤养生成效呢？主要从以下几方面来抓。

2.大寒进补藏精气

我们人类生存于自然，就应该顺应自然规律。冬季应根据个人体质适量进补，这样也符合冬藏的养生原则。应该注意选择益气补阳之品，以增强肌体抗御风寒和外邪的能力。同时，不管是食补还是药补，进补的量都要逐渐减少，以便逐渐适应即将到来的春季之舒畅、升发的季节特点。总的来说，大寒时节的饮食应遵守保阴潜阳的冬季饮食原则。常用的补气食品有莲子、大枣、糯米、鸡肉等，补血的食品则有猪肝、桂圆肉等，补阴的食品有木耳、芝麻、兔肉、鸭肉等，补阳的食品有羊肉、狗肉、鹿肉等。下面为大家介绍几道大寒宜食药膳。

（1）传统美食八宝粥

原料：糯米 1500 克，莲子 800 克，红枣 1200 克，薏苡仁 500 克，蜜冬瓜条 500 克，蜜樱桃 250 克，桂圆肉 250 克，瓜子仁 50 克，白糖、猪油、湿淀粉、纯碱各适量。

做法：将炒锅置旺火上，加 1500 克清水烧沸，加入莲子和 35 克纯碱，用竹刷帚不断搅打去皮（约 15 分钟）后捞出，倒净锅水。第二次仍用同样方法，加 1500 克清水、15 克纯碱继续在锅内搅打，直至去净莲子皮为止（约 5 分钟）捞出，再用温水冲洗干净，用细竹签捅去莲芯，入笼在旺火上蒸半小时至熟透取出。将薏苡仁洗净盛入碗内，加清水 100 克浸没，用旺火蒸约半小时至开花，出笼后再用清水淘洗、沥干。将糯米淘洗干净，盛入瓷碗中，加 500 克白糖、1000 克清水调匀后，入笼用旺火蒸半小时至熟透取出。将红枣洗净去核后与蜜冬瓜条、桂圆肉都切成 0.3 厘米见方的小颗粒。取碗 10 个，将莲子、红枣、薏仁米、蜜冬瓜条、桂圆肉、瓜子仁分别顺次放入碗底，然后把熟糯米分别盛在上面，入笼用旺火蒸半小时取出。炒锅置旺火上，放入 2000 克清水、1000 克白糖，将蒸好的八宝饭下锅，一起烩沸，再加入猪油 75 克，用湿淀粉调稀勾芡，起锅分盛十碗，分别撒上蜜樱桃即成。

功效：糯米可补虚补血、止汗、健脾养胃；莲子能清心醒脾、补脾止泻、养心安神、明目、补中养神、健脾补胃、止泻固精；红枣补中益气、养血安神；薏苡米有健脾益胃、补肺止泻、利水渗湿、清热排脓、胜湿除痹之功效。蜜冬瓜条可清热利湿；樱桃性温，味甘、微酸，具有入脾胃、补中益气、祛风湿等多种功效；桂圆补虚养血；瓜子仁性平，味甘，有补虚损、降血脂、抗癌之功效。八宝饭可以补中养虚，健脾益肾。

（2）强肾狗肉汤

原料：狗肉500克，菟丝子7克，制附片3克，葱1根，姜6片、盐8克、味精、料酒各适量。

做法：将狗肉洗净切块，置入锅内焯透，捞出待用，姜切片，葱切段备用。锅置火上，将狗肉、姜放入锅内煸炒，加料酒炝锅，然后一起倒入砂锅内，同时菟丝子、制附片用纱布包好放入砂锅内，加清汤、盐、味精、葱，大火煮沸，改用文火炖两小时左右，待狗肉熟烂，挑出纱布包，即可食用。

功效：狗肉有温补肾阳的作用，对于肾阳虚、患阳痿和早泄的病人有很大益处。菟丝子补肾益精、养肝明目。附片功效是回阳救逆、温补脾肾、散寒止痛。因此这道菜能暖脾胃、温肾，是冬日进补佳品。

（3）芪杞炖子鸡

原料：童子鸡1只（约500克）、黄芪30克，枸杞子30克，白术10克，调料适量。

做法：将童子鸡洗净，切为小块，加入诸药和葱、姜、蒜、盐、料酒等调料，用文火慢炖1小时，食肉喝汤。

功效：有补中益气、滋阴助阳、增强机体抗病能力的作用，适用于体质虚弱、易患风寒感冒者。

（4）姜汁牛肉饭

原料：鲜牛肉100克，姜汁5克，粳米500克，酱油、花生油各适量。

做法：将鲜牛肉切碎，剁成肉糜状，放碟上，然后加姜汁，拌匀后加些酱油、花生油再拌。把粳米淘净，放入砂锅中，加适量水，如常法煮饭，待锅中水将干时，将牛肉倒入米饭，约蒸15分钟，待牛肉熟即成。作主食，随意食用。

功效：有益气和胃，补虚消肿的功效。

（5）山药羊肉汤

原料：羊肉 500 克，怀山药 50 克，葱白 30 克，姜 15 克，胡椒粉 6 克，黄酒 220 克，精盐 3 克。

做法：将羊肉剔去筋膜，洗净，略划几刀，再放入沸水砂锅焯去血水。将葱、姜洗净，葱切成段，姜拍破。怀山药用清水润透后，切成 2 厘米厚的片，把羊肉、怀山药放入砂锅内，加适量清水，先用大火烧沸后，撇去浮沫，放入葱白、生姜、胡椒粉、黄酒，转用小火炖至羊肉酥烂，捞出羊肉放凉。将羊肉切成片，倒入碗内即成。当菜佐餐，随意食用。

功效：补脾益肾，温中暖下。

3.穴道按摩护肾腰

大寒护肾不可少，肾元乃先天之本，护好了肾，我们才会有一个好身体。小面给大家介绍一个穴道按摩护肾腰的好方法，此法不但操作简单，并且效果显著。

（1）摩擦肾俞

位置：肾俞位于第二腰椎棘突下，旁开 1.5 寸。挺胸，吸气，沿着肋骨边缘水平向后面摸去，当我们摸到后腰部的肌肉的时候，就是肾俞的部位。

按摩方法：用大拇指顶在肾俞穴上，顺时针旋转 9 圈，逆时针旋转 9 圈，每天按摩 3～5 次，每次 15 分钟左右。

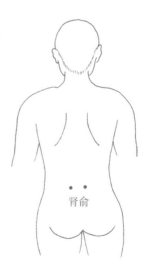
肾俞

功效：因为摩擦生热，热量就会传到肾，肾气得到温煦，就会生长、生发。你会感觉到有一股暖流，由内而外的流向全身，让全身都感觉暖洋洋的。而此处痉挛的肌肉也会变得温而软，可减缓腰痛。

（2）按压关元

位置：脐下三寸，腹部正中线上，就是关元的位置。

按摩方法：将掌根置于关元穴，先轻轻向下用力按，然后再缓慢揉动，使力量徐徐向内渗透,动作要缓慢,直到穴区发热并渗透至穴下腹内。每天如此按摩3次,每次20分钟左右。

功效:可补充人体元气,益肾延年。

(3)摩擦涌泉

位置:涌泉在足心凹陷处,我们卷足心时,足底会出现一个明显的人字形沟,涌泉就在人字沟的顶点。

按摩方法:将手心对准脚心,快速摩擦,直至产生温热的感觉。每天早晚各100次,搓完脚心还可搓脚趾。

功效:俗话说,"寒从脚下生"。按摩涌泉,可促进脚部血液循环,调节气血、睡眠,刺激涌泉穴还有益于补肾壮阳、强筋壮骨。对于手脚冰凉的女性效果尤为显著。

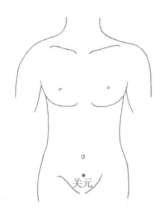

关元

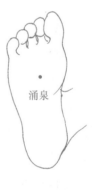

涌泉

第七章

十二生肖属相养心神

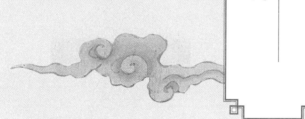

杨力农历养生法

一、十二生肖属相养心之秘

养生不能只是养身，更要养心，身心健康才是真正的健康。《黄帝内经》有言，"心者，君主之官也，神明出焉。""主明则下安，以此养生则寿。"古人云："养生家当以养心为先，心不病则神不病，神不病则人自宁。"说明以养心神为先，心神平和，情绪稳定，脏腑和调，气血通畅，可以增强人体的抗病能力，就能保持身体健康，这是养生长寿的关键。故养生必先养心。

十二生肖，在我国已有几千年的历史，据说从秦朝时期就已经得到完善，它是由十一种源于自然界的动物即鼠、牛、虎、兔、蛇、马、羊、猴、鸡、狗、猪，以及神话传说中的龙所组成，用于纪年、计时，顺序排列为子鼠、丑牛、寅虎、卯兔、辰龙、巳蛇、午马、未羊、申猴、酉鸡、戌狗、亥猪。

1. 抓住每种生肖的特点

为什么十二生肖与养心密切相关呢？因为每种生肖都有自己的特性。

夜间十一点至次日凌晨一点，属子时，正是老鼠趁夜深人静频繁活动之时，称"子鼠"。

凌晨一点至三点，属丑时，牛习惯夜间吃草，农家常在深夜起来挑灯喂牛，故称"丑牛"。

凌晨三点至五点，属寅时，此时昼伏夜行的老虎最凶猛，古人常会在此时听到虎啸声，故称"寅虎"。

清晨五点至七点，属卯时，天刚亮，兔子出窝，喜欢吃带有晨露的青草，故为"卯兔"。

早晨七点至九点，属辰时，此时一般容易起雾，传说龙喜腾云驾雾，又值旭日东升，蒸蒸日上，故称"辰龙"。

上午九点至十一时，属巳时，大雾散去，艳阳高照，蛇类出洞觅食，故作"巳蛇"。

中午十一点至一点，属午时，古时野马未被人类驯服，每当午时，四处奔跑嘶鸣，故称"午马"。

下午一点至三点，属未时，有的地方管此时叫"羊出坡"，意思是放羊的好时候，故称"未羊"。

下午三点至五点，属申时，太阳偏西了，猴子喜在此时啼叫，故为"申猴"。

下午五点至七点，属酉时，太阳落山了，鸡在窝前打转，故称"酉鸡"。

傍晚七点至九点，属戌时，人劳碌一天，

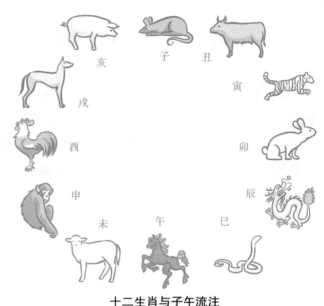

十二生肖与子午流注

闩门准备休息了。狗卧门前守护，一有动静，就汪汪大叫，故为"戌狗"。

夜间九点至十一点，属亥时，夜深人静，能听见猪拱槽的声音，于是称作"亥猪"。

2.十二种动物绝非随便选择

我们每一个中国人，从生下来那一刻，就有了一个属于自己的属相。可以说十二生肖与我们的生活息息相关，伴随着我们每个人从出生到死亡。可天下动物种类万千，古人为何选择了这十二种动物为属相呢？

十二生肖可不是无缘无故随便选的，相反，古人的选择可谓是慎之又慎。清代刘献《广阳杂记》引李长卿《松霞馆赘言》言道："子何以属鼠也？曰：天开于子，不耗则其气不开。鼠，耗虫也。于是夜尚未央，正鼠得令之候，故子属鼠。地辟于丑，而牛则开地之物也，故丑属牛。人生于寅，有生则有杀。杀人者，虎也，又寅者，畏也。可畏莫若虎，故寅属虎。卯者，日出之候。日本离体，而中含太阴玉兔之精，故卯属兔。辰者，三月之卦，正群龙行雨之时，故辰属龙。巳者，四月之卦，于时草茂，而蛇得其所。又，巳时蛇不上道，故属蛇。午者，阳极而一阴甫生。马者，至健而不离地，阴类也，故午属马。羊啮未时之草而苗，故未属羊。申时，日落而猿啼，且伸臂也，譬之气数，将乱则狂作横行，故申属猴。酉者，月出之时，月本坎体，而中含水量太阳金鸡之精，故酉属鸡。于亥中，猪则饮食之外无一所知，故亥属猪。"

3. 十二生肖是中华文明的缩影

其实，选择这十二种动物作为生肖并不复杂，它与汉族人的日常生活和社会生活相接近的，是可以猜测的。在十二种生肖动物，大致可将其分为三类：一类是已被驯化的"六畜"，即牛、羊、马、猪、狗、鸡，它们是人类为了经济，或其他目的而驯养的，占十二种动物的一半。"六畜"在中国的农业文化中是一个重要的概念，有着悠久的历史，在中国人的传统观念中"六畜兴旺"代表着家族人丁兴旺、吉祥美好。因此，这六畜成为生肖是有其必然性的。第二类是野生动物中为人们所熟知的，与人的日常、社会生活有着密切关系的动物，它们是虎、兔、猴、鼠、蛇。第三类是中国人传统的象征性的吉祥物——龙，龙是中华民族的象征，是集许多动物的特性于一体的"人造物"，是人们想象中的"灵物"。龙代表富贵吉祥，是最具象征色彩的吉祥动物，因此生肖中更少不了龙的位置。

从养心的角度讲，十二生肖中的每种动物都有其专属的特点和性情，鼠代表智慧，牛代表勤劳，老虎代表勇猛，兔子代表谨慎，龙代表刚猛，蛇代表柔韧，马代表一往无前，羊代表和顺，猴子代表灵活，鸡代表恒定，狗是代表忠诚，猪是代表随和。同样，我们不同属相的人都具有不同的性格特征，同一属相的人往往具有不少相似点。因为生肖与我们每个人的性情关系很大，我们养心可以从生肖入手，针对性改善我们的不足，使我们的心神安宁，以保养我们的心脏，养身长全。

4. 十二生肖与《易经》密切相关

另外，从《易经》上讲，十二个生肖，分布在八卦八个方位；每个方位，对应人体的不同器官。《易经·说卦传》载："乾为首，坤为腹，震为足，巽为股，坎为耳，离为目，艮为手，兑为口。"

鼠：对应正北方，这个属相的方位是坎卦。坎卦主肾和耳朵，坎属水，是水星当值。这个属相的人，需要注意肾炎、尿毒症、耳鸣、梅尼埃病等。

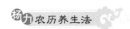

牛与虎：对应东北方，这两个属相的方位是艮卦。艮卦主手、筋骨、后背和小肠，艮属土，是土星当值。这两个属相的人，要预防手痛、后背痛、筋骨痛、慢性肠炎等病症。

兔：对应正东方，这个属相的方位是震卦。震卦主足、四肢和肝，震属木，是木星当值。这个属相的人，需注意肝炎、四肢痛等方面疾病。

龙与蛇：对应东南方，这两个属相的方位是巽卦。巽卦对应的是股部和胆，巽属木，是木星当值。这两个属相的人，应注意预防胯骨痛、胆结石等疾病。

马：对应正南方，这个属相的方位是离卦。离卦主眼睛和心脏，离属火，是火星当值。这个属相的人，需要注意冠心病、心肌梗死、近视眼、青光眼、白内障等。

羊与猴：对应西南方，这两个属相的方位是坤卦。坤卦主腹部，坤属土，是土星当值。这两个属相的人，应该防范腹胀、皮癣、糖尿病等。

鸡：对应正西方，这个属相的方位是兑卦，兑卦主肺和气管，兑属金，是金星当值。这个属相的人，要注意预防肺炎、肺结核、肺气肿、气管炎、咽炎等疾病。

狗与猪：对应西北方，这两个属相的方位是乾卦，乾卦主大脑，乾属金，是金星当值。这两个属相的人，有在脑部出现疾病问题的可能。要注意预防脑血栓、脑中风、帕金森、脑肿瘤等疾病。

二、十二生肖属相养心法

接下来咱们来说说每种生肖的养心法。

（一）十二生肖之子鼠

1. 子鼠由来

子鼠为什么作为十二生肖之首呢？清代刘献《广阳杂记》引李长卿《松霞馆赘言》："子何以属鼠也？曰：天开于子，不耗则其气不开。鼠，耗虫也。于是夜尚未央，正鼠得令之候，故子属鼠。"还有一种说法是，我们古时用十二地支来记录一天十二个时辰，夜晚十一时到凌晨一时是子时，此时老鼠最为活跃。故称子鼠。

2. 鼠代表智慧

生肖为鼠的人，性格的优势在于自身具有很强的吸引力，社交能力很不错，对周围环境有影响力，智力突出，勤俭节约，魅力很大。性格的弱点就在于容易紧张，权力欲强，因为智力很高，有时就很狡诈，并且贪欲比较强，喜欢干预事物的发展。所以属鼠的我们，平时应注意节制一下自己的欲望，有些事情顺其自然就好，没必要过多的算计，这样我们就会心神宁静，不用整天提心吊胆的，压力小了，自然心康体健。

3. 属鼠的人要会养胆

子时与十二生肖里的鼠对应，又与五脏六腑里的胆相应。《黄帝内经》里讲到"凡十一藏皆取决于胆"。子时是一天中最黑暗的时候，阳气也从此时开始生发。胆为少阳，胆气生发起来，全身气血才能随之而起。子时把睡眠养好了，对一天的身体状况至关重要。

属鼠的人要注意养胆，即要注意养好子时的睡眠。子时的时候，天地间阴气是最重的，而阴是主睡眠的，那么我们就要驾驭这个阴阳的消长规律。此时胆经当令，胆是一阳初生，它是刚刚长阳气，还比较微弱，我们要特别保护这个初生的阳气，怎么保护呢？最好用睡觉来保护，所以我们在半夜的时候，就不要再去酒吧唱歌，和好友一起嗨，而是应该去睡觉。要开始养阳气，而养阳气要从微小的时候就要保护它。

4. 胆在身体中的作用

《难经·四十二难》说："胆在肝之短叶间，重三两三铢，盛精汁三合。"胆的生理功能主要有两个，一是贮藏并排泄胆汁；二是主决断。

《灵枢·本输》说："胆者，中精之府。"由于人体内的肝生成胆汁是不间断的，而胆汁排泄到小肠是间断性的，生成与排泄这两个过程显然不可能是同步的，于是胆就应运而生，担负着贮存胆汁的功能。贮存的目的是为了调节胆汁生成和排泄之间的关系。所以，贮存是排泄的需要，是暂时的。

《素问·灵兰秘典论》说："胆者，中正之官，决断出焉。"所谓中正，就是处事不偏不倚，刚正果断之意。胆主决断，是指胆有判断事物、做出决定的功能。中医理论对胆的概念认识，如同对其他脏腑一样，既有与实质器官相联系的一面，如贮存、排泄胆汁的胆囊；又有某些功能的一面，比如说胆的主决断作用，就属于精神活动范畴。

5.属鼠之人穴位调养

属鼠的人要注意呵护胆经，这时候可以多揉揉胆经上的穴位。人体的胆经上一共有44个穴位，主治胸胁、肝胆病症、热性病、神经系统病症和头侧部、眼、耳、咽喉病症，以及其他本经脉所经过部位之病症。下面我就介绍几个要穴的按摩保健方法：

（1）风池穴

风池穴位于人体颈部耳后发际下凹窝内，按摩风池穴对偏头痛、感冒、鼻塞、头晕、耳鸣等有一定的治疗效果。另外对感冒发冷、打喷嚏、流鼻涕、头后微痛也有一定的缓解作用。

按摩方法：每次按压30～50次，按摩到使穴位稍感酸胀为宜，等穴位发热就可以停止了。

（2）肩井穴

肩井穴位于肩部大椎穴与肩峰连线的中点。按摩肩井穴，对缓解肩周炎患者的肩部疼痛有一定的效果。

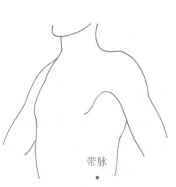

按摩方法：用一手的拇、食、中三指，拇指在前，食、中指在后，拿住肩井穴，缓缓提升，缓缓下降，达到使肩井穴十分酸胀的提拿数次即可。

（3）带脉穴

带脉穴在侧腹部，章门下1.8寸，当第十二肋骨游离端下方垂线与脐水平线的交点上。经常拍打或者按摩带脉穴，对月经不调、赤白带下、疝气、腰胁痛都有一定的调理作用。

按摩方法：用手掌拍打穴位，以微微发痛

的力度为宜，早晚各 60 次。

（4）风市穴

风市穴，当我们站立时双手自然下垂，中指指头在腿上所点的凹陷处就是其所在。敲风市穴，可鼓动少阳胆经的生发之气，缓解人体疲劳，提高自身免疫力。

按摩方法：用手掌拍打穴位，以微微发痛的力度为宜，早晚各 60 次。

6. 属相锻炼——白鼠洗脸

现在，很多老鼠成了家里的宠物，比如仓鼠、布丁鼠等等。咱们看鼠类进食的时候都是用两只前爪抱着啃食。其实，老鼠还有用唾液"洗脸"的习惯，就是双前爪用它的唾液洗脸。大家不妨也试试"白鼠洗脸"：洗过脸后，将两手用力搓热，舌顶上腭积攒唾液。然后从上到下搓面 49 次，唾液吐在手中，再搓 49 次。最后，轻轻拍打脸部，用热水泡过的毛巾敷面 30 秒钟。每天早中晚 3 次。

（二）十二生肖之丑牛

1. 丑牛由来

牛，为什么可以排到十二生肖的第二位呢？清代刘献《广阳杂记》引李长卿《松霞馆赘言》："地辟于丑，而牛则开地之物也，故丑属牛。"还有说法是，凌晨一点到三点是丑时，此时正是牛的活动时间，因为此时牛往往正在反刍。

2. 牛代表勤劳

生肖为牛的人，为人正直，敢于创新，做事有目的，比较勤勉，十分稳定，并且很善言。性格的弱点在于为人比较固执，有时还很冷漠，容易产生对人对事的偏见，做事比较缓慢，还有一定的报复心。所以属牛的我们，要注意保护我们的心脏，减小心理压力，活得愉快康健，就是要自己不那么固执，做事不要一根筋，多听听他人的意见，提高自己的行动力，不要太计较人前是非。

3. 丑时养生，肝经当令

丑时与十二生肖里的牛对应，又对应着五脏六腑中的肝。所以，属牛的人要注意丑时养肝。丑时是指凌晨 1 点到 3 点，这个时候是肝经当令。这个时候一定要有好的睡眠，否则你的肝就养不好了。有肝病的人多是爱熬夜的人，因为半夜肝要造血、要解毒，如果不给它喘息的机会，自然就容易发病。同时 1 点到 3 点，人们的肝火比较旺，肝气是向上的。而丑时对应的生肖是牛，在生活中，我们形容一个人脾气很大的时候，往往会用牛脾气这个说法。由于此时肝火比较旺，所以容易口干舌燥。不少人此时容易渴醒，会起床去弄点水喝，但就在这一起一喝之中，我们说好的良好睡眠就没了。

鉴于此，我们晚餐多吃些生拌菜一类的素食，把肝火降下来，让我们的身体达到一个平衡，尽量不要吃油腻肉食，另外，喝些清肝的绿豆汤也是不错的选择。

4. 肝的功能作用

肝在五色上属青色，五味属酸，五季对应春季，方位对应东方，对应脏器为胆，开窍于目，在体合筋，其华在爪。在人体中主要有两大功用，一主疏泄，二主藏血。

肝主疏泄，泛指肝气具有疏通、条达、升发、畅泄等综合生理功能，包括促进精血津液的运行输布、脾胃之气的升降、胆汁的分泌排泄，以及情志的舒畅等功能。故《素问·灵兰秘典论》说："肝者，将军之官，谋虑出焉。"《素问·六节脏象论》说："肝者，罢极之本，魂之居也。"

肝藏血，是指肝脏具有贮藏血液、调节血量和防止出血的功能。明代章潢《图书编》说："肝者，凝血之本。"因为肝阴充足，肝阳被涵，阴阳协调，于是就能发挥凝血功能而防止出血。《素问·五藏生成》说："人卧，血归于肝"。意思是说，当人体处于安静或情绪稳定时，机体外周对血液的需求量相对减少，部分血液便又归藏于肝，当机体活动剧烈或情绪激动时则反之。这则充分说明了肝调节血量的功能。

5. 属牛之人穴位调养

（1）大敦（井木穴）

穴位位置：在脚的大趾外侧趾甲角旁一分。

功能主治：大敦是人体足厥阴肝经上的主要穴道之一，其疏肝理气的作用最强，善治因气郁不舒引起的妇科病症，比如说闭经、痛经、崩漏、月经过多等出血症以及更年期综合征。同时也是治疗男子阳痿、尿频、尿失禁的要穴。

按摩方法：用手指按压此穴位，每分钟 60 ~ 80 次，早晚各 3 ~ 5 分钟。

（2）行间（荥火穴）

穴位位置：位于足背侧，当第一、二趾间，趾蹼缘的后方赤白肉际处。

功能主治：行间穴为肝经的子穴，最善治头面之火，如目赤肿痛、面热、鼻衄等，眼睛胀痛掐此穴尤为显效。还可以治疗心中烦热，燥咳失眠，对生殖器的热症，如阴囊湿疹、小便热痛、阴部瘙痒等也有一定的治疗效果。

按摩方法：用手指按点掐此穴位，每分钟 60 ~ 80 次，早晚各 3 ~ 5 分钟。

（3）太冲（输土穴）

穴位位置：在行间上二寸，第一、二跖骨结合部的凹陷中。

功能主治：太冲穴是肝经的原穴，治疗失眠的最佳穴位，也是治疗各类肝病的特效穴位，能够降血压、平肝清热、清利头目；发烧上火，太冲能去热；身体虚寒，太冲可增温；月经不调，太冲善调理；阳痿遗精，太冲能改善；慢性肝病的调理，太冲也是首选，同时还治咳喘、感冒和各种炎症。

按摩方法：用手指按揉此穴位，每分钟 60 ~ 80 次，早晚各 3 ~ 5 分钟。

（4）中封（经金穴）

穴位位置：在足内踝前一寸。

功能主治：此穴可泄肝火、可固精；善治脚软无力，步履艰难之症。

按摩方法：用手指按揉此穴位，每分钟 60 ~ 80 次，早晚各 3 ~ 5 分钟，揉的时候要从太冲穴揉到行间。

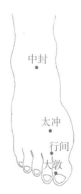

6. 属相锻炼——金牛嚼草

很多人吃饭狼吞虎咽，其实，吃饭时要像牛一样咀嚼食物，保持足够的耐心。金牛嚼草具有助消化、防脑衰的功效。咀嚼的这些保健功能，必须是

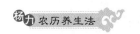

在细嚼慢咽的前提下才能起作用。

（三）十二生肖之寅虎

1.寅虎由来

虎为什么作为十二生肖中的第三个？这也是有说法的。清代刘献《广阳杂记》引李长卿《松霞馆赘言》："人生于寅，有生则有杀。杀人者，虎也，又寅者，畏也。可畏莫若虎，故寅属虎。"也有说法是，虎在每天的寅时活动。凌晨三时到五时是寅时，此时老虎到处游荡觅食，最为凶猛。

2.老虎代表勇猛

生肖属虎的人，待人接物比较热诚，容易有好的运气，比较勇敢，还十分慈善，很有魅力，在人群中一向是有权威的那个人。但属虎的人做事容易冲动，还比较喜欢吹嘘，容易暴怒，做事比较放纵，不容易服从别人的管理。因而属虎的我们做事可以高调，但平时应该低调做人，还要学会制怒，不要因为鸡毛蒜皮的小事就暴跳如雷，要使自己的性情温和一点，唯有如此，才能使我们的心气顺、体康健。

3.寅时养生，肺经当令

寅时对应着十二生肖中的虎，也对应着五脏六腑中的肺。所以，属虎的人要注意养肺。寅时是指凌晨3点到5点，此时肺经当令。这个时间是人从静变为动的开始，是一个阴阳转化的过程。人睡得最死的时候应该是3点到5点，人体内的气血由静转动的过程，是通过深度睡眠来完成的。

有这么一个现象，大概有过熬夜经验的人都知道。通常熬夜，熬到1点2点还凑合，但是3点或4点却很难能熬过，这就是由于身体在重新分配气血的原因。所以说，人到了该睡觉的时候就得睡觉，睡觉并不是我们每个人想象的那么简单的一个事情，其实是人体在进行着一个十分繁杂和庞大的工程。

4.肺的功能作用

肺是人体的呼吸器官，位于胸腔，左右各一，覆盖于心之上。肺有分叶，左二右三，共五叶。它在我们人体内的作用主要有三：一主气司呼吸，二主行水，三朝百脉，主治节。

《素问·五藏生成》说："诸气者，皆属于肺。"肺主气包括主呼吸之气和主一身之气两个方面。肺主呼吸的功能，实际上说的是肺气的宣发与肃降作用在气体交换过程中的具体表现：肺气宣发，浊气可以排出体外；肺气肃降，清气得以吸入体内。肺主一身之气，是指肺有主司一身之气的生成和运行的作用。《素问·六节藏象论》说："肺者，气之本。"这点主要体现在宗气的生成方面。宗气属后天之气，由肺吸入的自然界清气，与脾胃运化的水谷之精所化生的谷气相结合而生成。宗气在肺中生成，积存于胸中"气海"。另外肺对全身气机有调节作用，肺的呼吸均匀通畅，节律有致，则各脏腑经络之气升降出入运动通畅协调。

肺主行水，主要是指肺气的宣发肃降作用具有推动和调节全身水液的输布和排泄的功能。《素问·经脉别论》称之为"通调水道"。

肺朝百脉，是指全身的血液都通过百脉流经于肺，经肺的呼吸，进行体内外清浊之气的交换，然后再通过肺气宣降作用，将富有清气的血液通过百脉输送到全身。故《素问·灵兰秘典论》说："肺者，相傅之官，治节出焉。"

5.属虎之人穴位调养

（1）尺泽穴

穴位位置：在肘横纹中，肱二头肌腱桡侧凹陷处。

功能主治：此穴可以说是我们人身上自带的止咳药，当我们因病或受刺激或呛了风咳嗽不止时，赶紧按压尺泽穴，咳嗽很快就能止住。此穴还可治喉咙疼痛、感冒、肘部疼痛、手臂疼痛、心悸等。

按摩方法：用手指按压此穴，力量适中，时间三分钟左右即可。

（2）孔最穴

穴位位置：在前臂掌面桡侧，当尺泽与太渊连线上，腕横纹上7寸处。或手臂向前，仰掌向上，用另一只手握住手臂中段处，拇指指甲下压即是此穴。

功能主治：哮喘、咳嗽、痔疮、肘部疼痛、喉咙疼痛等。孔最穴对戒烟有较好的效果，所以，戒烟的时候常取此穴。

按摩方法：每天用拇指指腹按压孔最1～3分钟即可起到保健作用。

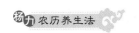

（3）列缺穴

穴位位置：在前臂桡侧缘，桡骨茎突上方，腕横纹上1.5寸，当肱桡肌与拇长展肌腱之间。简便取穴法：两手虎口自然交叉，一手食指按在另一手桡骨茎突上，指尖下凹陷中就是此穴。

功能主治：此穴除了可治伤风、头痛、咳嗽、气喘、咽喉肿痛外，还有助于治疗头部、项背部病症，对眼干眼涩、耳鸣耳聋也有辅助治疗作用。另外此穴还是补穴，经常按摩此穴能够起到补益肺肾的作用。

按摩方法：用手指按揉此穴位，每分钟60～80次，早晚各3～5分钟。

（4）太渊穴

穴位位置：在腕掌侧横纹桡侧，桡动脉搏动处。

功能主治：此穴可治疗上火引起的嗓子难受与疼痛。当嗓子不舒服时，按压此穴，一会就会觉得嗓子轻松多了。另外，有些人由于上夜班会泛胃酸，按压此穴，也能很快缓解症状。

按摩方法：用右手按住左手的太渊穴，左手按住右手的太渊穴，各2～3分钟即可。

（5）少商穴

穴位位置：大指内侧，指甲角外一分。

功能主治：主颔肿喉痹、心下满胀、汗出而寒、手挛指痛、咳逆痰饮、唇干、掌热、战栗、喉鸣。

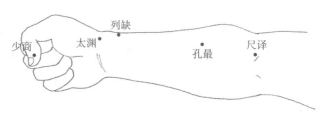

按摩方法：三棱针刺之，微出血，可泻诸脏热，不宜灸。

6.属相锻炼——虎啸山林

虎啸即长啸，是我国古代推崇的健身方法，在民间又称为"喊山"，虽然两者意义不完全等同，但是有异曲同工之妙。虎啸最好选择在自然环境中，远离尘嚣，在晴朗的早上或傍晚。虎啸时，仰面朝天，双臂上举，人放松，使足力气放声大喊，声音由低至高，延长尾声，以吐净秽气。患有高血压、心肌梗死、冠心病等病的老人家最好在中医师的指导下习练。

（四）十二生肖之卯兔

1. 卯兔由来

兔子为什么排在了十二生肖的第四位？这也是有说法的，可不是随随便便来的。清代刘献《广阳杂记》引李长卿《松霞馆赘言》："卯者，日出之候。日本离体，而中含太阴玉兔之精，故卯属兔。"也有人认为，十二生肖的选用与排列，是根据动物每天的活动时间确定的。我国至迟从汉代开始，便采用十二地支记录一天的十二个时辰，卯时，也就是五时到七时，这时太阳尚未升起，月亮还挂在天上，此时玉兔捣药正忙。

2. 兔子代表谨慎

生肖为兔的人，为人机智，做事谨慎，擅长技巧，并且长寿，德行很好，可以保守秘密，充满希望，并且善良、温柔、有爱心、美丽、可爱。但属兔的人做事过于拘谨，心情还容易忧郁，比较喜欢自炫，内心活动复杂。故而属兔的我们平时做事，应该大胆一些，果断一些，学会当机立断，这样我们就不会因为我们的过分谨慎而错失良机，心情自然舒畅。

3. 属兔之要人注意养护大肠

我们常说"卯兔"，十二生肖中的兔对应的是卯时。卯时是指早上的 5 点到 7 点，这个时候是大肠经当令之时。卯时在天地之象代表天门开，代表二月，万物因阳气的生发而冒地而出。因为这个时候，天也基本上亮了，我们在此时就不要贪睡了。而是应该晨起活动活动四肢筋骨，打一套太极拳，叩齿摩面或双手扣后脑，做"鸣天鼓"。这个时候我们应该正常地排便，把体内的垃圾毒素排出来。我们要养成早上排便的习惯。

有便秘的话，可以在卯时（就在 5 到 7 点钟的时候）起床后空腹喝一杯温开水，因为大肠在此时精气开始旺盛，大肠一鼓动，再加上水的帮助，排便就会更加容易。

4. 大肠在身体中的作用

大肠，分为盲肠、阑尾、结肠、直肠和肛管，是对食物残渣中的水液进行吸收，而将食物残渣形成粪便并有度排出的脏器，是人体消化系统的重要组成部分。大肠主要有传化糟粕与主津的生理功能。

其一，传化糟粕。大肠接受由小肠下传的食物残渣，吸收其中多余的水液，形成粪便。随着大肠之气的运动，将粪便传送至大肠末端，并经肛门有节制地排出体外，所以在《黄帝内经》中大肠有"传导之官"的称呼。

其二，大肠主津。大肠接受由小肠传下的含有大量水液的食物残渣，将其中的水液进一步吸收使之形成粪便，即是所谓的燥化作用。大肠吸收水液，参与体内的水液代谢，故说"大肠主津"。

5. 属兔之人穴位调养

（1）商阳穴

穴位位置：该穴位于人体的手食指末节桡侧，距指甲角 0.1 寸。

功效作用：该穴可以气化体内水液，向大肠经体表经脉输送高温水湿气体。可治疗耳聋、齿痛、咽喉肿痛、颌肿、青盲、手指麻木、热病等。现代常用于治疗腮腺炎、口腔炎、肠胃炎、中风昏迷等。

按摩方法：用另一只手的食指和拇指揉捏此穴位，每分钟 60 ~ 80 次，早晚各 3 ~ 5 分钟。

（2）二间穴

穴位位置：我们微握拳的时候，在第二掌指关节前缘桡侧，当赤白肉际处取穴。

功效作用：咽喉肿痛、齿痛、目痛、鼻出血，尤其是当我们牙痛的时候，按摩此穴效果极佳。

按摩方法：以另一手大拇指指腹按压在二间穴上，另一手食指顶挟住食指关节处上，大拇指行顺时针揉按，由轻到重，反复几次。时间控制在 5 分钟左右。

（3）三间穴

穴位位置：三间穴位于人体的手背第二掌骨桡侧，掌骨小头后方凹陷处，握拳即可取穴。

功效作用：按摩此穴可缓解治疗发热、目痛、牙痛、咽喉肿痛、唇焦口干、气喘、腹部疼痛、消化不良、手部肿痛等。

操作方法：用手指按揉此穴位，每分钟 60～80 次，早晚各 3～5 分钟。

（4）合谷穴

穴位位置：拇、食两指张开，以另一手的拇指关节横纹放在虎口上，当虎口与第一、二掌骨结合部连线的中点；拇、食指合拢，在肌肉的最高处即是。

功效作用：下牙疼痛时按合谷 5 分钟，疼痛会减轻，此穴还有健脾胃的作用，对头痛、耳聋、视力模糊、失眠、神经衰弱等症都有很好的调理保健功能。

按摩方法：用手指按揉此穴位，每分钟 60～80 次，早晚各 3～5 分钟

（5）阳溪穴

穴位位置：将我们的手拇指向上翘时，当拇短伸肌腱与拇长伸肌腱之间的凹陷中。

功效作用：此穴最善缓解头痛及眼痛、酸胀。

按摩方法：用手指按揉此穴位，每分钟 60～80 次，早晚各 3～5 分钟。

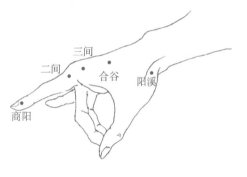

（6）支沟穴

穴位位置：支沟穴位于人体前臂背侧，当阳池与肘尖的连线上，腕背横纹上 3 寸，尺骨与桡骨之间。

功效作用：支沟穴是治疗便秘的经典穴位。

按摩方法：以一侧拇指指腹按住支沟穴，轻轻揉动，以酸胀感为宜，每侧 1 分钟，共 2 分钟。

（7）曲池穴

穴位位置：在肘横纹外侧端，屈肘，当尺泽与肱骨外上髁连线中点，简单点说就是当你仰掌屈肘成 45° 角，肘关节桡侧，肘横纹头即是本穴。

功效作用：此穴可以治疗手臂痹痛、上肢不遂等上肢病症。

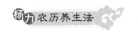

按摩方法：将拇指指腹放在曲池穴，其余四指放在肘后侧，拇指适当用力按揉 0.5 ~ 1 分钟，以有酸胀感为佳。

6.属相锻炼——狡兔出洞

双手双脚着地，双膝双肘不着地，双臂支撑着身体的前部重量，双手一前一后向前爬行，双脚后蹬，速度先慢后快，以不喘不累为宜。一般在饭后 1 小时进行，循序渐进。爬行可拉抻脊椎，有利于防治脊椎病变所造成的颈椎病、肩周炎、腰背痛及各种由其引发的疾病。但有关节炎、高血压、糖尿病、冠心病、脑动脉硬化等疾病的人不适宜做此运动。

（五）十二生肖之辰龙

1.辰龙由来

龙这个自然界并不存在的动物是如何登上十二生肖榜的？清代刘献《广阳杂记》引李长卿《松霞馆赘言》中讲道："辰者，三月之卦，正群龙行雨之时，故辰属龙。"辰时，是上午的 7 点到 9 点，此时容易下雨，而在古代的神话传说中，龙是兴云布雨的神兽，于是便有了辰龙。

2.龙代表刚猛

属龙的人，他们是力量的象征，对人对事很有热心，容易接近成功，胆量十足。但属龙的人往往很多情，并且很僵直，容易产生迷惑，不容易信任别人，还喜欢自夸，容易不满，比较多言。所以属龙的我们平时应注意理清我们的感情生活，对别人不要有那么强的防备心，严于律己，宽以待人，自然心安神明。

3.属龙之人，注意养胃

十二生肖中的龙，对应着辰时，也对应着五脏六腑中的胃。辰时，也就是 7 点到 9 点，在这个时候我们该吃早点了，因为此时胃经值班，胃酸分泌最旺盛，此时吃饭胃是最容易接纳的。若是此时不吃饭，反而会伤害到我们的身体健康，尤其是属龙的人。因为我们的胃内储存着大量胃酸，胃内若是没有可以用来消化的食物，胃酸就开始腐蚀胃黏膜，使我们的胃部受到损害。另外，不吃早餐，我们的血糖就会降低，使大脑功能出现障碍，产生头晕、注意力不集中、记忆力减退、易疲劳，甚至导致智力下降。如果长时间不吃早餐还容易患胆结石，人在空腹时体内胆汁中胆固醇的浓度特别高，久而之就容易成型结石。再者，不吃早餐，人体只得动用体内贮存的糖原和蛋白质，久而久之，会导致皮肤干燥、起皱和贫血等，加速衰老。

所以说早餐是一日中最重要的一餐，我们的身体在经过睡眠的休息后已做好充分的准备迎接一天的工作和学习，这时实在需要摄取丰富的营养来应付整日的消耗。故而，早餐不但要吃，还要吃好。

4. 胃在身体中的作用

中医上讲胃居膈下，上连食道，下通小肠。胃的主要生理功能是主受纳和腐熟水谷。胃生理特性是主通降、喜润恶燥。

胃主受纳、腐熟水谷。胃主受纳水谷，主要是指胃气具有接受和容纳饮食水谷的作用。在《黄帝内经》中胃有"太仓""水谷之海"之称，机体精、气、血、津、液的化生，都依赖于饮食物中的营养物质，故胃又有"水谷气血之海"之称。脾胃是一切营养来源的"后天之本"，对于我们人体的生命活动极为重要。所以中医上也有"有胃气则生，无胃气则死"的说法。

一个人胃的好坏，胃的功能是否健全，直接关系到这个人的身体健康程度，所以我们饮食要有节，定时定量吃饭，不可暴饮暴食，时刻注意保护我们的胃。

5. 属龙之人穴位调养

（1）足三里

穴位位置：足三里位于外膝眼下三寸，在小腿前外侧，距胫骨前缘一横指（中指）。

功能主治：足三里不仅治疗脾胃方面的疾病，还可以提高人体免疫力，双向调节人体机能，可以说是一个万能穴位。俗话说得好，"拍打足三里，胜吃老母鸡"。

按摩方法：用手掌在三里穴位处按压或者拍打，有酸麻重胀的感觉，整个小腿感到温热就可以起到保健作用了；每分钟按60次左右，早晚各3～5分钟。

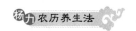

（2）承泣穴

穴位位置：承泣穴位于面部，瞳孔直下方，眼球与下眼眶边缘之间。（眼球正下方，下眼眶上凹陷处）

功能主治：长期按摩此穴位可以舒缓治疗近视、夜盲、眼颤动、眼睑痉挛、角膜炎、视神经萎缩、眼睛疲劳、迎风流泪、老花眼、白内障等。

按摩方法：用手指按揉此穴位，每分钟60次左右，早、中、晚各3～5分钟。

（3）巨髎穴

穴位位置：巨髎穴位于面部，瞳孔直下，平鼻翼下缘处，当鼻唇沟外侧。

功能主治：按摩此穴位，可以缓解治疗口眼歪斜、眼睑𪐉动、鼻衄、齿痛、唇颊肿等。

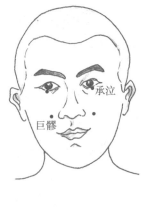

按摩方法：用手指按揉此穴位，每分钟60次左右，早、中、晚各3～5分钟。

（4）颊车穴

穴位位置：颊车穴位于面颊部，下颌角前上方，耳下大约一横指处，咀嚼时肌肉隆起时出现的凹陷处。

功能主治：按摩此穴可以缓解治疗面神经麻痹、三叉神经痛、牙痛、腮腺炎等。

按摩方法：用手指按揉此穴位，每分钟60次左右，早、中、晚各3～5分钟。

（5）下关穴

穴位位置：下关穴在面部，耳前方，颧骨与下颌之间的凹陷处。合口有孔，张口即闭。

功能主治：按摩此穴可以缓解耳聋、耳鸣、牙痛、口噤、面神经麻痹、下颌疼痛、牙关紧闭、张嘴困难等。

按摩方法：用手指按揉此穴位，每分钟60次左右，早、中、晚各 3 ~ 5 分钟。

（6）头维穴

穴位位置：位于头侧部，当额角发际上 0.5 寸，头正中线旁 4.5 寸。

功能主治：指压头维可以治疗脸部痉挛、疼痛等面部疾病。

按摩方法：用手指按揉此穴位，每分钟 60 次左右，早、中、晚各 3 ~ 5 分钟。

6. 属相锻炼——神龙引吭

双脚分离与肩同宽，两手臂放在身体两侧，指尖垂直向下，眼平视前方，全身放松。抬头缓慢向上看天，要尽可能把头颈向前上方伸长到最大限度，并将胸腹一起向上伸。将伸长的颈慢慢自左向右移动，移动至难以移动时，停留 3 秒钟，保持牵拉感，然后自右向左，步骤同上。左右移动各 4 次，最后恢复到准备姿势。伸颈运动可改善颈部肌肉的血供，预防颈椎病、脑供血不足等。

（六）十二生肖之巳蛇

1. 巳蛇由来

蛇为什么可以排在十二生肖的第六位呢？这里面可是有说法的。清代刘献《广阳杂记》引李长卿《松霞馆赘言》中有言："巳者，四月之卦，于时草茂，而蛇得其所。又，巳时蛇不上道，故属蛇。"还有一种说法设这样讲的，九时到十一时，就是所谓的巳时，蛇一般在这个时候开始活跃起来。总而言之，每一个生肖的由来都是有出处的，不是随随便便的。

2. 蛇代表柔韧

生肖为蛇的人，直觉比较强，很睿智，也很有吸引力，机敏，做事谨慎，有同情心。但同时属蛇的人，很会掩饰自己的过失，还很贪，比较奢侈，傲慢，性情懒惰，喜欢孤芳自赏。所以属蛇的我们，日常要节制物欲，不要文过饰非，要敢于承认自己的错误，走出自己的内心，多于别人交流，这样就能排除我们的负面情绪，使我们身心轻松。

3. 属蛇之人，注意养脾

十二生肖中的蛇，对应着巳时，也对应着五脏六腑中的脾。每天的巳时，

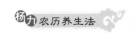

也就是9到11点，我们的脾就开始运化早上进食的水谷了，脾可以把食物变成精血，输入到人的五脏六腑中去。若是我们的脾出了问题，我们的消化系统就会严重功能缺失，我们就无法从食物中获取水谷精微，身体就会受到严重损害。而这个时候也是大脑最具活力的时候，是人的一天当中的第一个黄金时间段，是我们锻炼身体的最好时候，是上班族工作效率最高的时候，也是祖国的花朵们学习效率最高的时候。但这一切的前提是，我们必须吃好早饭，保证脾经有足够的营养吸收，这样，大脑才有能量应付日常的运转。

4.脾在我们身体中的作用

脾的功能是什么呢？《黄帝内经》称脾为"谏议之官，知周出焉"，认为脾是要"知周"的，就是要了解四方的情形，然后清楚自己该做什么事情。脾的主要功用有二：一主运化，二主统血。

脾主运化，即脾具有转化输送、消化吸收之能力。《素问·灵兰秘典论》曰："脾胃者，仓廪之官，五味出焉。"所谓仓廪，唐代王冰的注解是："包容五谷，是谓仓廪之官。"这里便是指脾胃受纳运化的功能。脾可化水谷为精微，并将精微输送至其他脏腑组织来维持整个人体的生理机能。

脾主统血，是说脾脏具有造血、滤血、清除衰老血细胞的功能，是供血、滤血、藏血、免疫的核心。脾脏含血量丰富，有"人体血库"之称。若脾气虚弱，则会导致脾运化水谷的能力减弱，使得气血生化之源匮乏或致脾虚生痰，继而使其滤血、造血、供血功能遭到损害，导致脾不统血、血液来源不足，从而引起月经失调等症。

5.属蛇之人穴位调养

（1）隐白穴

穴位位置：位于足大趾内侧，趾甲角旁开0.1寸，赤白肉际处。

功能主治：常用于治疗功能性子宫出血、上消化道出血、急性肠炎、精神分裂症、神经衰弱等。隐白穴最主要的功效是止血，对各种出血症状都能有效地缓解。

按摩方法：用指节尖点它，或者找个细一点的按摩棒来点按，每分钟60次左右，早晚各3到5分钟.

（2）大都穴

穴位位置：从隐白穴往上，大脚趾根的位置就是大都穴。

功能主治：治缺钙引起的肌肉萎缩、骨质疏松、腰腿痛以及颈椎病、糖尿病、消化能力弱等。

按摩方法：用手指按揉此穴位，每分钟 60 次左右，早、中、晚各 3～5 分钟。

（3）太白穴

穴位位置：位于足内侧缘，当足大趾本节（第一跖骨关节）后下方赤白肉际凹陷处。

功能主治：治睡觉流口水、舌两边有齿痕、消化不良、手脚冰凉、月经淋漓不尽、头晕、糖尿病等脾虚引发的病症，太白穴是脾经的原穴，健脾补脾的效果比其他穴位都强。

按摩方法：用手指按揉此穴位，每分钟 60 次左右，早、中、晚各 3～5 分钟。

（4）公孙穴

穴位位置：位于人体的足内侧缘，当第一跖骨基底部的前下方。

功能主治：主要治消化不良、胃反酸、妇科病等病症，另外公孙穴还可以增加小肠蠕动，增强消化能力。

按摩方法：用手指按揉此穴位，每分钟 60 次左右，早、中、晚各 3～5 分钟。

（5）商丘穴

穴位位置：位于足内踝前下方凹陷中，当舟骨结节与内踝尖连线的中点处。

功能主治：商丘穴可以消除下身的各种炎症，如膀胱炎、尿道炎、盆腔炎等。

按摩方法：用手指按点揉此穴位，每分钟 60 次左右，早、中、晚各 3～5 分钟。

（6）三阴交穴

穴位位置：三阴交穴在小腿内侧，当足内踝尖上 3 寸，胫骨内侧缘后方，

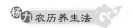

这个穴位在摸的时候一般都有一点胀，压的时候会有痛感。

功能主治：三阴交穴还是妇科病的通治要穴，无论妇科问题是发生在附件、子宫、卵巢还是乳腺，都可以用三阴交穴来治，另外此穴还可美容，减缓衰老。

按摩方法：用手指按揉此穴位，每分钟60次左右，早、中、晚各3～5分钟。

（7）漏谷穴

穴位位置：从三阴交穴贴着脚骨内侧下缘往上3寸，就是漏谷穴。

功能主治：治不消化、男性前列腺问题、腿肚子酸痛。

按摩方法：用手指按揉此穴位，每分钟60次左右，早、中、晚各3～5分钟。

（8）血海穴

穴位位置：坐在椅子上，将腿绷直，在膝盖内侧会出现一个凹陷的地方，在凹陷的上方有一块隆起的肌肉，肌肉的顶端就是血海穴。

功能主治：它是治疗血症的要穴，具有活血化瘀、补血养血、引血归经之功效。

按摩方法：用手指按揉此穴位，每分钟60次左右，早、中、晚各3～5分钟。

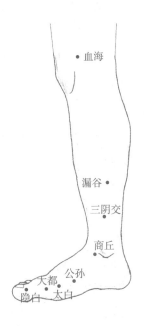

6. 属相锻炼——金蛇摇首

坐、站姿均可，肩膀以下保持不动，以下颌带动颈部向身体的正前方由上往下画圆圈。每组做24或36下，一天可做数组。自然呼吸，闭眼意想颈椎随着动作蠕动。金蛇摇首有助于颈部肌肉的锻炼，促进颈部的气血运行，提神醒脑，预防颈肩部疼痛。尤其是在办公室久坐之人，金蛇摇首更是一个非常好的锻炼方法，但是需要注意的是动作宜慢不宜快。

（七）十二生肖之午马

1. 午马由来

十二生肖中的第七位为什么是马呢？有以下两种说法。清代刘献《广阳杂记》引李长卿《松霞馆赘言》中有言："午者，阳极而一阴甫生。马者，至健而不离地，阴类也，故午属马。"还有一种说法是这样讲的，上午十一时到下午一时，天地间的阳气正盛，是为午时，此时正是天马行空的时候。

2. 马代表一往无前

属相为马的人，说服别人的能力很强，比较时尚，很有自制力，反应灵敏，很受人欢迎，容易取得成就。但属马的人也比较自私，做事比较急促，为人狂妄，容易急躁，喜欢反抗，并且自负。所以，属马的人唯有改变自私狂妄的坏毛病，做事不急不躁，按部就班，减少自负，工作生活就会顺风顺水，自然心情畅快，神志清明。

3. 属马之人，注意养心

十二生肖中的马，对应着午时，也对应着五脏六腑中的心。午时，也就是中午 11 点到下午 1 点的时候，此时心经值班。在这个时候，我们要吃午饭、睡午觉。因为午时，天地间阳气最旺。《黄帝内经》中说道，阴是主内的，是主睡眠，阳是主外的，主活动。午时是阳气最盛的时候，我们吃完午饭稍事休息再继续工作，可以有效地提高我们的工作、学习效率。

尤其是对于那些阳虚的人，此时饱饱地睡上一会，最养阳气。此外我们午时休息半小时到一小时，可以有效地养养我们的心经。我们的心脏一天到晚蹦个不停，它也是很劳累的，适当地休息一下，对我们的心脏有保养的作用。

4. 心在我们身体中的作用

心的实体位于胸腔之内，两肺之间，横膈之上，形如倒垂未开之莲蕊，外有心包护卫。《黄帝内经》中说道："心者，君主之官，神明出焉。"心的主要生理功能为主血脉与主神明。

心主血脉，是指心气推动血液在脉管中循环运行的功能。中医上讲，"诸血者，皆属于心。"心脏、脉和血液在体内构成一个相对独立的密闭系统，使血液在脉中运行不息，周流全身，如环无端。由于心在体合脉，其华在面，

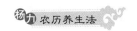

开窍于舌，位于胸中，所以心主血脉的功能正常与否，常反映于脉象、面色、舌色以及心胸部感觉等方面。

心主神明，又称心主神志或心脏神，是指心有主宰人体脏腑组织器官的生理活动和人体心理活动的功能。中医上认为，"心为一身之君主，禀虚灵而含造化，是一理以应万机，脏腑百骸，唯所是命，聪明智慧，莫不由之，故曰神明出焉"。

5.属马之人穴位调养

（1）极泉穴

穴位位置：位于腋窝顶点，腋动脉搏动处。

功能主治：常用于治疗心绞痛、肋间神经痛、颈淋巴结核等。尤其是心绞痛，按摩此穴有奇效。

按摩方法：用手指按揉此穴位，每分钟60次左右，早、中、晚各3～5分钟。

（2）青灵穴

穴位位置：臂内侧，在极泉穴与少海穴的连线上，肘横纹上3寸，肱二头肌的尺侧缘。

功能主治：按摩此穴位，可运化心血、理气止痛、宽胸宁心。

按摩方法：用手指按揉此穴位，每分钟60次左右，早、中、晚各3～5分钟。

（3）少海穴

穴位位置：屈肘，当肘横纹内侧端与肱骨内上髁连线的中点处。

功能主治：理气通络、益心安神、降浊升清。

按摩方法：用手指按揉此穴位，每分钟60次左右，早、中、晚各3～5分钟。

（4）神门穴

穴位位置：位于腕部，腕掌侧横纹尺侧端，尺侧腕屈肌腱的桡侧凹陷处。

功能主治：功能作用主要是帮助入眠，调节自律神经，补益心气，安定心神。

按摩方法：用手指按揉此穴位，每分钟 60 次左右，早、中、晚各 3 ~ 5 分钟。

（5）少府穴

穴位位置：位于手掌面，第四、五掌骨之间，握拳时，当小指尖处。取穴时仰掌，手指屈向掌心横纹，当小指指尖下凹陷处是穴。

功能主治：可治疗心悸、胸痛、小便不利、遗尿、阴痒痛、小指挛痛等疾病。

按摩方法：用手指按揉此穴位，每分钟 60 次左右，早、中、晚各 3 ~ 5 分钟。

（6）少冲穴

穴位位置：少冲穴位于左右手部，小指指甲下缘，靠无名指侧的边缘上。

功能主治：可以用来治疗心悸、喉咙疼痛、胸部疼痛。

按摩方法：用手指按揉此穴位，每分钟 60 次左右，早、中、晚各 3 ~ 5 分钟。

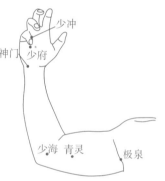

6.属相锻炼——骏马踏步

想象自己是一匹骏马，将足跟提起，尽量用足尖走路，自然扭胯，尽量不发出响声。行走后，会感到足心和小腿后侧的屈肌群十分紧张，比正常行走对屈肌的锻炼强度要高，对平衡性是很好的锻炼，每天饭前饭后走 100 步即可。

骏马踏步对男性来说，能预防和减轻前列腺炎的症状。而女性则可以减轻盆腔的充血，缓解腹部下坠和疼痛感。

（八）十二生肖之未羊

1. 未羊由来

羊清代刘献《广阳杂记》引李长卿《松霞馆赘言》中有言："羊啮未时之草而茁，故未属羊。"还有一种说法是这样讲的，下午一时到三时，就是未时，传说羊在这个时候非常活跃，喜欢在此时啃草，并且此时被羊啃过的草，再

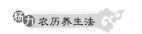

生能力强。

2. 羊代表和顺

生肖为羊的人发明创造能力比较强，很喜欢奇思妙想，生性敏感，很注重礼节，有毅力，注重品味。但属羊的人喜欢依附别人，还比较悲观，缺乏远见，容易有不实际的幻想，做事迟缓，担忧心重。所以属相为羊的人，要注意养成独立的性格，不要依赖别人，工作要有长远的规划，去除不切实际的幻想，自然就会取得成功。

3. 属羊之人，注意养小肠

午时过了以后，就到了下午的 1 点钟到 3 点，也就是未时，这时小肠经值班。十二生肖中的羊跟十二时辰中的未时对应，也对应着小肠。此时此刻，经过脾胃的运化，小肠经把食物里的营养都吸收得差不多了，全部都送到了血液里边，血液里边的营养物质就满满当当的，血液也就会比较黏稠。

我们在此刻，最需要做的就是，空腹美美地喝上一杯水，不仅可以用来稀释我们的血液，并且还能起到一定的保护血管的作用。

4. 小肠在身体中的作用

《黄帝内经》有云："小肠者，受盛之官，化物出焉。"它的主要功能为受盛化物、分清泌浊、主液。

受盛化物、分清泌浊就是说，小肠接受的是被胃初级消化过的食物。这些食物会在小肠内停留一定的时间，由小肠对其进一步消化和吸收并分清秘浊，将水谷化为可以被机体利用的营养物质。而水谷精微由此而出，一部分被小肠自己吸收，一部分由脾升到心肺，进而由心肺将其散布全身。

小肠主液，因为小肠在泌别清浊过程中，参与了人体的水液代谢。张景岳在《类经·脏象类》中讲道："小肠居胃之下，受盛胃中水谷而分清浊，水液由此而渗入前，糟粕由此而归于后，脾气化而上升，小肠化而下降，故曰化物出焉。"

5. 属羊之人穴位调养

（1）少泽穴

穴位位置：在小指末节尺侧，距指甲角 0.1 寸。

功能主治：现代常用于治疗乳腺炎、乳汁分泌不足、神经性头痛、中风昏迷、精神分裂症等。

按摩方法：用手指按揉此穴位，每分钟 60 次左右，早、中、晚各 3 ~ 5 分钟。

（2）后溪穴

穴位位置：取穴为微握拳，第五掌指关节后尺侧的远端掌横纹头赤白肉际。

功能主治：后溪穴就是专门为腰痛、脖子痛准备的，治疗此类疼痛有奇效。

按摩方法：用手指按揉此穴位，每分钟 60 次左右，早、中、晚各 3 ~ 5 分钟。

（3）阳谷穴

穴位位置：阳谷穴属于手太阳小肠经，阳谷穴位于人体的手腕尺侧，当尺骨茎突与三角骨之间的凹陷处。

功能主治：按摩此穴可以缓解治疗头痛目眩、目赤肿痛、耳鸣耳聋、齿痛颌肿、腕关节疾患、癫痫、癫狂等。

按摩方法：用手指按揉此穴位，每分钟 60 次左右，早、中、晚各 3 ~ 5 分钟。

（4）养老穴

穴位位置：屈肘，掌心向胸，在尺骨小头的桡侧缘上，与尺骨小头最高点平齐的骨缝中是穴。

功能主治：小肠经经气在此化为纯阳之气，常按此穴，可促进新陈代谢，减缓皮肤衰老。

按摩方法：用手指按揉此穴位，每分钟 60 次左右，早、中、晚各 3 ~ 5 分钟。

（5）天宗穴

穴位位置：在肩胛部，当冈下窝中央凹陷处，与第四胸椎相平。

功能主治：主治颈项、肩背及上肢的疼痛、麻木，肩背风湿症，外感风寒等病症。

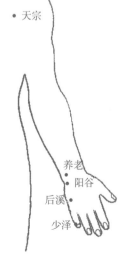

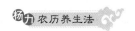

按摩方法：用手指按揉此穴位，每分钟 60 次左右，早、中、晚各 3 ~ 5 分钟。

（6）听宫穴

穴位位置：位于面部，耳屏前，下颌骨髁状突的后方，张口时呈凹陷处。

功能主治：听宫穴的主治耳鸣、三叉神经痛、头痛、目眩头昏。

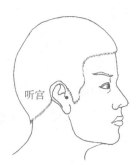

听宫

按摩方法：用手指按点揉此穴位，每分钟 60 次左右，早、中、晚各 3 ~ 5 分钟。

6. 属相锻炼——山羊跪膝

饭后 1 小时或者临睡前，双膝跪于有软物的垫上，挺胸收腹，缓步前行，以耐受为度。跪着走一走有"引血下行"的作用，对健康人而言适当锻炼有一定的驱寒功效。

（九）十二生肖之申猴

1. 申猴由来

自然界动物万万千千，为什么猴子有幸被人们选中，成为十二生肖中的第九位呢？清代刘献《广阳杂记》引李长卿《松霞馆赘言》中有言："申时，日落而猿啼，且伸臂也，譬之气数，将乱则狂作横行，故申属猴。"还有一种说法是这样讲的，下午三时到五时，也就是古时所称的申时，这时猴子活跃起来。

2. 猴子代表灵活

属相为猴的人群容易即兴发挥，很自信，具有很强的领导力，还很机智，又比较聪慧，为人比较稳定，忠心。但同时属猴的人又很狡诈，善于用计，有时又会因为算计太过而显得愚蠢，做事喜欢投机。所以属猴的人日常做事，要注意脚踏实地，少一些算计，多做些实事，自然更容易心情畅快，走向成功。

3. 属猴之人，注意养膀胱

十二生肖中的猴，与申时对应，也对应着五脏六腑中的膀胱。申时，也就是下午的 3 点到 5 点之间，大家要注意了，这是我们人体的第二个黄金时间段。因为这个时候小肠经已经把中午饭的营养都送到我们的大脑了，大脑这时候精力充沛，反应速度快。我们在这个时候的学习工作效率极高，所以此刻要抓紧工作，努力学习。

除了努力学习工作之外，由于此时是膀胱经当令，而膀胱在人体内起到什么作用？就是贮水、排水的作用。所以此时我们应该适当进水，发挥膀胱的功用，使我们的膀胱得到养护。

4.膀胱在我们身体中的作用

膀胱有很多别称，比如净腑、水府、玉海、脬、尿胞。它位于下腹部，在脏腑中，居最下处。主贮存尿液及排泄尿液，与肾相表里，在五行属水，其阴阳属性为阳。

在我们的人体津液代谢过程中，水液通过肺、脾、肾三脏的作用，布散全身，被人体利用之后，经肾的气化作用，升清降浊，清者回流体内，浊者下输于膀胱，变成尿液。《诸病源候论·膀胱病候》中讲道："小便者，水液之余也。"

排泄小便。膀胱具有司开合的生理特性。膀胱是人体水液汇聚之所，故又称之为"津液之腑""州都之官"。膀胱赖其开合作用，以维持其贮尿和排尿的协调平衡。

5.属猴之人穴位调养

（1）睛明穴

穴位位置：人体睛明穴位于面部，目内眦角稍上方凹陷处。

功能主治：按摩此穴可使眼睛明亮，消除眼疲劳。

按摩方法：把指甲剪平，用右手按住头，利用中指按穴位。也可以两边同时按，早、中、晚各 3 ~ 5 分钟。

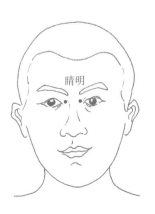

（2）肾俞穴

穴位位置：人体肾俞穴位于腰部，当第二腰椎棘突下，旁开1.5寸。

功能主治：此为治疗腰痛的要穴，坚持按摩、击打肾俞穴，增加肾脏的血流量，还可改善肾功能。

按摩方法：用手指按揉此穴位，每分钟60次左右，早、中、晚各3～5分钟。

（3）委中穴

穴位位置：位于腘横纹中点，股二头肌腱与半腱肌腱中间，即膝盖里侧中央。

功能主治：可缓解坐骨神经痛、小腿疲劳、肚子疼痛、脖子酸痛、腰部疼痛或疲劳、臀部疼痛、膝盖疼痛。

按摩方法：用手指按揉此穴位，每分钟60次左右，早、中、晚各3～5分钟。

（4）承山穴

穴位位置：位于小腿后面正中，当伸直小腿或足跟上提时腓肠肌肌腹下出现的尖角凹陷处。

功能主治：治疗小腿痉挛、腿部转筋的常用效穴。

按摩方法：用手指按揉此穴位，每分钟60次左右，早、中、晚各3～5分钟。

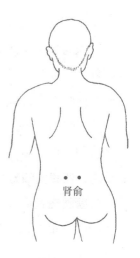

肾俞

（5）昆仑穴

穴位位置：在外踝后方，当外踝尖与跟腱之间的凹陷处

功能主治：后头痛、项强、腰骶疼痛、足踝肿痛。

按摩方法：用手指按揉此穴位，每分钟60次左右，早、中、晚各3～5分钟。

（6）金门穴

穴位位置：金门穴位于人体的足外侧部，当外踝前缘直下，骰骨下缘处。

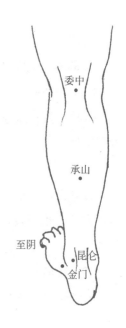

委中

承山

至阴

昆仑

金门

功能主治：补阳益气，疏导水湿。

按摩方法：用手指按揉此穴位，每分钟 60 次左右，早、中、晚各 3 ~ 5 分钟。

（7）至阴穴

穴位位置：足小趾外侧趾甲角旁 0.1 寸

功能主治：此穴位可治疗胎位不正、滞产以及头痛、目痛、鼻塞、鼻衄。

按摩方法：用手指按揉此穴位，每分钟 60 次左右，早、中、晚各 3 ~ 5 分钟。

6. 属相锻炼——猴王抓耳

面对墙壁站立，用双手或单手沿墙壁缓缓向上爬摸，使上肢尽量上举，然后再缓缓退下，回到原处，反复进行。或者以一侧手指越过头顶摸对侧耳朵，两手交替进行，每天反复 20 次以上。这个方法对于预防肩周炎，锻炼上肢灵活性非常好，无论是老年人，还是办公室久坐的中青年人都可尝试。

（十）十二生肖之酉鸡

1. 酉鸡由来

清代刘献《广阳杂记》引李长卿《松霞馆赘言》中有言："酉者，月出之时，月本坎体，而中含水量太阳金鸡之精，故酉属鸡。"

2. 鸡代表恒定

生肖为鸡的人，为人比较保守，热心，够坦诚，性格也比较幽默。但属鸡的人往往比较傲慢，喜欢自炫，夸耀自己，容易盲目崇拜，又比较放荡不羁。故而属鸡的我们要注意改掉这些自矜己能、盲目崇拜、放荡不羁的坏毛病，才能活得更自在，心情更轻松。

3. 属鸡之人，注意养肾

鸡对应着十二时辰中的酉时，也对应着五脏六腑中的肾。酉时，也就是傍晚的 5 点到 7 点，这时候是肾经值班。在这个时候，我们要再喝一杯水。这一杯水非常重要，它不但可以帮我们把毒排掉，还可以清洗你的肾和膀胱，让我们不得肾结石，不得膀胱癌，不得肾炎；而且可以冲刷刺激我们的食管和肠胃，为我们晚餐进食做好准备，增强食欲。

吃什么养的晚餐也是都大有讲究的！我们晚上最好不要大鱼大肉，大吃大喝，吃得过咸，否则容易伤肾。所以晚餐宜以清淡为主，以豆类蔬菜为主。补肾的有黑豆、栗子、松子、核桃、坚果类，吃这些也是大有好处的。

4.肾在我们身体中的作用

肾位于我们的腰部，在脊柱的两侧，左右各一个。中医认为，肾中藏着我们的元阴元阳，元阴属水，元阳属火，故又将肾称之为"水火之脏"。

《素问·六节藏象论》中讲道："肾者主蛰，封藏之本，精之处也。其华在发，其充在骨，为阴中之少阴，通于冬气。"所以肾脏在我们人体中的主要生理功能是藏精、主水、主纳气、主生殖、主骨生髓。由于肾藏有先天之精，是脏腑阴阳之本，也是人体生长、发育、生殖的源头所在，是我们一切生命活动的根本，所以肾在中医中又被称为"先天之本"。

5.属鸡之人穴位调养

（1）太溪穴

穴位位置：太溪穴位于我们脚内踝与跟腱之间的凹陷中。

功能主治：此穴对于肾虚引起的各种症状，如腰酸、头晕、耳鸣、脱发、牙齿松动、哮喘等都有一定的保健效果，另外对于男性的性功能减退和女性的习惯性流产，按摩此穴，均有一定的治疗效果。

按摩方法：用手指点揉此穴，早、中、晚按摩三次，每次三分钟左右，每分钟揉30次为宜。

（2）复溜穴

穴位位置：复溜穴位于太溪穴正上方2厘米左右，取穴时，我们应正坐或者仰卧。复溜穴位于人体的小腿内侧，脚踝内侧中央上二指宽处，在胫骨与跟腱间。

功能主治：复溜名意指肾经的水湿之气在此再次吸热蒸发上行，对膀胱炎、阴道炎、前列腺炎等泌尿生殖系统的疾病有治疗的效果，经常按摩此穴可以对我们的泌尿生殖系统起到保健作用。

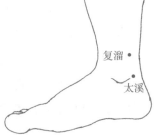

按摩方法：用手指点揉此穴，早、中、晚按摩三次，每次三分钟左右，每分钟揉 30 次为宜。

（3）涌泉穴

穴位位置：涌泉穴是人体足底穴位，位于足前部凹陷处第二、三趾趾缝纹头端与足跟连线的前三分之一处，是全身俞穴的最下部的穴位，亦是肾经的首穴。

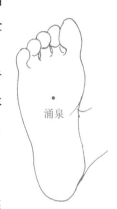

功能主治：《黄帝内经》中说道："肾出于涌泉，涌泉者足心也。"意思是肾气从涌泉穴生发，所以，涌泉穴在人体养生、防病、治病、保健等各个方面都有极其重要的作用，自古就有临睡搓脚心百次可延年益寿的说法。

按摩方法：用手指点揉此穴，早、中、晚按摩三次，每次三分钟左右，每分钟揉 30 次为宜，力度以我们的脚底感到微微疼痛为准。

6. 属相锻炼——金鸡独立

双脚分离与肩同宽，两眼微闭，调匀气息。两手自然放在身体两侧，任意抬起一只脚，单腿站立 30 秒至 1 分钟。然后换腿进行，左右交换 3 次后双脚着地，恢复到准备姿势。这种锻炼方法利于足部保暖，刺激足部经脉，还有利于锻炼平衡能力。老年人、平衡性不好的人先在睁眼状态下进行练习，然后逐步过渡到闭目练习。

（十一）十二生肖之戌狗

1. 戌狗由来

清代刘献《广阳杂记》引李长卿《松霞馆赘言》中有言："戌时方夜，而犬则司夜之物也，故戌属犬。"也可以这么说，晚上七时到九时，也就是戌时的时候，狗开始为我们人类守夜。

2. 狗是代表忠诚

属相为狗的人，为人持久，有责任心，自身具有英雄气息，比较聪颖，十分可敬，有道德感。但属狗的性格缺陷就在于，喜欢嘲讽别人、批评他人，

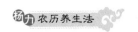

不善社交，往往自以为是，做事圆滑。故而属狗的人应该提高自己的社交能力，注意说话方式，须知祸从口出，唯有如此，方可减去生活中不必要的麻烦，活得轻松，心情愉悦。

3. 属狗之人，注意养护心包

狗，对应着十二时辰中的戌时，也对应着五脏六腑中的心包。戌时，也就是19点到21点，此时是心包经在工作。戌狗戌狗，狗的作用是看家，即保护主人，而心包的作用就是保护心脏。心包为心之外膜，附有脉络气血通行之道，邪不能容，容之则心伤。心包是心的保护组织，又是气血通道，心包戌时兴旺，可清除心脏之外邪，使心脏处于完好状态。

心包经值班的时候，我们的心气就比较顺了，因为心有了保护它的机制。这个时候是我们一天当中的第三个黄金段，这个时间我们可以学习，也可以去散步、去锻炼身体。但是，当心包经值班时间快结束时，我们需要再喝一杯淡茶水或者是白开水，这样可以使我们的血管保持通畅。

4. 心包在我们身体中的作用

心包，又被称为心包络或膻中。它是心脏的外膜，包裹着心脏，附有络脉，以通行气血。心包具有保卫心脏的职能，并且能够反映心脏某些功能。

心包可以"代心受邪"，比如《灵枢·邪客》中就记载道："心者……邪弗能容也，容之则心伤，心伤则神去，神去则死矣。故诸邪之在于心者，皆在于心之包络。"此处就说明当有邪气入侵心脏时，往往先有心包承受邪气的伤害。

5. 属狗之人穴位调养

（1）天池穴

穴位位置：在胸部，当第四肋间隙，乳头外1寸，前正中线旁开5寸。

功能主治：此穴主治胸闷、心烦、咳嗽、痰多、气喘、胸痛、腋下肿痛、瘰疬、疟疾、乳痈；经常按摩此穴，可以很好地防治乳腺疾病。

按摩方法：用手指点揉此穴，早、中、晚按摩三次，每次三分钟左右，每分钟揉30次为宜。

（2）天泉穴

穴位位置：位于上臂内侧，腋前纹头下2寸，在肱二头肌的长、短头之间。

功能主治：最重要的功效在于给心脏补血、理气化痰通经络，可十分有效地治疗胸闷咳嗽。

按摩方法：用手指点揉此穴，早、中、晚按摩三次，每次三分钟左右，每分钟揉 30 次为宜。

（3）曲泽穴

穴位位置：取穴时，正坐或仰卧。在肘横纹中，当肱二头肌腱尺侧缘。

功能主治：此穴可以治疗风湿性心脏病、心肌炎、急性胃肠炎、中暑、血栓闭塞性脉管炎、肘窝囊肿等疾病。经常按摩此穴，有宁心、泄热、降逆、镇惊的功效。

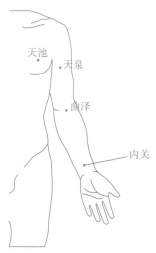

按摩方法：用手指点揉此穴，早、中、晚按摩三次，每次三分钟左右，每分钟揉 30 次为宜。

（4）内关穴

穴位位置：内关位于两肌腱之间，腕横纹上 2 寸处取穴，可以攥一下拳头，攥完拳头之后，前臂内侧有两根筋，内关穴就在两根筋中间的位置。

功能主治：关穴可以主治孕吐、晕车、手臂疼痛、头痛、眼睛充血、恶心、胸肋痛、上腹痛、心绞痛、月经痛、呃逆、腹泻、精神异常等疾病。并且还有补益气血、安神养颜之功。

按摩方法：用手指点揉此穴，早、中、晚按摩三次，每次三分钟左右，每分钟揉 30 次为宜。

6. 属相锻炼——犬伸腰背

自然站立，弯腰后两手手掌按地，用力使身体前耸并配合吸气，当前耸到最大程度以后停下，然后身躯后缩并呼气；如此 3 次。继而两手先左后右向前挪移，同时两脚向后退移，以极力拉伸腰身；接着抬头面朝天，再低头向前平视；最后，如虎行走般以四肢前爬 7 步，后退 7 步。这种锻炼方法有利于腰椎和腰部肌肉、背部肌肉健康，进而减少腰椎疾患发生的概率。

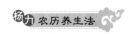

（十二）十二生肖之亥猪

1. 亥猪由来

清代刘献《广阳杂记》引李长卿《松霞馆赘言》中有言："亥时，天地混沌之时，如百果含意于核中，猪则饮食之外无一所知，故亥属猪。"还有一种说法是这样讲的，晚上九时到十一时，就是亥时的时候，此时万籁俱寂，猪正在鼾睡。

2. 猪代表随和

生肖为猪的人，为人审慎、逸乐、勇敢、富有文化、待人真挚、做人诚实。但属猪的人，比较容易轻信他人，注重物质，容易愤怒，做事犹豫，又比较愚顽。所以属猪的人，平时应提高自己的判断能力，做事理性，不要感情用事。这样就可以避免不少失误，减少人生中的遗憾，扫清心中的阴郁，自然有利于身心健康。

3. 属猪之人，注意养护三焦

十二生肖中的猪，对应着亥时，也对应着五脏六腑中的三焦。亥时，也就是 21 点至 23 点，此时三焦经当令。人体的上面的心肺属于上焦，中间脾胃属于中焦，肝肾属于下焦。它的性质是温的，而且是小火，也就是少阳之火。而少阳之火，往往代表着孕育，代表着新生。

而此时此刻，也正是进行房事的大好时机，因为这个时机是属于阴阳合和的阶段，此时做爱可以让子时的阳气生发，它和少阳是相关的。在身体健康的情况下，行房事可以激发生机；但当你身体很虚弱的时候，它只会使你的身体更加虚弱。

4. 三焦在我们身体中的作用

《难经·三十一难》说，"上焦者，在心下，下膈，在胃上口""中焦者，在胃中脘，不上不下""下焦者，当膀胱上口"。三焦的主要功能有三：一者通行元气，二者运行水谷，三者运行水液。

三焦能通行元气。《难经》中介绍，"三焦者，水谷之道路，气之所终始也""所以腑有六者，谓三焦也，有原气之别焉，主持诸气""三焦者，原气之别使也，主通行三气，经历于五脏六腑"。这都明确地说明三焦是人体元气升降出入的道路，人体元气是通过三焦而到达五脏六腑和全身各处的。

三焦能运行水谷。《素问·六节藏象论》说："三焦……仓廪之本，营之居也，名曰器，能化糟粕，转味而入出者也。"就指出三焦具有对水谷的精微变化为营气，以及传化糟粕的作用。

三焦能运行水液。《灵枢·本输》说："三焦者，中渎之腑，水道出焉，属膀胱，是孤之腑也。"说明三焦是人体管理水液的器官，有疏通水道，运行水液的作用。

5.属猪之人穴位调养

（1）关冲穴

穴位位置：关冲穴位于人体的无名指末节尺侧，距指甲角0.1寸。

功能主治：按摩关冲穴，可以缓解治疗角膜白斑、头痛、目赤痛、昏厥、咽喉肿痛、小儿消化不良等。经常按摩此穴，还有泄热开窍、清利喉舌、活血通络的功效，对晕车也有极好的缓解治疗效果。

按摩方法：用手指按揉此穴位，每分钟60次左右，早、中、晚各3～5分钟。

（2）液门穴

穴位位置：该穴位于人体的手背部，当第四、五指间，指蹼缘后方赤白肉际处。

功能主治：该穴主要治疗头痛、目赤、耳痛、耳鸣、耳聋、喉痹、疟疾、手臂痛等疾病。

按摩方法：用手指按揉此穴位，每分钟60次左右，早、中、晚各3～5分钟。

（3）支沟穴

穴位位置：支沟穴位于人体的前臂背侧，腕背横纹上3寸，尺骨与桡骨之间。

功能主治：针对肋间神经痛、两胁胀痛、气郁不舒效果极好，还可以起到通便作用。

按摩方法：用手指按揉此穴位，每分钟60次左右，早、中、晚各3～5

分钟。

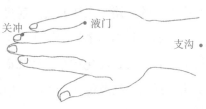

（4）丝竹空穴

穴位位置：该穴位于人体的面部，眉梢凹陷处。

功能主治：可治疗头痛、目眩、目赤痛、眼睑跳动、齿痛、癫痫等症；另外此穴也号称美容穴，针对黄褐斑、鱼尾纹效果极好。

按摩方法：用手指按揉此穴位，每分钟 60 次左右，早、中、晚各 3 ~ 5 分钟。

6. 属相锻炼——福猪喷鼻

站、坐姿均可，练习之前调息均匀，慢慢深吸一口气，然后主动通过鼻孔向外喷气，由慢到快，以鼻子感觉顺畅为度。主动通过鼻子向外喷气，不但能够有助鼻腔的气血顺畅，也能起到排除鼻腔微小脏物、预防感冒的作用。患有鼻炎等疾病的人可常用这个方法进行锻炼，对鼻部疾病有一定的缓解作用。

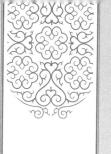

第八章

姓名养生之秘

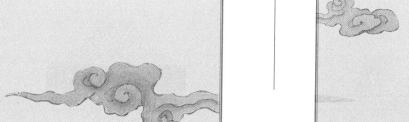

杨力农历养生法

一、起名的奥秘

古人云："赐子千金，不如教子一艺；教子一艺，不如赐子好名。"可见名字的重要性。一个好的名字必须具备：音、形、意、五行、笔画、卦气、五格、三才等条件才完美。

姓名，传承了人的情、意、志，蕴含了人的精、气、神，传达着天地之玄机。罗李华居士认为，起名不同于买衣服，衣服买错了，即使再贵也可以再买。名字若起错了，等到以后想改都难了。

那么，起名有什么讲究呢？

（一）字音要好听

一个人的名字起得好不好，首先就在于让人叫起来是否顺口清晰，让人听着是否和谐、响亮。因此，起名之时要注意所用字的整体音韵效果。

1. 注意姓和名的声母与韵母搭配

汉代有个叫郦食其（lì yì jī）的谋士，这个名字读起来就很拗口。姓名中声母接近相同，声音拗口，如张敞。姓名中韵母相同接近，呼叫吃力，如满安山。姓名中有双声、叠韵、同声现象，也会非常拗口，双声如赵雅依，叠韵如李静青，同声如马丽丽。

2. 避免姓名的字音与不雅之词同音

有些人的名字，表面上看非常高雅，但由于读起来会与另外一些不雅的语句声音相同或相似，便很容易引起人们的嘲弄和戏谑，成为人们开玩笑的谈资，产生某种滑稽的效果。这种情况可分为两类：一是生活中某些熟语，二是贬义词。例如：蔡道（菜刀）、卢辉（炉灰）、何商（和尚）、陶华韵（桃花运）、汤虬（糖球）、包敏华（爆米花）等。上述谐音使姓名显得不够严肃，不够庄重，在大庭广众之下容易授人以笑柄。另外有一些名字易被人误解为贬义词，如：白研良（白眼狼）、胡丽晶（狐狸精）等。这种谐音就容易变成令人尴尬的绰号。

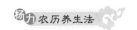

3. 避免姓名的平仄声相同，注意平仄协调

现代汉语不讲平仄，以四声论之。所谓四声是指平、上、去、入。例如：柳景选三个字全是上声，读起来很绕口。

（二）字形要好认

名字不但常读，而且常写。因此，字形也是起名时要考虑的重要因素。一个名字的形状一定要美观，有艺术感。忌用奇形怪状的字，或很少人能认得出的字。

1. 不宜用笔画太多的字

笔画太多会对书写造成一定的困难。

2. 名字的部首、偏旁要避免相同

名字部首相同使人有一种单调、重复的感觉。但有些人起名，喜欢用汉字的形体结构做文章，例如：石磊、林森、聂耳这三个名字即是此例。这种命名的审美效果颇佳，可惜我们的姓氏能如此利用的微乎其微。

3. 用字要注意字形的肥瘦长短、强弱虚实

字形有肥瘦长短、强弱虚实之分，这样的名字写出来才会具有美感。

（三）组合要好记

1. 不可用太俗的字

给男孩子起名，总是离不开一些过于生猛的字，如豪、强、炎、猛、闯、刚等，虽然斩钉截铁，读起来刚强有力，有男子汉派头，但也容易使人联想到浑噩猛愣、放荡不羁、使气任性、不拘礼法，误认为是一些赳赳武夫，所以，自古以来，一般贵族士大夫在给男孩子命名时，都尽量避开这些字。因为中国文化认为，刚烈坚强，并非那些喜怒形于色、遇事拔刀而起的血勇之人，而是一些内蕴浩然之气，遇事不惊不怒，谈笑风生的伟丈夫。

有人给女孩子起名却又总是在一些春兰、秋菊、珍珍、艳艳之类的词里绕圈子，但是如果把它们放到一定的文化氛围中，就会使人产生飘浮的感

觉。如女子名字中常喜欢的花、艳、桃、柳等字眼就是。花虽俏丽明艳一时，独占秀色，出尽风头，但一场风雨过后，就会零落成泥碾作尘。杨柳亦属柔软脆弱之物，成语中的水性杨花、残花败柳等，就表示出对这种事物所具有的象征意味的情感评价。桃花令人引起红颜易衰的联想；萍与柳又都是飘零和离别的象征物。所以，民俗中认为，取名时应尽量避开这些表面上明丽的字眼。

2. 不要取太洋化的名字

我们毕竟是中国人，如若起"李约翰""王彼得"这种容易让人误解的名字还是要慎重。

3. 慎用生僻字

著名思想家章太炎给四个女儿分别起名为章㸚、章叕、章㻫、章㗊。由于用字太偏，难倒了不少人，包括女儿的老师，弄得很尴尬。今天的人由于名中生僻字计算机无法录入，在户口登记、办理证照、银行存款、邮局汇款、购买保险、民航购票以及办理其他业务时，遇到麻烦的例子比比皆是。人名看似是个人的事，却有很强的社会性。名中滥用生僻字、不规范字，不但会造成很多不必要的麻烦，而且会影响交际。

4. 尽量回避常用名

如果一个人叫"京生"，他很可能出生在北京；如果叫"沪生"，他大概生在上海。根据国家语委对第三次全国人口普查资料进行的抽样调查，57万人中，叫"建国"的有630个，叫"建军"的有610个。而叫"桂兰"的人有1084个，叫"桂英"的更多达1336个。专家建议，起名的模式不要太雷同，使用率极高的人名用字也应尽量回避。目前一些地方父母给新生儿申报户口时可以先通过计算机查询有无重名，这一做法值得推广。

5. 不要和长辈重名

一般认为，跟长辈重名是不尊重长辈的表现。

（四）字意要恰当

孩子从生下来那一天起，父母就开始精心地为他们设计未来的生活蓝图，为他们安排一条幸福之路。给孩子取名时在名中寄托美好的希望，让下一代成为杰出的人物，德行高尚，建功立业。好的字意可以使人们鞭策自己去努力并追求自己美好的未来。

1. 寄托父母心愿

在名字中，往往寄托着父母对孩子美好的盼望。梁思成希望女儿接过梁启超（别号饮冰子）之衣钵，故名梁再冰；林宾日希望儿子以巡抚大人（徐嗣曾）为榜样，故名林则徐；朱军为了妻子谭梅，给儿子起名为朱思潭。

2. 引经据典

因取名有"女《诗经》，男《楚辞》，文《论语》，武《周易》"之说，故普遍认为《楚辞》适合取男名。其实在古代，名字的性别色彩较淡，譬如韩嫣、陈琳皆为男子名，伏寿、曹节却是女子名。通观《楚辞》，行文相当之瑰丽，《诗经》开现实主义之源，而《楚辞》创浪漫主义之宗，这其中诸多的美词，不乏适合女孩取的名字。

众所周知，金庸便是此中好手。文《论语》：恶紫之夺朱也（阿朱、阿紫）；武《周易》：否极泰来（文泰来）；女《诗经》：有美一人，婉如清扬（木婉清）；男《楚辞》：黄钟毁弃，瓦釜雷鸣（黄钟公）。《诗经》中有"巧笑之瑳，佩玉之傩""投我以木瓜，报之以琼琚""君子陶陶"等的语句。其中的"佩玉""琼琚""陶陶"都可以作为女孩的名字。《楚辞》中有"龙举而景云往""君欣欣兮乐康""定心广志，余何畏惧兮"的语句。其中的"景云""乐康""广志"就可以作为男孩的名字。诺贝尔奖得主——屠呦呦之名，见《诗经·小雅》："呦呦鹿鸣，食野之蒿。"作家马伯庸的笔名出处是《楚辞·离骚》"朕皇考曰伯庸"。

古代诗词和其他文章也可以用来作为一个人的名字。比如著名的影视演员江疏影的名字来自于诗句"疏影横斜水清浅"。《岳阳楼记》中"岸芷汀兰，郁郁青青"的描写极为动人；《神女赋》中的"动雾縠以徐步兮，拂墀声之珊珊"；《洛神赋》中的"含辞未吐，气若幽兰"；《古诗十九首》中"青青河畔草""盈盈楼上女""纤纤出素手"等都是名字的不错选择。

3.要体现男女性别的差异

名字的性别差异随着文化的历史积淀逐渐得到社会的认可，形成了一种社会习俗，如果起名时不考虑性别因素，在使用的时候可能会遇到麻烦。名字的审美标准中，性别是一个重要的因素。男为阳女为阴，起名也就有性别上的差异，男孩取女性化的名字就缺少阳刚之气，女孩取男孩名字则就缺少阴柔之美，所以我们在取名的时候要根据性别选用不同含义的字命名。

起名不注重阴阳的属性，造成男女名字的阴阳相背，这不仅给人们带来性别上的误解和社会关系的混乱，还可能影响他们的婚姻生活。所以，在给孩子取名的时候，最好在用字上加以区分，避开明显的性别异化倾向。比如，男孩取名时，就要避开红、彩、花、香、静、凤、女、娟、娜、妮、莎、婉、婷、姗、嫣、姿、娇、美、玲、园、欣、姝等女性色彩浓重的字。

女孩取名的时候，则要避开雄、豪、壮、伟、飞、龙、男、郎、汉、伯、夫、刚、正、直、钢、铁、坚、牛、力、山、钧、柱、劲、舟、峰、浩、然、石、坚等充满阳刚之气的男性名字用字。

4.谐音要恰当

在正常的情况下，姓和名是合在一起，而不是分开的，所以我们对名字的谐音，一定要和姓氏连在一起考虑。比如"信"字，意、音皆好，用作名字很有男子气概。汉初大将韩信，耀武扬威破楚霸王项羽于垓下，其名正如其人。"王"姓，使用得当则生华彩，如《西厢记》的作者王实甫、书法家王羲之、北宋王安石等人的姓名。但使用不当，"王"字会使人联想到谐音"亡"字上。历史上谐音案最为有名的要算是慈禧怒贬王国钧（谐音"亡国君"）了。另外还要注意"宋"字。据《明史》记载，锦衣卫指挥使宋忠曾议娶韩国公李善长之女，其时李善长正卧病在床，问其姓名，答："宋忠。"李善长大怒，将其逐出府门。原来，宋忠谐音"送终"，李善长正患病，女婿却来"送终"，不由他不怒。没过三年，宋忠与燕兵大战，死于阵前，果真送了自己的终。

因此，父母在给孩子起名时，一定要把姓和名结合起来考虑。

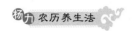

（五）考虑五行

有人认为生辰八字五行缺什么，名字就补上什么，其实是错误的。如：火命生的人，八字火很多，又生于夏季，而八字缺木，这种情况，若木再补上的话，岂不是让木生火，火就旺上加旺了，物极必反，就像灯已很亮，电压再加上去，电灯岂不烧毁。所以名字五行用什么是看八字需要什么五行最好。有人认为木字旁的字就属木，火字旁的字就属火，金字旁的字就属金，其实也是错误的。一个字的五行所属，是以《康熙字典》的"宫、商、角、徵、羽"五音为标准的。金、木、水、火、土五种元素，称"五行"。这五种物质具有可见性、可触性、可感性，但它们所产生的气、盈天地间的气，是不易看见、不易触摸得到、不易感觉得到的。人的名字所产生的、接收的五行之气就是这个道理。生辰八字中的天干地支分别对应五行中的五个元素，如天干的甲、乙和地支的寅、卯属性为木，天干中的丙、丁和地支中的巳、午属性为火等。

1.五行属性明显的字，对某些人来说很有必要

有的人生辰八字中，存在着某种五行严重偏弱的情况，于是对其进行补充、增强就显得迫在眉睫。这就需要从各方面补足这种五行，名字中用该五行特性明显的字，也就成了一种顺理成章的选择。

比方说，一个本命甲木出生于申月的人，本身不得时令，四柱中又对本命的扶持、相生作用不大，以至于命主很弱，体质也很弱，经常生病。

这种情况下，如果命主属虎，在名字中用森、林等字，不仅是对本命的补充，更多的还考虑了森林是最适合老虎的生存环境，虎在林中，正是得其所哉。相形之下，其他的字，能达到这种效果的少之又少。

2.五行属性明显的字，并不适用于所有的人

正所谓，"甲之蜜糖乙之砒霜"，判断姓名用字是否适合某个人，也同样适用。就比如前面提到的森、林二字，对忌木的人说来，就是大大的不利。同样是森、林二字，对那些生辰八字本身五行比较中和的人来说，用在名字中也不合适。因为这样等于是大大加重了木的力量，而破坏了原来五行格局

力量的均衡，相当于人为地给命主制造了麻烦、阻碍。也就是说，在运用五行属性明显的字时，一定要慎之又慎，千万不可乱用。

3. 取名中运用五行属性明显的字，要考虑诸多因素

（1）生肖

就像前面例子中老虎适合生活在森林里一样，生肖的特性在取名时候也要很好地考虑。烈日强光大违老鼠的本性，冰霜下的蛇儿难免萎缩，龙游大海不会畏惧水多，猴子畏水岂可烟波浩渺？

（2）姓氏

姓氏中有很多字，本身就带有一定的五行属性，在取名时候必须考虑这些姓氏用字与名字用字间的关系。且不说金、水、木、火等这些直接就是五行用字的姓氏，那些带有五行偏旁部首的姓氏就更多了，如董、杜、甄、狄、耿、杨、柏、宋、梁、麻、杜、梅、林、杭、荣、松、桑、桂、柴、权、刘、涂、熊等。比方说姓柴的人，名字中却用了剑、钢、刻等带有利刀旁的字，岂不是有常被砍伐的寓意吗？

（3）八字

本命八字中日柱的天干，是命主的本命五行。在取名时候，如果选用与本命五行相克的字，对本命形成克制的话，那就大大不妙了。比方说本命是火的人，取名时就要考虑能不能用江、河、湖、海、森等与水有关的字。

4. 八字的中和

有人以为，八字中和就是生辰八字中必须五行俱全，数量均衡。如果八字中缺了一种或两种五行，就要在名字中补全。

殊不知，这是一种错误的理解。从专业的角度来看，并不是说缺了就不好，也不是说缺了的那种就正好是需要补的。如果有的人所缺的五行正好是本命八字中忌讳的，这样的缺，就缺得好。用名字补全的话，反而适得其反。

（六）考虑生肖

不少父母在取名字时，常会因生肖来选择字，如：龙年时男生常取名为龙。或者某些生肖，适合用某些字，如：蛇喜欢待在小洞，蛇年出生的孩子

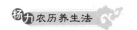

的名字，可以选择哲、启、善、唯等带小"口"的字。

生肖属虎人的取名宜用之字有"山""木""林"等字，为老虎适得其所之意。因老虎大都栖息在森林，又称森林之王，有"山"或"林"的字，可以让老虎充分发挥其潜能，可选用的字有山、岑、岱、峰、峭等。老虎为兽中之王，喜称"大""君""王"，并喜发号施令，可掌大权，很有权威，因此可用带有"王"字旁的字，如珏、玲、珍等。而名字中有带有"月""心"的字眼也是合适的，因老虎为肉食动物，有以上字，表示粮食丰富，内心充实。因寅午戌三合，可以互相帮助，因此用带"马""午""火""戌""犬"的字，可取贵人多助之意，马、冯、骏、腾、然等字就是不错的选择。还可以用"衣""系""巾""采"等字根，意为华丽老虎之身，增加其威风俊秀，如：表、衫等。

（七）《周易》卦象起名

《周易》卦象法主要根据易经六十四卦的卦象寓意来起名。六十四卦都有各自不同的含义，有的卦名能很明显地反映出事物的现象。如："乾卦"象征"自强不息，稳健发展"；"坤卦"象征"厚德载物，柔顺伸展"；"大有卦"象征"盛大富有，持盈保泰"；"晋卦"象征"提级晋资，步步高升"。

用姓氏笔画数成上卦，用名字笔画数成下卦，姓名总笔画数为动爻，从而得到姓名的体卦、用卦、本卦、互卦和变卦，来分析姓名中所包含的吉凶信息。一般来说姓名的变卦好或者卦气旺，只要符合这两个中的任何一项，就是不错的名字。

1. 观象以变卦为主

姓名卦中，本卦是事物的开初（青少年），互卦是事物发展的中间阶段（中年），变卦代表事物的最后阶段或结局（老年）。变卦主要对事情的结局起决定作用。如果变卦好，本卦不好，那就代表着先难后易或先凶后吉。因此，姓名的变卦要是好的话，基本上就是一个很好的名字。

2. 用"体卦""用卦"剖析姓名

体卦就是事物的主体，用卦就是与其相关的物。在姓名卦中，体卦代表本人，用卦代表他方（如配偶、父母）或他事。体卦克用卦为吉，用卦克体卦不吉；用卦生扶体卦主有进益之喜；体卦生扶用卦，则有损失耗费之忧；体用以合为顺遂。如论婚姻，用卦克体卦，说明自己的配偶比较强势；用卦生体卦，则说明配偶对自己会有很大的帮助，人们所谓的"旺夫命"也就来源于此。

3. 看卦气旺衰决定吉凶

在知道体用之间的发展变化规律后，还要审视卦气的旺衰区别。体卦之气宜于旺盛，又逢他卦生扶，就主吉利；如遇卦中用卦、互卦、变卦克制，就主凶险；如果体卦本身气衰，又逢克制就会凶上加凶。克制体卦的卦气宜衰弱，这就是变易的道理。

值得注意的是，周易卦象法是用汉字的笔画数进行运算后的结果，仅作为八字五行法的补充，如果名字中的汉字五行与八字五行搭配好的话，可以完全不用理会这种方法。

（八）与父母性格互补

一个人的姓名在一定程度上会影响到他的性格。比如一个人叫"开心"，那么当别人每次叫她时，她就会接收到"开心"的讯号，那她开心的概率就要比常人多得多。

当父母性格强硬而又希望孩子温和的话，就可以给孩子选用"雅""静""温"等字眼来命名。如果父母的性格较为软弱，但希望孩子能够强硬的话，名字里就可以用"武""刚"等孔武有力的字眼。

（九）起名误区

1. 被起名软件误导

许多人误认为通过电脑测试名字，得出的分数越高越好。这其实是一种错误的观点。这是因为开发软件的人虽精通计算机，但并不代表对姓名学也精通。因此，他们只能把部分资料生搬硬套地放在设计的程序里。显然，依靠这些来起名是不够科学的。电脑起名基本是以五格为标准的，五格：即天格、人格、地格、外格、总格。但电脑分数的高低，并不代表名字的好坏。

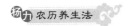

2. 被起名书籍与网络资料误导

许多起名书籍与网络资料都以字的笔画数来定吉凶，这也是不科学的，《易经》讲的是相对论，任何字没有绝对的吉或凶，吉与凶也是会相互转化的，这主要看人是如何使用的。

3. 被五格三才理论误导

有一些人把五格三才作为起名的标准，但其实，五格三才是由日本流传至中国的，而日本的文字与中国的汉字是有所不同的，五格三才理论适合日本的文字，却未必适合中国的汉字。如果必须要算五格三才的话，一定要结合《易经》的卦象与八字来看。

4. 被老一辈的观念误导

老一辈起名，通常以八字五行缺什么，起名就加个什么偏旁，这样的起名就很难在意境上显得优美。况且一个字的五行不能单看偏旁，每个字都有五行所属，需以《康熙字典》为标准。

5. 被简体字笔化误导

名字笔画的算法，是要按照繁体字的笔画来算的。而特别的部首笔画算法是不一样的，如：三点水以水字论，提手旁以手字论，走之旁以走字论，竖心旁以心字论，反犬旁以犬字论，月字旁以肉字论，草字头以本子论。

一个人的名字，就是代表这个人的符号。人们的第一印象是你的姓名，然后才是你的相貌、气质，经过一段时间后，才能了解你的能力和品德。而每一个名字，都有它不同的音韵、字义、字形，这个姓名长期连续不断地被人呼唤，就会产生一种信息场，并与这个人八字信息（出生年、月、日、时）的结合，就会产生出一种吉或凶的信息灵动力，影响着这个人。所以说人生的第一步，就应该取一个平衡五行，音、形、义俱佳，和父母姓名相生相合的好名字。

为什么有的名字给人以高雅、善良、诚实、朴实的感觉，而有的名字却让人觉得粗俗、不舒服？可能有两个原因造成了这种情况。一是我们的智慧或学识对一个人姓名的形、声、义的了解有差异。另一种就是我们的第六感对姓名所特有的信息场的感应现象。

姓名学在命理学方面是影响人生的其中一大因素，它产生影响力的根本原因和奥秘是由于姓名所特有的信息场，好的姓名产生好的信息场，坏的姓名产生坏的信息场。在许多要求改名的成年人中，绝大多数的情况是这些人不喜欢自己的名字，要么感到陌生、讨厌，要么有排斥感。如果把这些人的姓名和他们的八字对比一下就知道，他们的姓名或者对命理五行平衡的影响不好，或者是对日干（出生那天的天干）不利，以及名字的形、声、义有问题。

姓名是人类社会进步的反映，父母会把美好的意念寄托到孩子的姓名中。姓名信息与八字信息的配合，字音、字形、字意、父母、属相的综合作用，必会产生有一定影响力的信息场，对一个人一生的事业、婚姻、健康等诸方面，会起到很大的影响作用。如果姓名离开了八字和五行，就失去了真正的灵魂和中心。

所以，不管给孩子起名的出发点是出于对意境的追求，还是对富贵、健康的向往，都要明白一点，一个人名字是要用一生的，买辆车、买套房不是一生的伴随，只有姓名才是一生的象征。给孩子取个好名字，是做父母首要的任务。所以，了解起名的奥秘极为重要。

二、姓名与养生

姓名是一个人的标记，是一个人的符号。每个人都有属于自己的姓名，每一个姓名都有它自己独特的含义。

其实，在中国古代，姓、氏、名、字的概念完全不同。直到近代，人们才分出"姓氏"和"名字"。在周朝之前，姓和氏代表着不同的功能。男女之间，姓不同者，才可以通婚。秦汉以前，只有贵族才能使用姓氏，到了秦汉时期，姓与氏才逐渐统一成一个东西，发挥同样的社会作用。"姓"字的左边是一个"女"字，在古代，姓是女子的象征，而氏代表着男子。现如今，姓名合在一起，代表着一个人，我们可以来探知一个人的姓名与养生的关系。

健康是指一个人在身体、精神和社会等方面都处于良好的状态。中医的五行平衡理论是判断身体是否健康的最完善、最全面的标准。事物属性有其相对应的五行分类，五脏（肝、心、脾、肺、肾）、五官（目、舌、口、鼻、耳）、形体（筋、脉、肉、皮、骨）分别对应五行中的（木、火、土、金、水），而名字也有对应的五行属性，很多时候就可以从一个人的名字分析出先天对健康不利的因素。

阴阳学说认为，世界本身是阴阳二气对立统一的结果，万事万物都可以划分为阴阳。"阴平阳秘，精神乃治"，意为阴阳相互制约达到平衡，则人体生命活动健康有序，而"阴阳失衡则凶"。

（一）阴阳平衡则吉

1. 性格强硬者不宜用太刚之字

《道德经》有云："木强则折。"意为太过刚强便会走向衰竭。当一个人容易冲动、急躁时，其名字中若有"顽""霸""傲"等刚硬之字，是很不合适的。

2. 性格软弱者不宜用太柔之字

通过八字命理学推算出某人身弱，那么在起名时就要尽量避免低调、柔弱的字眼，如"柔""静""芊"等。当一个人命理虚弱，其名又太过柔弱的时候，他一生的命运都会受到影响。

3. 冬季生者不宜用太寒之字

按节令来说，立冬之后至惊蛰之前都是寒气重的时节。在这一段时间出生的人的名字就需要忌讳寒气十足的字，如"冷""水""冰""露"等。

4. 夏季生者不宜用太燥之字

根据八字命理学，凡立夏之后至立秋之前出生之人，按节令原本火旺性燥，因此起名时就需忌讳用那些火燥太过之字。如"灿""照""烈"等。

5. 起名体现性别特点

命理原则中有一条"阳刚阴柔"，所以起名一定要有性别的区分。女性不宜用男性化的字，同理，男性不宜用女性化的字。

（二）姓名影响情志

众所周知，情志对疾病有较大的影响，保持心情舒畅在很大程度上能够避免或者减少疾病的发生。

取名要取正能量，积极向上的字，而不是起阴暗、晦涩的名字。当一个人的名字中带"喜""乐""欣"等欢快的字眼时，这个人接收到的来自周围人的讯号也是积极向上的。因此他得病的概率就会比名中带有"愁""忧"等的人低得多。

姓名与养生是有一定关系的，取好名字对一个人的养生有重要意义。

三、古今姓氏的生命启示

古往今来，人类历史上出现了许多杰出的人物。这些杰出的人物都有自己的专属称号，如别号、字等，我们可以从他们的姓氏中得到某些生命启示。

在中国古代，姓、氏、名、字是四种截然不同的东西，直到近代，才归类为"姓氏"和"名字"两个单元。"姓"代表着女性一脉，"氏"代表着男性一族。秦汉时期，姓氏逐渐统一。

古时候，名一般指人的姓名或单指名。婴儿出生三个月时由父母命名，供长辈呼唤。字是男子20岁举行加冠时取字，女子15岁时举行笄礼取字，名和字一般在意义上都存在一定的联系，概括起来有三种，第一种是，名与字含义相同或接近，如诸葛亮，字"孔明"，"亮"与"明"的含义非常接近；二，名与字的含义正好相反。如朱熹，字"元晦"，"熹"为明亮之意，而"晦"意为灰暗；三，名与字有出处，如钱谦益，字"受之"，正好对应"满招损，谦受益"。

（一）名字代表了一个人的性格

李白，字太白，号青莲居士，唐朝诗人，有"诗仙"之称，是中国古代伟大的浪漫主义诗人。骆宾王七岁成诗，（相传）李白七岁成"名"。那年春日院头，花开嫣然，木翠葱茏，父亲李客开口吟诗道："春国送暖百花开，迎

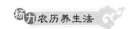

春绽金它先来。"母亲接道:"火烧叶林红霞落。"前三句已出,后句待续,当时蜀地李花一簇簇爬满枝头,李白仰头,灵光乍现,缓缓道:"李花怒放一树白。"白是明镜非台的大彻大悟,是万物最初的本来面目。父亲便为他取名——"李白"。李白,简简单单,干干净净。这名字,说它大雅也成,大俗也罢,毕竟雅俗无界,一念之间而已。可李白这个人,却是大雅之人。

我国现代著名作家朱自清教授,以名节清高,刚直不阿著称。他一生从不向国民党反动派低头,在病重逝世前,还嘱咐家里人,宁可饿死也不领美国"救济粮"。毛泽东曾称赞他有不食"嗟来之食"的气节。他的名字"自清"出自《楚辞·卜居》"宁廉洁正直以自清乎"一语。《卜居》中这名句是屈原于流放之时请太子卜为自己占卦时说的;意思是廉洁正直使自己保持清白。朱自清先生以屈原的话为名而自勉,确实做到了一生清白。

邹韬奋其名,"韬"就是"韬光养晦","奋"则是"奋斗不懈",含有自勉的意思。邹韬奋先生于1926年接任生活周刊主编,笔耕不辍,以犀利的语言抨击黑暗势力。

由此可见,名字是一个人精气神的反映,是一个人性格、气节的体现。

(二)名字预示着一个人的发展

说到康熙皇帝,大多数人都不会陌生。可若说到其本名,也许会有人不知道。康熙是谥号,爱新觉罗·玄烨才是康熙的本名。"烨"指火光、光辉灿烂,也有光明、盛大之意。康熙十四岁亲政,谋划铲除了位高权重、专横跋扈的鳌拜,平定三藩之乱,东北反击沙俄,西北扬威平叛,对内则治河安邦,富国裕民,肃清吏治,开创出"康乾盛世"的繁盛局面。

白居易,字乐天。居易,意为容易居住,《礼记·中庸》中有云:"故君子居易以俟命。""乐天"有乐天安命之意,"乐天"方能居易。据载,公元788年,白居易携带自己的诗稿到长安城拜谒顾况,希望顾况能够提携自己。顾况一看诗卷上的"居易"之名,笑道:"长安米贵,你要'居'下去可不'易'啊。"当他打开诗卷,看到"离离原上草,一岁一枯荣。野火烧不尽,春风吹又生"一诗时,不禁拍案叫绝,诚恳地对白居易说:"有如此之才,居易不难。"经过顾况的举荐，白居易名声大噪，并在长安城中"易居"下来。

叶圣陶上小学时，据《诗经》诗句——"秉国之钧"（意为秉持国政。均，量器，喻国政），取字"秉臣"，意含爱国。上中学时，辛亥革命爆发，皇帝被推翻，以"秉臣"为字显然不合时宜，于是改名为"圣陶"，取"圣人钧陶万物"之意。"钧陶"指用钧（制陶器所用的转轮）制造陶器，比喻造就，后来成了一代教育大家。

郭小川改名之前已经开始发表诗歌，但并未引起反响。他参加八路军后，偶然得到一支钢笔。这支钢笔上刻着的"小川"两字引起了他的兴趣。他觉得湍湍流淌的溪水不舍昼夜，给人的感觉是清纯、自然、明净、欢畅，好的诗歌也应该给人这样的感觉。从此，他就改名为"小川"，逐渐成为中国现代诗坛上的大诗人。

"润之"是毛泽东的表字，出自《易经·系辞上传》第一章"鼓之以雷霆，润之以风雨……"和《易经·说卦传》第四章中的："雷以动之，风以散之，雨以润之，日以烜之。"蒋介石名中正，字介石，根据的是《周易·豫卦》六二爻辞本意："中正自守，其介如石。"但该爻辞又曰："介于石，不终日。"是否预示了蒋介石的结局呢？

（三）名字与人生息息相关

南北朝时的著名地理学家郦道元，字善长，源于《周易·文言》："元者，善之长者也。"唐代"茶圣"陆羽，字鸿渐，源于《易·渐》："鸿渐于陆，其羽可用于仪。"北宋哲学家张载，字子厚，源于《易·坤》："地势坤，君子以厚德载物。"北宋著名臣相吕蒙正，字圣功，则源于《易·蒙》："蒙以养正，圣功也。"

清末民族英雄林则徐的名字，来历颇具戏剧性。据说在他出生的那天，恰逢福建巡抚徐嗣曾从门前经过，父亲便由此给儿子取了个名字"则徐"，希望儿子的前程能像徐嗣曾一样达到高官显贵。

齐白石原名纯芝，27岁那年，他的老师发现他没有别名，就对他说：我发现在你的家乡不远处，有个驿站叫白石铺，田园风光十分美丽，我看你就叫"白石山人"吧。后来觉得叫起来和写起来都比较啰嗦，就简称"白石"。久而久之，就成了"齐白石"，最终驰名中外。

姓名是一个人的专属标志，可以代表一个人的性格，甚至有可能会预示着这个人的发展。古今名人的姓名给了我们很多有益的生命启示，不妨从中借鉴一二。

第九章

《黄帝内经》五运六气的生命启示

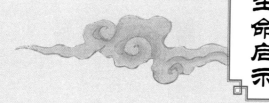

杨力农历养生法

❀ 一、五运六气之秘 ❀

五运六气出自《黄帝内经·素问》，是中医基础术语，它作为运气学说的核心内容，在中医领域中的应用极为独特，不仅扩展了中医理论体系的框架，对于中医理论的发展也影响深远。

（一）何为五运六气

五运六气，简称运气。它是中国古代研究天时气候变化规律，以及天时气候变化对生物，尤其是对人体生命活动影响的一门学说。五运六气中的五运就是五行：木、火、土、金、水。六气分别是：厥阴风木、少阴君火、少阳相火、太阴湿土、阳明燥金、太阳寒水。

五运配以十天干，六气配以十二地支。十天干为：甲、乙、丙、丁、戊、己、庚、辛、壬、癸。十二地支即：子、丑、寅、卯、辰、巳、午、未、申、酉、戌、亥。以十天干的甲己配为土运，乙庚配为金运，丙辛配为水运，丁

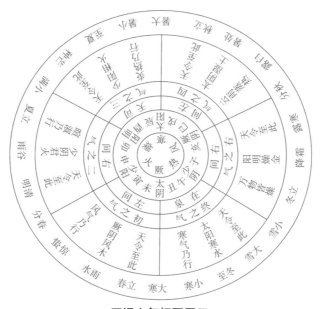

五运六气枢要图示

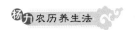
壬配为木运，戊癸配为火运，统称五运。以十二地支的巳亥配为厥阴风木，子午配为少阴君火，寅申配为少阳相火，丑未配为太阴湿土，卯酉配为阳明燥金，辰戌配为太阳寒水，叫作六气。五运从年干推算，六气则从年支推算。从运与气之间，可观察其生治与承制的关系，以此判断该年气候的变化与疾病的发生。这就是五运六气的基本内容。

天干化五运表

（推算大运用）

甲己土运——甲己化土

乙庚金运——乙庚化金

丙辛水运——丙辛化水

丁壬木运——丁壬化木

戊癸火运——戊癸化火

推算司天在泉六气表

司天	巳亥厥阴风木（一阴）	子午少阴君火（二阴）	丑未太阴湿土（三阴）
在泉	寅申少阳相火（一阳）	卯酉阳明燥金（二阳）	辰戌太阳寒水（三阳）

司天	寅申少阳相火（一阳）	卯酉阳明燥金（二阳）	辰戌太阳寒水（三阳）
在泉	巳亥厥阴风木（一阴）	子午少阴君火（二阴）	丑未太阴湿土（三阴）

五运六气以《黄帝内经》天人相应整体观为指导思想，以阴阳五行为理论基础，以古代天文历法气象知识为科学依据，以天干地支为推演方法，来研究六十年为一个甲子周期的气候变化与人体疾病发生相关性的理论。运气学说是中国古代研究气候变化及其与人体健康、疾病关系的学说，是古人对自然环境和人体生命、健康、疾病的高度认知。中医界内有一句话可说明其重要性："不通五运六气，遍读方书何济？"

（二）五运六气的来源、发展及演变

五运六气有三个来源。一是秦汉及以前，中华民族长期积累的关于天文、气象及其与之相关联的医学、生物学及灾害方面的资料；二是关于"气"和《周

易》的哲学；三就是秦汉以前的术数。

五运六气理论的形成、发展不仅仅局限于古代劳动人民的生产生活和临床实践观察总结，还吸收了当时先进的哲学思想和自然科学研究成果。

1. 先秦哲学

先秦哲学思想对五运六气理论的形成产生了不同程度的影响，以道家、阴阳家为最甚。

（1）道家思想

老子为道家创始人，创建了以"道"为中心学说的学术流派，老子集古圣先贤之大智慧，总结了道家思想的精华，形成了道家完整、系统的理论，标志着道家思想已经正式成型。其学说以"道"为最高哲学范畴，认为"道"是世界的最高真理，"道"是宇宙万物的本原，"道"是宇宙万物赖以生存的依据。继老子后，道家分化为多个学派，其中以庄子为代表的"道论"和以管子为代表的"精气论"最为有名，战国后期这两个学派融合为新道家，形成"道气论"思想。《黄帝内经》五运六气思想继承并发挥了"道气论"思想。

（2）阴阳家思想

阴阳是中国古代哲学中的重要概念，阴阳学术流派盛行于战国末期到汉初，创始人是齐国人邹衍，阴阳家的学问被称为"阴阳说"，其核心内容是"阴阳五行"，是中国古代哲学家在实践中对万物运行规律进行观察总结而得出的哲学观和方法论。五运六气理论便是运用阴阳理论阐述气候的变化规律，如《素问·天元纪大论》说："阴阳之气各有多少？故曰三阴三阳也。"又如《素问·六微旨大论》中"夫阴阳之气，清静则生化治，动则苛疾起，此之谓也"等。阴阳是疾病发生发展的总规律，五运六气把自然气候现象和生物的生命现象，以及气候变化规律和人体的发病规律、用药规律进行统一，对气候变化与人体健康、疾病的关系进行研究，并运用阴阳之间的对立制约、互根互用、交感互藏、消长转化、自和、平衡等规律，解释气候变化对人体生理、病理的影响，预测疾病的流行规律，指导临床诊断用药等。

（3）五行学说

五行学说是研究木、火、土、金、水五行的概念，特性，生克、制化、

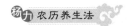

乘侮规律，并用以阐述宇宙万物的发生、发展、变化及相互关系的一种古代哲学思想，属于中国古代唯物论和辩证法范畴。五行学说认为，宇宙间的一切事物都是由木、火、土、金、水五种基本物质构成，自然界各种事物和现象的发展变化都是由这五种物质不断运动和相互作用的结果。五行学说在中医中以五行特性来分析归纳人体脏腑、经络、形体、官窍等组织器官和精神情志等各种功能活动，构建以五脏为中心的生理、病理系统，进而与自然环境相联系，建立天人一体的五脏系统。并以五行的生克制化规律来分析五脏之间的生理联系，以五行的乘侮和母子相及规律来阐释五脏病变的相互影响，指导疾病的诊断和防治。五运六气理论运用五行学说理论归纳了不同事物的属性，阐明了五运六气太过、不及、盛衰、生克制化、乘侮等方面的内容。五运六气利用五行配合天干地支来纪运纪气，研究各年份节令的气候变化规律，并运用其相关理论总结五脏疾病传变规律、气候变化规律，说明运气的乘侮关系、自然"亢害承制"关系等等。

2. 古代自然科学研究成果

五运六气的产生与中国古代自然科学研究成果中的天文和历法知识联系密切，其形成也主要受天文历法影响。中国古代对宇宙结构的认知主要有三个学说，盖天说，浑天说和宣夜说。早期的盖天说是天圆地方说，认为"天圆如张盖，地方如棋局"，穹隆状的天覆盖在呈正方形的平直大地上。但圆盖形的天与正方形的大地边缘无法吻合。于是又有人提出，天并不与地相接，而是像一把大伞一样高高悬在大地之上，地的周边有八根柱子支撑着，天和地的形状犹如一座顶部为圆穹形的凉亭。浑天说最初认为：地球不是孤零零地悬在空中的，而是浮在水上；后来又有发展，认为地球是浮在气中，因此有可能回旋浮动，这就是"地有四游"的朴素地动说的先河。浑天说认为全天恒星都布于一个"天球"上，而日月五星则附于"天球"上运行，这与现代天文学的天球概念十分接近。宣夜说主张"日月众星，自然浮生于虚空之中，其行其上，皆须气焉"，创造了天体漂浮于气体中的理论，后来宣夜说进一步发展，认为连天体自身、包括遥远的恒星和银河都是由气体组成。这种令人惊异的思想，和现代天文学的许多结论一致。

五运六气取以上三种学说之长，着重选择了宣夜说作为自己的宇宙理论来研究宇宙结构和天体运行规律，并在其基础上指出自然界运动变化的统一性，述说宇宙万物生化的原理，并指出宇宙生生不息，自然万物皆生存于此。

五运六气理论产生的时代非常久远，华夏民族在远古时期就会通过观察天道运行来探明人世间事物的发展规律。从观察天象制作历法，到夏商周时期古六历的营建，这是五运六气的初始构建时期。至春秋战国，已扩展延伸出九宫八卦、五星占、望六气等。两汉是五运六气理论的成熟鼎盛时期，西汉京房《易传》的五行爻位说，其五行六位图已经五六相配。律历家发展了古历五星之推，东汉时代，推步之学得到进一步的发展，并发展出其他的流派，如阴阳推步，河洛推步，天文推步等等。至东汉末年，有学者已在五六相合的框架下糅合了天文推步和推望六气，并改造了推步的式占，撰著成"七篇大论"。魏晋南北朝至隋代禁止纬书，故"七篇大论"只在司天监中传用，民间隐传。唐初，除司天监外也仅有少数人明白推步之法。唐代医学理论家王冰在给《素问》作注时因《素问训解》缺第七卷，于是把先师张公玄珠子传授之秘本，即"七篇大论"纳入《素问》一书，成为《黄帝内经》的篇论。至此，运气之学，被广大医学界人士所熟知诵读。

3. 古代劳动人民的生产生活和临床实践经验积累

世界上最早出现农耕文明的地区是西亚，其次是包括中国在内的东亚、东南亚。气象是影响农业生产的重要因素，农业生产急需对天气的观察验证，据文献记载，早在殷商时期，劳动人民已在气象变化规律及其与生物的关系方面积累了丰富的经验，为运气学说的产生和形成奠定了坚实的基础。如在《管子·幼官》中，除对春、夏、长夏、秋、冬五时的正常情况有所论述外，也描述了时令反常变化，根据这一模式，行人事之所宜。

临床医疗实践的反复验证对于促进五运六气理论的形成及完善可谓功不可没。如《素问·至真要大论》云："帝曰：论言治寒以热，治热以寒，而方士不能废绳墨而更其道也。有病热者，寒之而热，有病寒者，热之而寒，二

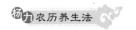

者皆在，新病复起，奈何治？岐伯曰：诸寒之而热者取之阴，热之而寒者取之阳，所谓求其属也。"古代医学家发现，对于虚热证和虚寒证用"寒者热之，热者寒之"的方法不仅无效，反而会加重患者病情，经过反复实践探索，古代医家提出对于虚寒证和虚热证应采用补阳和滋阴的方法治疗，完善了热证和寒证的治法。

中医运气理论的产生完善发展经过了很长的时间，它是在先秦哲学思想的指导下，在天文历法等自然科学的不断进步的影响下，在生产生活的需要下，在临床实践经验的反复验证积累下，逐步形成的一门深奥的学说。

（三）五运六气与气象的联系

五运，探讨的是一年季节变化的规律。

古时先人通过对气象变化的观察，进行取象比类，把中国一年的气候变化，划分为五个季节，分别为春、夏、长夏、秋、冬。并且归纳出一定的运行规律。如《素问·五运行大论》说：

"东方生风，风生木，木生酸，酸生肝，肝生筋，筋生心。其在天为玄，在人为道，在地为化。化生五味，道生智，玄生神，化生气。神在天为风，在地为木，在体为筋，在气为柔，在藏为肝。其性为暄，其德为和，其用为动，其色为苍，其化为荣，其虫毛，其政为散，其令宣发，其变摧拉，其眚为陨，其味为酸，其志为怒。怒伤肝，悲胜怒；风伤肝，燥胜风；酸伤筋，辛胜酸。

"南方生热，热生火，火生苦，苦生心，心生血，血生脾。其在天为热，在地为火，在体为脉，在气为息，在藏为心。其性为暑，其德为显，其用为躁，其色为赤，其化为茂，其虫羽，其政为明，其令郁蒸，其变炎烁，其眚燔焫，其味为苦，其志为喜。喜伤心，恐胜喜；热伤气，寒胜热；苦伤气，咸胜苦。

"中央生湿，湿生土，土生甘，甘生脾，脾生肉，肉生肺。其在天为湿，在地为土，在体为肉，在气为充，在藏为脾。其性静兼，其德为濡，其用为化，其色为黄，其化为盈，其虫倮，其政为谧，其令云雨，其变动注，其眚淫溃，其味为甘，其志为思。思伤脾，怒胜思；湿伤肉，风胜湿；甘伤脾，酸胜甘。

"西方生燥，燥生金，金生辛，辛生肺，肺生皮毛，皮毛生肾。其在天为燥，在地为金，在体为皮毛，在气为成，在藏为肺。其性为凉，其德为清，其用为固，其色为白，其化为敛，其虫介，其政为劲，其令雾露，其变肃杀，其眚苍落，其味为辛，其志为忧。忧伤肺，喜胜忧；热伤皮毛，寒胜热；辛伤皮毛，苦胜辛。

"北方生寒，寒生水，水生咸，咸生肾，肾生骨髓，髓生肝。其在天为寒，在地为水，在体为骨，在气为坚，在藏为肾。其性为凛，其德为寒，其用为藏，其色为黑，其化为肃，其虫鳞，其政为静，其令霰雪，其变凝冽，其眚冰雹，其味为咸，其志为恐。恐伤肾，思胜恐；寒伤血，燥胜寒；咸伤血，甘胜咸。"

六气，则是从我国的气候区划、气候特征来研究气旋的规律，包括对灾害性天气的研究。古代气候区划，是从五方观念来的，有东方生风、南方生暑热、中央生湿、西方生燥、北方生寒之说，这就是风、热（火）、湿、燥、寒六气的基本来源。

五行中有火但无热，六气中有火，也有热。五行之火，就是君火、相火；六气之热，就是君火，六气火之，就是相火。在五行中，君火属阴，相火属阳；在六气中，热为阴，火为阳。

关于六气的描述，《素问·天元纪大论》说："厥阴之上，风气主之；少阴之上，热气主之；太阴之上，湿气主之；少阳之上，相火主之；阳明之上，燥气主之；太阳之上，寒气主之。所谓本也，是谓六元。"风、热、火、湿、燥、寒六气，对应三阴三阳，则有风化厥阴，热化少阴，湿化太阴，火化少阳，燥化阳明，寒化太阳。以六气之化为本，三阴三阳之辨为标。

五运六气强调气候变化的根本原因在于阴阳的升降运动，诸如"阴阳之升降，寒暑彰其兆""气之升降，天地之更用也"等。其指出了阴阳升降在大气运动中主要表现为天之气与地之气的相互流动与相互作用，这也是大气运动的基本形式和气象变化的直接原因。

五运六气理论在研究自然气象运动规律时，认为天地自然是一个统一的整体结构系统，然后把这个整体结构系统分为五运和六气两个系统，进而又将五运六气进行划分，每个系统内部含有若干子系统，例如：五运系统中包含中运、主运和客运，六气系统中包括主气、客气等等。

虽然上文提到的五运六气与自然气象息息相关，但有些人持有不同的观点。

有一说认为，五运六气是研究天地对人的作用。上文所说的天气，气候变化不太对，五运六气说的是一种形而上的能量，也就是无形的能量。只要是人，或者说只要在地球上，就会受这个能量的影响。每个人的体质不同，总有一个他不想见到的运与气，到了这年，他的身体就容易出问题。五运六气还可以预测疾病，有些时候，大范围的疾病（瘟疫）其实就是运气病。但

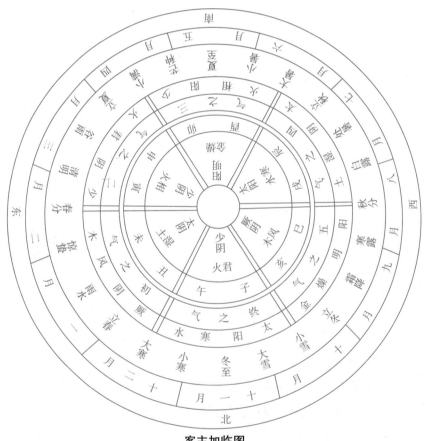

客主加临图

用五运六气来预测天气变化的话，其实不是很好，前面说了，是一种无形的能量，不太容易与有形的天气现象相符合。

以上这个说法将五运六气研究天时气候变化规律的这部分否定了。五运六气在古代能被先人发现其与气象的联系，并发掘其规律且代代传承，必定有其合理性。时至今日，五运六气与气象的联系可能弱了些许，毕竟，人类活动对自然造成了许多伤害，许多都难以挽回，异常的气象活动也不少见，各国气象台也难以百分之百准确地预测每一次气象活动。所以，五运六气在当今社会，即便与气象有一定的联系，也远没有千百年前的脉脉相通。但即便如此，其基本的"天干地支"纪历法（反映日–地–月星体运动规律），依旧被广大学者运用在季节性降水预报、旱涝规律、地震灾害等方面的研究上。

（四）五运六气的推算

上文提到，五运六气中的五运以十天干配伍，甲己土运，乙庚金运，丙辛水运，丁壬木运，戊癸火运。前干属阳，后干属阴，如年干逢丙，便是阳水运年，年干逢辛，便是阴水运年，阳太过，阴不及。依法推算，便知本年属某运。

六气以十二地支的巳亥配为厥阴风木，子午配为少阴君火，寅申配为少阳相火，丑未配为太阴湿土，卯酉配为阳明燥金，辰戌配为太阳寒水而成。六气有其固定顺序。根据顺序不同分为主气与客气两种。按风木、君火、相火、湿土、燥金、寒水顺序，分主于一年的二十四节气，是谓主气。又按风木、君火、湿土、相火、燥金、寒水的顺序，分为司天、在泉，是谓客气。主气分主一年四季，年年不变，客气则以每年的年支推算。

地支配以六气主要是表示六气司天、在泉两项因素。"司天"与"在泉"是运气学中两个独有的概念，也是两个相对的概念。"司天"确定了，"在泉"也就明确了。少阳、阳明、太阳，此为三阳，厥阴、少阴、太阴，此为三阴。关于三阴三阳的次序问题，早在《黄帝内经》中，就对此已作了明确的规定——一阳为少阳，二阳为阳明，三阳为太阳；一阴为厥阴，二阴为少阴，三阴为太阴。三阳三阴与司天在泉相对，三阳司天则三阴在泉，三阴司天则三阳在泉。司天为阳，则在泉必定为阴，司天为阴，那么在泉一定是阳。若

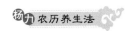

要细说三阴三阳与司天在泉的关系，就是一对一、二对二、三对三。即一阴（厥阴）司天，必定一阳（少阳）在泉；一阳（少阳）司天，必定一阴（厥阴）在泉，依此类推。

司天在泉为运气术语，是司天与在泉的合称。仅根据名字我们也能推断，司天象征在上，主上半年的气运情况；在泉象征在下，主下半年的气运情况。正如上文介绍，若是子午年，是少阴君火司天，则阳明燥金在泉；若是卯酉年，则阳明燥金司天，少阴君火在泉。司天与在泉，可推算一年中岁气的大体情况，以及由于运气影响与发生疾病的关系。

（五）五运六气的应用

运气学说在实际应用中主要用以推测每年的气候变化及其对人体的影响，预测疾病的发生和流行，并根据可能出现的异常气候指导相应疾病的预防和治疗。

运气对人体疾病发生的影响，主要包括六气的病因作用、疾病的季节倾向、不同地区气候及天气变化对疾病的影响等。从发病的规律看，由于五运变化，六气变化，运气相合的变化，各有不同的气候，所以对人体发病的影响也不尽相同。

1. 运气与病因

《素问·至真要大论》有言："夫百病之生也，皆生于风寒暑湿燥火，以之化之变也。"这句话是说，运气病因无外乎风、寒、暑、湿、燥、火这几个因素，它们都由五运六气所化。当运气为平气而当位时，六气作为正常的气候变化不致病，此之谓正气；当运气太过或不及而不当位，则六气异常，成为致病之邪气。

运气平和暂且不提，可其一旦太过便会引起六气相应的过度而致病；若运气不及，相应的，六气也会不及，虽然六气不及不会直接引起疾病，但六气不及会使其所不胜之气亢盛进而生病。如《素问·气交变大论》有"岁木太过，风气流行，脾土受邪""岁火太过，炎暑流行，肺金受邪""岁木不及，燥乃大行""岁火不及，寒乃大行"等，致病病因一目了然。

与五行胜复类似，一行亢盛（胜气），必引起其所不胜（复气）的报复性制约。五运也一样，运气太过，必有复气产生。但复气也是以亢盛的状态出现，因而也会出现相应的六气太过。复气与上文提到的五运太过而引起相应的六气太过相似，但程度较后者弱，致病邪气也比后者和缓一些。

2. 运气与发病

五运六气不仅影响着自然界，也影响着生活在其中的人类，人类会受到五运六气的支配而产生相应的反应。如《素问·气交变大论》中所说："是以察其动也，有德有化，有政有令，有变有灾，而物由之，而人应之也。"人体的病候也就成了五运六气影响人类的基本表现形式之一。在五运六气致病理论中，以风、寒、暑、湿、燥、火为病因，以肝、心、脾、肺、肾为病位，以五行相克、相生关系为基础，以运气递相主时为发病时间节律，不同于一般的疾病的规律，发生于表，再由表及里，而是六气与人体五脏直接发生联系，形成以五脏为中心的病变。天地五行之气与人体五脏相联系的方式，可概括为相同相合、相克相侵，即运气太过或胜复时，与其五行相同属性的脏气实而自病，被其所克之脏也受邪生病。

（1）主运、主气与发病

从主运与主气的变化，可推测各年疾病发生与流行的一般情况。主运有五，木为初运，主春，肝病多发，表现为易患肝病，或已患肝病者病情易于复发、加重。火为二运，主夏，心病多发，表现为易患心病，或已患心病者病情易于复发、加重。土为三运，主长夏，脾病多发，表现为易患脾病，或已患脾病者病情易于复发、加重。燥为四运，主秋，肺病多发，表现为易患肺病，或已患肺病者病情易于复发、加重。水为五运，主冬，肾病多发，表现为易患肾病，或已患肾病者病情易于复发、加重。

六气变化与发病的关系，和五运基本相同，六气之主气分为六部分，初之气为厥阴风木，所主之时节易患肝病，或流行肝病、风湿病等。二之气为少阴君火，所主时节易患或流行心病、火热病。三之气为少阳相火，所主时节易患或流行心病、暑热病。四之气为太阴湿土，易患或流行脾胃病。五之

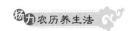

气为阳明燥金，易患或流行肺病、燥病。终之气为太阳寒水，易患或流行肾病、寒病。

（2）运气太过、不及与发病

运气太过、不及，分为岁运太过、六气太过及运气不足。

岁运太过与发病

阳干之年，岁运太过，导致其所对应之脏气实而发病，如：木运太过，则肝病流行；火运太过，则心病流行；土运太过，则脾病流行等。再者，一旦某脏器发病，必会影响到其所胜之脏气，如：木运太过，肝病流行，木克土，脾会受邪发病，诸如此类，在此不一一列举。

六气太过与发病

六气太过与岁运太过发病机制基本一致。《素问·至真要大论》云："六气之胜，何以候之？岐伯曰：乘其至也；清气大来，燥之胜也，风木受邪，肝病生焉；热气大来，火之胜也，金燥受邪，肺病生焉；寒气大来，水之胜也，火热受邪，心病生焉；湿气大来，土之胜也，寒水受邪，肾病生焉；风气大来，木之胜也，土湿受邪，脾病生焉。所谓感邪而生病也。"

运气不及与发病

运气七篇中并没有对六气不及的相关内容进行表述，故运气不及导致的疾病主要与五运有关。岁运不及，则所不胜之运大行，不及对应之脏气受邪犯病，所不胜之运对应的脏则气实自病。再加上复气的报复性制约，复气所对应的脏同样气实自病。如木运不及，肝脏受邪，金克木，金运大行，肺气实而自病，金运盛，其复气必报复制约，火克金，火运相应大盛，心气实而自病，环环相扣，以此类推。

3. 运气与疾病防治

中医讲究"治未病"，预防疾病的发生是中医研究的重要内容。运气学说的目的之一，就是对疾病的预知和预防。

上文所述运气与疾病的病因和发病，就为疾病的防治提供了很好的条件。如年干逢丁，阳木运年，木运太过，则肝气自实，此时就要预防肝病的发生，已患肝病的患者则需提防肝病的再次复发或加重。木运过，木克土，脾胃也会受到影响，所以在木运太过之年，可选择抑肝扶脾之法，如疏肝郁、畅七情，防肝气太过，和饮食、安脾胃，补脾气之虚，兼防脾气受制，以此类推。在预知疾病发生流行的基础上也可指导用药治疗，如《素问·六元正纪大论》所说，太阳司天之年，"岁宜苦以燥之温之"；阳明司天之年，"岁宜咸以苦以辛，汗之清之散之"；少阳司天之年，"岁宜咸辛宜酸，渗之泄之，渍之发之"等。说明由于司天之气不同，当年疾病有各自特点，用药也有相应区别。

《素问·至真要大论》对于六气所致病症相应的用药也有研究，如："司天之气，风淫所胜，平以辛凉，佐以苦甘，以甘缓之，以酸泻之。热淫所胜，平以咸寒，佐以苦甘，以酸收之。湿淫所胜，平以苦热，佐以酸辛，以苦燥之，以淡泄之。"。

运气学说根据五运六气变化总结出了一整套治疗用药规律，对于临床辨证有较大意义。

五运六气是古代先人智慧的结晶，历代均有人求知探索，被各大家解读，为后人的继续探索指引了方向。对于中医学研究，我们应取古人思想文化之精华，在古代先贤的思想基础上，加以继承创新，让中国古代之文化在当今重绽光芒。

二、五运六气太过之养生

五运六气是古人研究天时气候变化规律，以及天时气候变化对人体生命活动影响的一门学说，其涉及天文、气象、地理、哲学、数学等多个领域，内容复杂深奥，对于中医学有非凡的指导意义。五运六气在实际中用以预测不同节令可能会出现的疾病，并对其加以预防和治疗。如今，我们也可以运用五运六气指导人们的养生。

五运分别为木、火、土、金、水，对应春、夏、长夏、秋、冬五季，五季又分别对应肝、心、脾、肺、肾五脏，所以，若春季木运太过则多肝病，夏季火运太过则多心病，长夏土运太过则多脾病，秋季金运太过则多肺病，冬季水运太过则多肾病。六气的主气与客气有顺序上的区别，但种类和名称

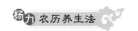

都是一样的。六气的初气为厥阴风木，所主之时节易患肝病或流行肝病、风湿病等。第二气为少阴君火，所主时节易患或流行心病，火热病。第三气为少阳相火，所主时节易患或流行心病、暑热病。第四气为太阴湿土，易患或流行脾胃病。第五气为阳明燥金，易患或流行肺病、燥病等。终气为太阳寒水，易患或流行肾病、寒病。六气所主之时节和五运所主之时节相似，某种程度上也能与五季相对应，易流行的病症也相差无几，故养生可参考五运养生来进行。接下来我们就谈谈五运六气太过时如何养生。

1. 风化太过养生法

春天多风邪，风气通于肝，风化太过易伤肝脏，诱发血压升高、眩晕等。这时候养生应以柔肝、养肝为主，可以用白芍、牡蛎各 10 克煮水代茶频服。另外，养肝护肝要注意饮食、起居、锻炼和情志四个方面。

（1）饮食

健康人群春季饮食宜清淡，忌干燥辛辣之品，身体虚弱之人可以适当进食海参、冬虫夏草等补品。春季阳气生发，阳气上升易伤阴，所以此时也应注意吃一些百合、枸杞子等滋阴之品。

（2）起居

《素问·四气调神大论》中说："春三月，此谓发陈，天地俱生，万物以荣，夜卧早起，广步于庭，被发缓行，以使志生。"春季，万物复苏，白天开始变长（相对于冬季而言），人们要从冬季的早睡晚起变成早睡早起，春天主生发，我们要穿宽松的衣袍，束发不宜太紧，晨起要在庭院中散步使形体舒缓，精神愉快。

（3）锻炼

春季人们应进行适当的锻炼，寒冷的冬季限制了我们的活动，身体各项机能都有不同程度的减弱，所以需要锻炼来提高这些机能，散步、慢跑、太极拳等都是不错的选择。

（4）情志

《素问·四气调神大论》有言："生而勿杀，予而勿夺，赏而勿罚，此春气之应，养生之道也。"春季应保持万物的生机。不要滥行杀伐，多施予，少掠夺，多奖赏，少惩罚。肝的生理特性为"喜条达而恶抑郁"，所以要做到情绪乐观，保证肝的舒畅条达。这些都是为了顺应春季时令，是为养生之道。

2. 火化太过养生法

夏季阳气最盛，火热之邪易犯人体。火化太过，热气盛行，火气通于心，致心火过亢，易诱发心脑血管疾病，如脑出血、冠心病、心动过速等。夏季可常喝"竹叶麦冬茶"，用竹叶 3 克、麦冬 5 克，开水冲泡代茶饮即可。另外，在饮食起居方面还要注意：

（1）饮食

夏季饮食要注意补充足够的蛋白质，除此之外，还应以低脂、低盐、多维生素且清淡为主。夏天人们出汗多，食欲不好，可以做一些粥来开胃，比如，做一些绿豆汤，或在煮粥的时候加一些荷叶，加了荷叶后的粥略有苦味，可醒脾开胃，有消解暑热、养胃清肠、生津止渴的作用。瓜果也是夏季必备，炎炎夏季，西瓜是不少人的心头所爱，甜嫩多汁的西瓜有除烦止渴、清热解暑的功效。西瓜也是护心的瓜果之一，其他常见的护心瓜果还有黄瓜、桃、苦瓜等。

（2）起居

夏季人们要"夜卧早起，无厌于日"。昼长夜短是夏季的特征，夏天白天长，人们就应顺应夏季的这一特征，不要厌恶夏季的天热昼长，不宜贪睡。中午可小睡一会儿，时间不宜过长，控制在一个小时以内。

（3）锻炼

夏季宜多活动，也不是要剧烈地活动，出汗过多易伤心阴。夏季人体代谢旺盛，消耗大，运动时要把握好强度，运动后切忌凉饮，会刺激肠胃，运动后喝温的淡盐水最为适宜。

（4）情志

夏季天热人们容易烦躁不安，在照顾好自己的饮食、起居、锻炼这几方面的情况下，我们应尽量使自己的思想平静下来、神清气和，切记不要随意动气，遇事要冷静，脾气过于火爆，可能会内生心火。进行适当的娱乐活动，每天晨练放松自己，都可以帮助保持平和宁静的心态。

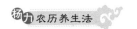

3. 燥化太过养生法

中医有句话叫"春夏养阳，秋冬养阴"。秋季易生燥邪，燥邪通于肺，易伤肺津，致咳嗽、咽干等，所以肺阴保养是重中之重。可以用百合、麦冬各5克开水冲泡代茶饮，以润肺生津。从饮食起居上要注意：

（1）饮食

秋季天气干燥，宜吃蜂蜜、豆腐、百合等润肺之物，还可以吃一些苹果、梨、白萝卜等酸性食物来达到收敛肺气的目的。

（2）起居

清代姚止庵说："秋夜露寒宜早卧，秋清气爽宜早起。"所以秋季人们也应遵循早睡早起的原则。另外，要注意添加衣物，防止受凉。

（3）锻炼

秋季较之夏季凉爽，较之冬季温暖，是锻炼的好时机，可以根据个人体质及爱好适当做一些户外运动，如爬山、太极拳、游泳等。

（4）情志

《素问·四气调神大论》说："使志安宁，以缓秋刑，收敛神气，使秋气平，无外其志，使肺气清。"即应使意志安逸宁静，收敛神气，不使神思外驰。

4. 寒化太过养生法

冬季气温在一年四季中最低，阳气伏，万物藏，易生寒邪。水化太过，寒气流行，寒气通于肾，寒邪伤及肾脏会加重肾阳亏虚，出现尿频、遗尿、五更泻等，或者引起心肺阳气的不足，引发冠心病、风心病、肺心病等。这时候可以常用肉桂5克、干姜5克泡水代茶饮，以温肾扶阳。另外，从饮食起居上还要注意：

（1）饮食

冬季忌冷硬食物，但过热亦损伤食道。再者，冬季对应五味为咸，故应多吃温热咸软之物。平时可以多吃一些鲈鱼、栗子、山药、黑芝麻等食物来养肾。

（2）起居

冬季起居应早些睡，以避开夜里的寒气；早晨晚起，等待日光照耀时再起床，这样能得到日光的温暖。避寒就温，以养阳气。

（3）锻炼

俗话说"夏练三伏，冬练三九"，尽管冬天非常冷，但锻炼身体也不能少。个人体质不同，选择的锻炼方式也不一样。冬天最令人望而却步的运动大概就是冬泳了，冬泳有诸多事项需要注意，一般人做不来也不敢做。所以我们可以做别的诸如跳绳、慢跑等体育活动，微微出汗即可，不用大汗淋漓，在感冒或发烧等情况下，不要从事体育活动。

（4）情志

据《素问·四气调神大论》所言，冬季情志养生应"使志若伏若匿，若有私意，若已有得"。简单来说就是要符合冬季闭藏的特性，保持精神安静。

5.湿化太过养生法

上文中只说了五运的木、火、金、水所对应的季节如何养生，未提及脾，即土。土主长夏，但我们季节的划分中并没有长夏这一季，在《素问·太阴阳明论》中说："脾者土也，治中央，常以四时长四藏，各十八日寄治，不得独主于时也。"脾不主时而旺于四季，故而四季都应注意脾胃养生。张介宾在《景岳全书》中指出："胃气为养生之王……是以养生家必当以脾胃为先。"脾胃主消化饮食，为气血化生之源。人出生之后，生命活动的继续以及气血津液的化生和充实均依赖脾胃运化的水谷精微，故称脾胃为"后天之本"。

不过在夏秋之交的长夏，最易生湿邪，而湿气通于脾，湿化太过易伤脾脏，从而诱发腹泻等不适。这时候可以用白术、薏苡仁各5克开水冲泡代茶饮，有健脾燥湿的作用。

另外，还可以经常做姜枣桂圆汤。原料常见，简单易学。准备干姜片少许、红枣、桂圆各一小把，红糖可以按个人口味酌量添加。锅中添适量水，把这些材料加入，烧开后再煮15分钟即可。每天早晚都可以喝。这款汤温胃调补，适合脾胃虚寒型慢性胃炎、胃神经官能症等患者喝，对于胃寒疼痛、久病所致气血不足、形寒体弱、面白唇淡者也适合喝这款汤品。

对于喜欢肉食且需要补充蛋白质的人群，推荐以下这款南瓜山药牛肉粥。

准备南瓜100克、大米150克、牛肉100克、山药50克、葱姜各1小块、料酒适量（数据仅供参考，可根据个人口味进行增减）。首先把牛肉剁成细末，用姜丝、淀粉、料酒等材料稍微腌制几分钟，然后把大米洗干净，并用清水浸泡15分钟，同时在锅中加入足量清水烧开，水烧开后，先加入大米用大火煮开，煮开后再加入切好的山药、南瓜和腌制好的牛肉，煮8分钟左右，加入食用盐，香葱等调味品，即可食用。此粥具有健脾养胃的功效，特别适用于脾胃虚弱的人食用，老少皆宜。